经方临证实践录

——伤寒篇

主编　麻春杰　任存霞

中国中医药出版社

·北京·

图书在版编目（CIP）数据

经方临证实践录.伤寒篇 / 麻春杰，任存霞主编 .—北京：
中国中医药出版社，2019.1（2019.7重印）

ISBN 978 - 7 - 5132 - 4293 - 6

Ⅰ.①经… Ⅱ.①麻… ②任… Ⅲ.①《伤寒论》−经方−
研究 Ⅳ.① R289.2 ② R222.26

中国版本图书馆 CIP 数据核字（2017）第 139322 号

中国中医药出版社出版

北京经济技术开发区科创十三街 31 号院二区 8 号楼
邮政编码 100176
传真 010-64405750
山东百润本色印刷有限公司印刷
各地新华书店经销

开本 880×1230 1/32 印张 13 字数 309 千字
2019 年 1 月第 1 版 2019 年 7 月第 2 次印刷
书号 ISBN 978 - 7 - 5132 - 4293 - 6

定价 48.00 元
网址 www.cptcm.com

社长热线 010-64405720
购书热线 010-89535836
维权打假 010-64405753

微信服务号 zgzyycbs
微商城网址 https://kdt.im/LIdUGr
官方微博 http://e.weibo.com/cptcm
天猫旗舰店网址 https://zgzyycbs.tmall.com

如有印装质量问题请与本社出版部联系（010-64405510）
版权专有 侵权必究

《**经方临证实践录 —— 伤寒篇**》

编 委 会

主　编　麻春杰　　任存霞

副主编　金广辉　杨剑峰　刘永军　刘文雍

编　委　黄永凯　白雅雯　刘二亮　郑　伟

　　　　包　芸　刘淑兰　米达辉　丁　鑫

前　言

　　中医流派根据处方用药的风格划分，历来有两大派：一是经方派，一是时方派。所谓经方是指中医经典著作——张仲景《伤寒论》《金匮要略》中的方剂。这些方剂是历代相传的经验方，也称之为古方。所谓时方，是指宋元以后的方剂，也指近代医生师承授受的常规方、流行方、通套方。经方结构严谨，疗效可靠，主治明确，久经实践检验，可称得上是千古良方。经方是中医学的立命之本，中医学术的发展离不开经方。经方在临床应用上对证则效，不对证不仅无效反而有害。正如明末思想家顾炎武所批判的"古之时庸医杀人，今之时庸医不杀人亦不活人，使其人在不死不活之间，其病日深，而卒至于死"。故经方为庸医所不容，而真正的中医临床家则必擅用经方。经方组成严谨，只要对证，疗效十分显著，但要用好经方，要求医生必须有严格的逻辑思维和科研的意识。经方是中医辨证论治的基础，学习和运用经方，不仅能提高辨证论治水平，而且能大大提高中医队伍的素质。

　　历代的中医医案为中医理论的发展、临床经验的传承起到了不可替代的作用。西汉名医、齐鲁医派的卓越代表仓公淳于意给我们留下的 25 例"诊籍"就是名副其实的医案。临床中医诊疗技术的高低、临床水平的优劣，在医案中能一目了然地反映出来。因此，阅览、琢磨并领略中医医案里所蕴含的学术内涵、思路方法，就成为培养中医临床人才的重要方面。加强医案的学习和研究，仍是当今中医人一项必须完成的重要任务，也是培养高质量中医人才关键的基本功。

曹颖甫（1866—1937 年），一字尹孚，号鹏南，晚年署名拙巢，江苏省江阴澄江镇人。他深研医学，专宗仲景，注重实践，以善用经方而闻名。中年在上海南市悬壶应诊，其间用经方取效者十常八九。他著有《伤寒发微》《金匮发微》。其生平医案由门人姜佐景整理为三卷，其中附有部分门人的治验，曹颖甫审阅后逐案加以评语，成书为《经方实验录》。书中曹氏将经方运用得出神入化，令人叹为观止，阅后有豁然开朗之感，在为其高超医术所折服的同时，也对其高尚的医德深深敬佩。此书为其通过临床实践，活用经方，诠释仲景学术的代表之作，为后世学者所推崇。书名中"实验"二字，点明了在对仲景理论的学习中临床实践的重要性，并在实践中对经方的认识有了更进一步感悟。曹氏自评曰："此书一出，其于予《伤寒金匮发微》有光矣！"

内蒙古虽处于祖国边陲，中医发展较为缓慢，但始终活跃着以善用经典处方为特色的名中医群体。他们大多性格直率，敢于直言，视恶如仇；他们俭朴自安，急患者所急，忧患者所忧，医德医风高尚；他们做学问从不人云亦云，而是敢于怀疑，敢于创新，重视实践；他们用药不分古今，唯对证是取，无臆测之见，胆识过人。近 10 年来，中医界对《伤寒杂病论》尤为重视，对其学术的研习，贯穿一条"学习继承和发扬提高相结合"的主线。内蒙古医科大学伤寒学是国家中医药管理局"十二五"重点学科，作为学科建设的内容，我们以经方临床应用验案为核心，搜集、整理了内蒙古地区近百年来名老中医、名家应用《伤寒论》经方的验案，以期传承先贤的学说和经验，加深习医者对《伤寒论》和《金匮要略》的理解和学习，开阔医者的临床思路，灵活运用经方，提高临床应变能力。

　　本书的编写我们虽做出了很多努力，但仍存在不足之处。书中所涉及的《伤寒论》条文，在理解上难免有片面之处，敬请各位同道指正。本书编写过程中得到内蒙古中医药学会仲景学说分会和各盟市医院同仁的大力支持，内蒙古医科大学领导及同仁也给予了大力支持和帮助，在此表示诚挚的谢意！

麻春杰　任存霞
2018 年 5 月于内蒙古医科大学

目 录

下篇　医家小传

附篇

上 篇

经方实践

第一章
桂枝汤类方

第一节 桂枝汤

1.组成

桂枝（去皮）三两，芍药三两，甘草（炙）二两，生姜（切）三两，大枣（擘）十二枚。

上五味，㕮咀三味，以水七升，微火煮取三升，去滓，适寒温，服一升。服已须臾，啜热稀粥一升余，以助药力，温覆令一时许，遍身漐漐微似有汗者益佳；不可令如水流漓，病必不除。若一服汗出病差，停后服，不必尽剂；若不汗，更服依前法；又不汗，后服小促其间，半日许，令三服尽。若病重者，一日一夜服，周时观之，服一剂尽，病证犹在者，更作服。若汗不出，乃服至二三剂。禁生冷、黏滑、肉面、五辛、酒酪、臭恶等物。

2.方剂简介与条文

桂枝汤是《伤寒论》第一方，载于第12条之下，全书共有九条原文论述本方的使用，指出本方可用于：①太阳中风证。第12条："太阳中风，阳浮而阴弱，阳浮者，热自发，阴弱者，汗自出，啬啬恶寒，淅淅恶风，翕翕发热，鼻鸣干呕者，桂枝汤主之。"②表证发汗后，表邪不尽，表证未解。第57条："伤寒发汗已解，半日许复烦，脉浮数者，可更发汗，宜桂枝汤。"③表证下后，病犹在表，仍有外解之机者。第15条："太阳病，下之后，其气上冲者，与桂枝汤，方用前法，若不上冲者，不得与之。"
④营卫不和所致自汗或时发热汗出症。第 53 条："病常自汗出
者，此为荣气和，荣气和者，外不谐，以卫气不共荣气谐和故
尔，以荣行脉中，卫行脉外，复发其汗，荣卫和则愈，宜桂枝
汤。"第 54 条："病人脏无他病，时发热自汗出，而不愈者，此
卫气不和也，先其时发汗则愈，宜桂枝汤。"方中桂枝辛温，温
经通阳，散寒解表；芍药酸苦微寒，敛阴和营，二者等量相配，
一辛一酸，一散一敛，一开一阖，于解表中寓敛汗养阴之意，和
营中有调卫散邪之功，调和营卫。以脾胃为营卫生化之本，故又
用生姜、大枣益脾和胃。生姜辛散止呕，助桂枝以调卫；大枣味
甘，补中和胃，助芍药以和营，姜、枣合用，亦有调和营卫之
功；炙甘草补中气且调和诸药，与桂枝、生姜等辛味相合，辛甘
化阳，可增强温阳之力，与芍药等酸味相配，酸甘化阴，能增强
益阴之功。诸药相伍，不仅能外调营卫，而且内和脾胃，滋阴和
阳，外证得之，解肌祛邪，内证得之，调脾胃，和阴阳，因此无
论外感、杂病，只要符合营卫不和之机，使用本方皆有良效。其
体现出桂枝汤解肌祛风、调和营卫的功效。

3. 后世衍化之方

阳旦汤（《类证活人书》），即本方加黄芩；桂枝加桔梗汤，
即本方加桔梗；桂枝加半夏汤，即本方加半夏（均为《皇汉医
学》方）。桂枝汤为群方之冠，是仲景和后世医家常用方，加减
应用，数量过多，难以一一列举。

4. 研究进展

桂枝汤常用于感冒、呼吸道炎症、胃炎、消化性溃疡、慢性
肠炎、心律不齐、慢性疲劳综合征、过敏性鼻炎属卫强营弱、营
卫失调，或阴阳不和、脾胃不和者。

5.医案选辑

（1）咳嗽胁痛案

达某，女，46岁，2012年7月28日初诊。

7年前无明显诱因出现吃凉食、喝冷饮即咳嗽不止，吃辣味食品即两胁疼痛，非咳即痛，曾按气管炎、肝胆病、胃肠病治疗，服用大量中西蒙药，多方治疗不效。近几天因食用凉、辣之物，即发咳嗽，并两胁疼痛不止来诊。平素自觉体虚，时有胃痛。血常规、肝肾功能检查均正常。刻诊：发育营养良好，神情抑郁，表情焦急，月经正常。查：心、肺、腹部正常，舌淡红，苔薄白，舌体胖，脉沉缓。

中医诊断：咳嗽（寒饮伤肺，肺失宣肃）；胁痛（营卫不和，肝气不疏）。

治则：温肺止咳，调和营卫，健脾和胃。

处方：桂枝20g，白芍20g，甘草20g，干姜15g，枣仁10g，杏仁10g，麻黄10g，乌贼骨15g，葛根20g，黄芪20g，白术20g，防风15g，当归15g。7剂，水煎，日1剂，早晚分服。

8月20日带女儿看病询之已愈。

按语：《灵枢·邪气脏腑病形》曰："形寒饮冷则伤肺。"肺主表，在伤寒属太阳卫分。此卫分受邪，乃寒伤肺卫之阳，故咳嗽不止。《金匮要略》云："肺被伤，则金气不行；金气不行，则肝气盛。故实脾，则肝自愈。"现肺卫受邪，使肝气不得畅达，郁而为胁痛，有桂枝证。该方用于外感则解肌祛风，调和营卫；内伤杂症则调阴阳，和脾胃，益气血。方中主以桂枝汤加减，臣以芍、归、枣、防等柔肝解痉定痛；麻、杏止咳良药，无问寒热；乌贼骨、葛根、黄芪、白术助桂枝健脾和胃抑酸，方证对应，故7剂而愈。

金广辉老师认为，从临床应用及单味药理分析，桂枝汤具有解热、抗炎、镇痛、健胃、抗变态反应等作用。特别应说明的是，桂枝汤对机体的作用绝不是单一的、局部的，而是调整包括神经、血管、免疫系统在内的机体的整体功能。这就是中医的调和营卫。营卫两气相当于机体的调节系统与防御系统，在维持机体的健康中起着十分重要的作用。从该患者的治疗过程中可以见证桂枝汤在各科临床应用中的分量，不愧为经典古方的代表方剂。（赤峰市阿鲁科尔沁旗中医医院金广辉医案，刘淑兰、米达辉整理）

（2）产后高热案（肠伤寒）

周某，女，24岁，1979年10月5日初诊。

新产后，突发高热，血崩不止，检查确诊为肠伤寒，叠经中西医抢救，治疗不效，病势危急，邀余诊治。症见血崩不止，呕逆腹胀，溲涩。午后热重。兼有恶寒，汗出，体温40℃，详析其症，系太阳表证与湿温并病，虽在新产之后有气血两虚、血崩不止之虑，但若此际不去其表邪，清化湿热很难图功，故予桂枝汤合三仁汤。服后汗止热退，恶寒消失，血崩也随之而愈。

按语： 此例患者血崩为标，外邪为本，急于止血，外邪不解，病势更重。此时治其外内自调，法《内经》标本缓急之理论，取仲景表里先后之治则，故疗效卓越。（包头市土右旗中蒙医研究所王与贤医案）

（3）瘾疹案

李某，男，6岁，2006年4月21日初诊。

1年前感冒高烧后全身皮肤起疙瘩，有的如云片，剧痒难忍，反复发作，迁延于今不愈。症见身倦乏力，肢冷易汗，全身散在性皮疹，舌淡红，苔薄白，脉缓。

中医诊断：瘾疹（风邪袭表，营卫不和）。

治则：调和营卫，祛风止痒。

处方：桂枝 6g，杭白芍 9g，生姜 2 片，大枣 2 枚，生甘草 3g，防风 6g，地肤子 6g。2 剂，水煎服，日 1 剂。

药后痒止，续服 5 剂。随访两个月，未见复发。

按语：《金匮要略》云："邪气中经，则身痒而瘾疹。"太阳经为六经之藩篱，主一身之表，统摄营卫，风邪侵袭，导致营卫不和，荣弱卫强，出现风团瘙痒症。患儿症见大小不一风团、时隐时现、色淡，自汗出，易感冒，余无所苦。属病在浅表的营卫不调，仲景提出使用发汗法调和营卫，使病证得愈，桂枝汤当为优选之方。其中桂枝为君，助卫阳，通经络，解肌发表；芍药益阴敛营，配以姜、枣、草调节中焦之升降，顾护小儿之脾胃。全方散中有收，汗中寓补，使表邪得解，营卫调和。桂枝汤具有调和营卫、阴阳、气血的作用，而许多慢性病的病变过程中，每可出现营卫、阴阳、气血失调的病理状态，故本病常采用本方治疗，以恢复人体阴阳气血调和。（内蒙古医科大学中医学院任存霞医案）

（4）高热案

安某，女，66 岁，2013 年 1 月 26 日初诊。

12 天前因调摄不慎发热，自测体温 39.2℃，全身疼痛。就诊于某医院，静滴头孢类抗生素 4 天后，体温降至 37.0℃低热状态。其后体温升至 38.0℃，又静滴清开灵注射液，在输液过程中发生寒战，遂停用。采用地塞米松缓解症状后，患者仍汗出、身热，白细胞高，收住院治疗。静滴头孢他啶和阿奇霉素等抗生素，发热仍不见好转，患者特求中医诊治，请刘老会诊。现患者症见白天体温正常，每至晚上 9 ～ 11 时之间必先发寒战，5 ～ 6 分钟后，体温升至 39.0 ～ 40.0℃，发热持续 30 分钟后，大汗出，汗出后体温降至正常。由于汗出多，患者汗后内衣全湿。口中和，不苦，无口干渴、咽痛。无胸胁部胀痛，无咳嗽，无腰痛、尿频、尿急，小便调，大便每日 1 ～ 2 次、成形，眠可。化验检查：血、尿常规及风湿因子均在正常范围。舌淡红，苔白腻，脉沉细滑。

中医诊断：外感发热。

西医诊断：发热原因待查。

治则：解肌祛风，调和营卫。

处方：桂枝 10g，白芍 10g，炙甘草 6g，大枣 4 枚，生姜 5 片。1 剂，水煎服。嘱其在晚上 10 点寒战前服用，药后再喝 1 碗稀粥，并盖被见微汗。患者服上方后，当晚即没有出现寒战，体温轻微升高至 37.6℃。第二天又服上方 1 剂，寒战、发热症状消失，仍自汗出。改服麻杏苡甘汤、桂枝加龙骨牡蛎汤遂愈。

按语：《伤寒论》第 7 条云："病有发热恶寒者，发于阳；无热恶寒者，发于阴。"发热症状可见于《伤寒论》之太阳病、阳明病和少阳病，但先要判断六经的归属，再细辨方证。此患者无口苦、咽痛、胸胁部胀痛，可排除少阳病；无口干渴、大便调，可排除阳明病。此患者主症为恶寒发热汗出，故为太阳病。《伤寒论》第 54 条云："病人脏无他病，时发热，自汗出，而不愈者，此卫气不和也。先其时发汗则愈，宜桂枝汤。"原文述脏无他病者，是说内脏无病，言外之意是说病在外，时发热自汗出者，谓发热自汗出有定时，这也是卫气不和所致，宜在发热自汗出之前，用桂枝汤发汗则愈。桂枝汤之适应证，用桂枝汤原方即可获效。

本案运用经方的辨证思路是：临床上对于很多疾病我们不能一步到位直接辨出方证或者六经证型时，可以通过排除法来逐步进行辨证。此案首先将阴证排除得出阳证，再根据三阳的每个证型规律特征将少阳与阳明排除，从而得出六经辨证为太阳病证，属太阳表虚之营卫不和证，方用桂枝汤原方。桂枝汤证的定时发热与少阳往来寒热的区别，可通过其他规律特征来鉴别。（鄂尔多斯市准格尔旗中蒙医院刘二亮医案）

第二节　桂枝加葛根汤

1. 组成

葛根四两，桂枝（去皮）二两，芍药二两，甘草（炙）二两，生姜（切）三两，大枣（擘）十二枚。

上六味，以水一斗，先煮葛根，减二升，去上沫，内诸药，煮取三升，去滓。温服一升，覆取微似汗，不须啜粥，余如桂枝法将息及禁忌。

2. 方剂简介与条文

本方为桂枝汤方加葛根。载于第 14 条之下。云："太阳病，项背强几几，反汗出恶风者，桂枝加葛根汤主之。"指出本方用于太阳中风证兼项背筋肉失于濡养经气不利证。方中桂枝汤解肌祛风，调和营卫。葛根甘辛而平，在此方中一则能升阳发表，解肌祛风，助桂枝汤发表解肌；二则可宣通经气，解经脉气血之瘀滞；三则生津液，起阴气，以缓解经脉之拘急，体现了解肌祛风、调和营卫、生津舒筋的治法。

3. 研究进展

桂枝加葛根汤现代临床应用相当广泛，包括感冒、颈椎病、落枕、肩周炎、病毒性痉挛性斜颈、颈心综合征、冠心病、脑动脉硬化、脑震荡、血管神经性头痛、雷诺综合征、癌性发热等证属营卫失和、气血阻滞、筋脉失养者。

4. 医案选辑

痹病案（颈椎骨质增生）

某男，56岁，颈项强痛，右肩臂酸重、疼痛、麻木，伴头晕，肢冷恶寒，经常失眠6年，血压、血脂、心电图检查均属正常，颈椎摄片报告生理曲度僵直，颈椎5～7后下缘骨质增生，颈5、颈6椎间隙狭窄，查右侧颈部肌肉紧张，颈椎5～7椎体棘突偏右侧压痛明显。某医院诊为混合型（神经根型合椎动脉型）颈椎病。舌黯，苔白腻，脉沉弱。

中医诊断：痹病（肝肾不足，瘀血阻络）。

治则：补益肝肾，活血化瘀，蠲痹通络。

处方：葛根10g，桂枝10g，鹿角片10g，熟地黄10g，赤白芍各10g，当归10g，生黄芪30g，威灵仙30g，补骨脂12g，木瓜12g，桃红各10g，川芎10g，地龙10g，白芷10g，白蒺藜10g，细辛5g，通草5g，吴茱萸5g，荜茇5g，络石藤15g，青风藤15g，乳香12g，没药12g，水蛭胶囊4粒，䗪虫胶囊4粒，甘草6g。10剂，日1剂，水煎服。

药后诸症明显减轻。继服30剂，诸症消失，颈项活动自如。以上方为丸，巩固疗效。追访3年未见症状复发。

按语： 颈椎病属于中医"筋伤""眩晕""痹病""痿证"等范畴，中医无此病名。颈椎间盘退变是本病的内因，各种急、慢性颈部外伤是导致本病的外因。长期低头伏案易使椎间盘发生退变，导致关节囊和韧带松弛，椎骨间滑移活动增大，影响脊柱的稳定性，日久可见骨赘增生、韧带钙化，直接或间接地刺激或压迫颈神经根、椎动脉、交感神经、脊髓而使颈椎病发作。朱宗元教授治疗颈椎病，以《内经》经络学说理论为指导，采用循经论证。首先考虑病在颈项属太阳，故取擅舒解项背强痛的《伤寒论》之桂枝加葛根汤为主方，以解项背强几几，即风寒湿导致颈背部肌肉酸重之不适。其次，颈椎为督脉循行之处，选《青囊方》中的斑龙丸，通督脉，补命门，补精髓，补精生血而益元阳，二方合用，标本兼治。此案将《伤寒论》桂枝加葛根汤方中的君药葛根和桂枝作为药对配入治疗颈椎病。桂枝辛温祛风，又擅温经通脉；葛根辛凉解肌，尤擅舒解项背强痛。二药合用，对颈项活动不利效果显著。方中赤芍药配白芍药，均为主入肝经之要药，一散一收，既可柔肝止痛，养血敛阴，又可活血散瘀通脉，补虚散邪；水蛭、蟅虫二者皆味咸，功善破血逐瘀，可改善颈椎病筋骨受损、脉络瘀阻的病理变化；与桃红、乳香、没药加强活血化瘀、理气止痛的功能。（内蒙古医科大学中医学院朱宗元医案）

第三节　桂枝加厚朴杏子汤

1. 组成

桂枝（去皮）三两，芍药三两，甘草（炙）二两，生姜（切）三两，大枣（擘）十二枚，厚朴二两（炙，去皮），杏仁五十枚（去皮尖）。

上七味，以水七升，微火煮取三升，去滓，温服一升，覆取微似汗。

2. 方剂简介与条文

本方为桂枝汤方加厚朴、杏仁。第43条之下云："太阳病，下之微喘者，表未解故也。桂枝加厚朴杏子汤主之。"18条之下云："喘家作，桂枝汤加厚朴杏子佳。"指出本方用于太阳中风证兼肺气不利证。以桂枝汤解肌祛风，调和营卫。炙厚朴味苦辛温，化湿导滞，降气平喘。杏仁苦温，止咳定喘。全方表里同治，标本兼顾，为治疗太阳中风兼肺气上逆喘息之良方，体现了解肌祛风、调和营卫、降气平喘的治法。

3. 研究进展

桂枝加厚朴杏子汤现代临床多用于呼吸系统疾病，如急性支气管炎、慢性支气管炎、支气管肺炎、小儿腺病毒性肺炎、过敏性哮喘、过敏性鼻炎；以及心脏病，如风湿性心脏病、肺心病感受外邪，出现太阳中风证，兼肺气不利者。

4. 医案选辑

咳喘案

朱某，女，58岁，2013年11月16日初诊。

咳喘十余年，时发时愈。现咳已四日，微恶寒，未见发热，咳白黏痰，咳多则喘，夜难平卧，容易出汗，纳少神疲，腰背酸楚，大便稍干。舌淡，苔薄腻，脉细滑。

中医诊断：咳喘（痰饮恋肺，感邪即发，肺失肃降）。

治则：解肌祛风，宣肺降逆，定喘止咳。

处方：桂枝6g，生甘草6g，厚朴12g，杏仁9g，苏子9g，陈皮6g，前胡6g，代赭石9g，枳壳9g。4剂，水煎服，日1剂，分2次服。

11月21日二诊：咳喘减轻，痰黏不易咳出，渐能平卧，已不恶寒，汗亦渐止，仍腰酸，舌质淡，脉细。原方加桑寄生12g，5剂。

12月15日随访，据述停药后咳喘已愈，半月来未见发作。

按语： 该患者素患咳喘之人，遇风寒而发，肺寒气逆，属太阳表虚而兼喘。以桂枝加厚朴杏子汤加味治疗。方中以桂枝汤解肌祛风，调和营卫，祛除在外之风寒；加厚朴、杏仁，温肺降气平喘；苏子、陈皮、前胡、枳壳降气化痰；代赭石降逆化痰通便。全方表里同治，标本兼顾，为治疗太阳中风兼肺寒气逆喘咳之良方。（内蒙古医科大学中医学院任存霞医案）

第四节　桂枝加附子汤

1. 组成

桂枝（去皮）三两，芍药三两，甘草（炙）三两，生姜（切）三两，大枣（擘）十二枚，附子一枚（炮，去皮，破八片）。

上六味，以水七升，煮取三升，去滓，温服一升。本云桂枝汤今加附子。将息如前法。

2. 方剂简介与条文

本方为桂枝汤方加炮附子1枚，并加重甘草用量而成。载于第20条之下。原文："太阳病，发汗，遂漏不止，其人恶风，小便难，四肢微急，难以屈伸者，桂枝加附子汤主之。"指出本方用于因误治致表证不解、卫阳不固证。方用桂枝汤调和营卫，附子温经复阳，固表止汗。桂、附相合，温煦阳气，卫阳振奋，则漏汗自止，恶风亦罢。阳复汗止则阴液始复，小便自调，四肢亦柔，诸症自愈，体现了调和营卫、扶阳固表的治法。

唐容川认为，本方即阳旦汤，谓其"正是招补亡阳，非救其阴也"。

3. 研究进展

现代临床应用桂枝加附子汤治疗阳虚多汗最效，如阳虚感冒及阳虚所致的精、津、血的外泄，如遗精、遗尿、鼻衄、带下等；也可用于阳虚气血运行不畅所致的心悸、痹病、不寐、头痛、烫伤、背疮、低热等，符合表阳虚弱、卫外不固之病机。

4. 医案选辑

（1）发热案（布鲁杆菌病）

柳某，男，16 岁，2013 年 5 月 21 日初诊。

20 天前无诱因出现发热，体温波动在 37.5 ～ 38.5℃，自服安瑞克冲剂、百服宁口服液、阿奇霉素、阿莫西林及清热解毒类中药，发热时退，但未愈。诊前 4 天在当地医院住院治疗，静点双黄连、阿奇霉素、头孢呋辛仍不见好转，急来我院，门诊以发热待查收住院治疗。诊见神清，疲惫虚弱，急性病容，发热，体温 38.5 ～ 40℃，口服退热药热能退，汗出不止，身痛，恶风，下肢时而痉挛，乏力，厌食，尿少，舌淡苔白，脉虚无力。3 个月前有与羊密切接触史，查布鲁杆菌血清凝集反应阳性。辅助检查：血常规、尿常规、血离子、血糖正常，谷氨酰转肽酶、谷丙转氨酶、碱性磷酸酶、谷草转氨酶、乳酸脱氢酶均升高，布鲁杆菌抗体阳性，腹部超声提示：肝实质回声粗，肝大，脾大。

中医诊断：发热（营卫不和，阳虚邪恋）。

西医诊断：布鲁杆菌病。

住院诊疗：遵循"急则治标"原则，住院后即予丁胺卡那注射液 0.4g，硫普罗宁注射液 0.3g，能量合剂，日 1 次静点，口服四环素片、肝泰乐片、护肝片抗炎保肝。治疗数日仍身痛发热不止，请老师会诊。金广辉老师认为，此系营卫不和、阴盛逼阳证，属汗漏不止、恶风四肢拘急的桂枝加附子汤证。

治法：扶阳解表，调和营卫。急用中药免煎颗粒桂枝加附子汤加减。

处方：附子 6g，桂枝 6g，白芍 9，甘草 9g，生姜 9g，防风 12g，白术 9g，黄芪 30g，五味子 6g，牡蛎 30g，丹参 10g，穿山龙 10g，灵芝 18g，绞股蓝 20g，大枣 10 枚。大枣熬汤，上方混合，分 3 份，用枣汤融化后口服，1 次 1 份，1 日 3 次。

二诊：用药 2 天，体温正常，身痛、下肢痉挛消失，出汗、恶风乏力明显减轻，食欲增加，共住院 10 天，症状消失，复查肝功正常，肝脏超声仍提示肝实质回声粗、肝大、脾大，但较入院时好转。出院带药，中药免煎颗粒。

处方：附子 6g，桂枝 6g，白芍 9g，甘草 9g，生姜 9g，防风 12g，白术 9g，黄芪 30g，五味子 6g，牡蛎 30g，穿山龙 10g，灵芝 18g，绞股蓝 20g，女贞子 10g，青风藤 15g，麻黄 6g，丹参 10g，水蛭 3g，黄连 3g，苍术 10g。20 剂，日 1 剂，开水冲服。

7 月 8 日三诊：药后诸症消失，复查肝肾功能、血尿常规均未见异常，肝、脾超声示：肝实质回声均，肝、脾大小正常，临床痊愈。

按语： 该患发热 20 余日，多次服用安瑞克冲剂、百服宁口服液等药物退热，非但不效反致汗出伤阳，表虚不固。《伤寒论》第 21 条云："太阳病，发汗，遂漏不止，小便难，四肢微急，难以屈伸者，桂枝加附子汤主之。"方中附子温阳固表，回阳复津；黄芪益气扶正，助祛邪外出；桂枝、甘草辛甘通阳；生姜辛散，助桂枝解表；白术、甘草、大枣健脾益气，助黄芪加强益气固表；麻黄、防风协桂枝驱邪；白芍、五味子酸寒和营，敛阳止汗。现代研究证实，穿山龙、灵芝、绞股蓝、女贞子能够提高机体免疫力，修复肝细胞功能；牡蛎收敛固涩止汗；肝脾大乃肝藏血、脾统血功能受损之故，少佐丹参、水蛭活血化瘀；黄连、苍术、青风藤除湿止痛。西医学认为，本病发热的主要原因是感染布鲁杆菌，属于外感性疾病。之所以久治不愈，是因为多数医家治疗发热时善用寒凉药，而惧怕附子、桂枝等热性药物，究其原因，乃是对经典的学习和应用不够深刻所致。

金广辉老师认为，本病在西医看来病因机理较清楚，是人畜共患之传染性疾病，治疗亦有成法。此患者为何治疗很长时间不效，关键是没有从中医原创思维考虑，中西医均认为，此病从皮肤、黏膜和眼结膜感染而入，或经消化道传播，或经呼吸道吸入污染的尘埃、飞沫等而致，总由表始再入脏腑及里，属表里同病。邪之入路乃出路也，故先从表治，系伤寒论太阳病必用桂枝类方加减而效。前治畏桂、附、姜，从毒火论治不效；改为桂枝加附子汤后，两剂减，三剂热退汗止，脉静身和；再结合西医基础理论治疗不日而愈。《素问·阴阳应象大论》曰："邪风之至，疾如风雨，故善治者治皮毛，其次治肌肤，其次治筋脉，其次治六腑，其次治五脏。治五脏者，半死半生也。"此之谓也。（赤峰市阿鲁科尔沁旗中医医院金广辉医案，刘淑兰整理）

（2）脚挛案

李某，女，59岁，2013年4月11日初诊。

10年来反复双腿抽筋，抽后疼痛，夜间加重。近1年发作频繁，痛苦不堪，曾服中药、输钙、针灸等治疗而不效。刻诊：反复双侧腓肠肌痉挛疼痛，夜间发作为主，平素有手足发凉及肌肉关节疼痛之症，睡眠差，二便可。现服用通络止痛胶囊、甲钴胺、维生素 B_1、钙尔奇 D 片等药。查体无阳性体征，舌淡红，苔白腻，脉涩。

中医诊断：脚挛（阳气亏虚，寒湿内盛，筋脉失于温养）。

西医诊断：腓肠肌痉挛。

治则：温经散寒。

处方：白芍 50g，甘草 20g，附子 15g，干姜 20g，桂枝 25g，仙灵脾 25g，巴戟天 15g，狗脊 15g，木瓜 20g，防己 10g，杜仲 20g，天麻 15g，羌活 10g，葛根 30g，麻黄 10g，赤芍 10g，龟板 10g，牡蛎 40g，酸枣仁 20g。4 剂，水煎服。

5 月 13 日二诊：药后抽筋完全消失，睡眠欠佳，效不更方。

上方去防己，加酸枣仁 25g，夜交藤 30g，继服 4 剂。药后症未再发。

按语： 患者每晚腿脚抽筋十余年，辨为阳虚为主，正虚邪盛，寒湿内生，筋脉失于温养而见脚挛急之症。给予桂枝附子汤合芍药甘草汤加减治疗。以大剂芍药甘草汤为君，加桂枝附子四逆汤为臣，佐以仙灵脾、巴戟天、狗脊等补肝肾，祛风湿；使以龟板、牡蛎镇潜，共奏扶阳祛寒、通经止痉之效。应药功显，效如桴鼓。

金广辉老师认为，该患者为老年人，肝肾之气大衰，恐单用芍药甘草汤难以获胜，故加用补肝肾之品效果更佳。本案采用《伤寒论》经方与时方相结合，根据病机用药，且不拘泥于一方一法，形成经方与经方、经方与时方联合，神机默运，圆机活法。（赤峰市阿鲁科尔沁旗中医医院金广辉医案，刘淑兰、米达辉整理）

（3）风疹案（接触性皮炎）

李某，男，69 岁，2013 年 10 月 3 日初诊。

2013 年 7 月无明显诱因全身皮肤出现红色斑丘疹，在内蒙古某三甲医院皮肤科诊为接触性皮炎，用中西药治疗 3 个多月效果不佳，遂来门诊求治。症见全身大片斑丘疹、色红，以躯干部为多，痒甚、以夜间为著，多汗，动则汗出，夜尿五六次，大便溏，畏冷。舌淡、根部青紫、尖红，苔白，脉沉细无力。

中医诊断：风疹（阳虚，营卫失调）。

治则：温阳，调和营卫。

处方：桂枝 42g，炙甘草 28g，白芍 42g，生姜 42g，大枣 12枚，制附子 30g（先煎 1 小时）。3 剂，水煎，日 1 剂，分 3 次服。

二诊：药后全身微微汗出，全身斑丘疹明显减少，畏冷明显减轻，舌尖红消退，舌根部青紫减轻，脉稍沉，夜尿减少为三四次。继服上方 3 剂，服法同前。

三诊：药后全身皮肤斑丘疹全部消退，大便正常，夜尿 2～3 次，脉已缓和，舌淡，舌根部仍显青紫，畏冷仍存，药用金匮肾气汤合桂枝汤善后。

处方：制附子 50g（先煎 1 小时），肉桂 15g，山药 30，山茱萸 30g，云苓 10g，泽泻 10g，丹皮 10g，干地黄 30g，桂枝 15g，白芍 30g，干姜 30g，炙甘草 20g，大枣 10 枚。7 剂，水煎，日 1剂，分早晚服。

3 个月后，电话随访无复发。

按语：本例患者畏冷，夜尿频数，多汗，证属阳虚，卫气不固，营卫不调。治疗用桂枝加附子汤，重在药的剂量上。按照原方原量及煎服法，才取得较好的效果。（呼和浩特市新城区东风路社区卫生服务中心杨剑峰医案，杨冠琼、李兆惠、张晓剑、胡静整理）

第五节　桂枝新加汤

1. 组成

桂枝（去皮）三两，芍药四两，甘草（炙）二两，生姜（切）四两，大枣（擘）十二枚，人参三两。

上六味，以水一斗二升，煮取三升，去滓，温服一升。本云：桂枝汤，今加芍药、生姜、人参。

2. 方剂简介与条文

本方为桂枝汤方重用芍药、生姜，加人参。载于第 62 条之下。云："发汗后，身疼痛，脉沉迟者，桂枝加芍药生姜各一两人参三两新加汤主之。"指出本方用于汗后气营（阴）两伤身痛的证治。方以桂枝汤调和营卫，有表者可解肌祛风，重用芍药以增加和营养血之功；加重生姜用量，外则协桂枝有宣通阳气之用，内则和畅中焦，以利气血生化之源；人参味甘微苦，益气生津，以补汗后之虚，体现了调和营卫、益气养阴的治法。

3. 研究进展

现代临床应用广泛，不仅可治疗体虚感冒、自汗及多种虚性身痛之症，而且可治疗缓慢性心律失常、消化性溃疡、糖尿病周围神经病变、肩关节周围炎等属营卫不和兼气营两虚者。

4. 医案选辑

（1）产后高热案

2012 年 12 月 15 日晚，个体医生（西医）杨某来电话求诊，诉其儿媳妇剖腹产后半月感冒发烧，予输液 2 天（用药不详），烧不退，早上起来上厕所身体发软一下晕倒，全身汗出如淋，因在坐月子不敢再用药，问诊：头晕平卧于床则可，坐起加重，有恶寒、发热、汗出多，无恶心呕吐，口不苦不干，纳不香，二便可，因是电话问诊，未及舌脉。

中医诊断：产后发热（外感风寒，营卫不调）；头晕（营卫不和，气营不足，脑失所养）

治则：调和营卫，益气和营。

处方：桂枝 10g，白芍 12g，炙甘草 6g，大枣 6 枚，生姜 15g，人参 10g。2 剂，水煎服。第 2 天电话反馈，1 剂后热退汗止，诸症减半；2剂后痊愈，纳可，精神好。

按语：辨六经：恶寒、发热、汗出多为太阳表虚；头晕、纳不香为太阴里虚津不上承为太阳太阴合病，故本案辨为太阳太阴合病。辨方证：桂枝加芍药生姜人参新加汤方证。《伤寒论》第62条："发汗后，身疼痛，脉沉迟者，桂枝加芍药生姜各一两人参三两新加汤主之。"本方为桂枝汤加人参、生姜益气健胃，增芍药以养液，治疗桂枝汤证胃气沉衰、津液不足，无力抗邪之证。方中因考虑产后体虚、汗出如淋、有虚脱之象，故放胆用了人参，想不到有这么好的效果。（乌拉特前旗蒙中医医院刘永军医案）

（2）汗证案（更年期综合征）

患者，女，55岁，2014年5月18日初诊。

时而潮热、汗出，夜间明显，常汗后不能入睡。平素易外感，四肢乏力，周身关节时有疼痛，疼痛部位不定，遇热减轻，遇寒加重。刻下鼻梁和额头上有汗出，身痛，四肢无力，口干不苦，口渴喜饮，纳可，夜眠差，二便调。舌淡，舌体胖大，苔白，脉沉迟细弱。

中医诊断：汗证（气阴两虚，营卫不足）。

西医诊断：更年期综合征。

治则：益气养阴，调补营气。

处方：桂枝10g，炒白芍15g，五味子15g，生姜15g，红参10g，炙甘草6g，大枣6枚。7剂，水煎，日1剂。

药后身痛、乏力症状减轻，夜间汗出缓解，能持续入睡。嘱予原方续服，1个月后诸症消失。

按语：本案所选桂枝新加汤出自《伤寒论》。云："发汗后，身疼痛，脉沉迟者，桂枝加芍药生姜各一两人参三两新加汤主之。"原方是治疗发汗过多，伤及营卫，导致营卫俱虚，周身得不到卫阳的温煦和营阴的濡养而导致的身疼痛。本案以汗出过多为主症，但是由于其病机也是气阴两虚，营卫不足，因此选用桂枝新加汤为主方。本方以桂枝汤为基础，加大芍药、生姜的用量，再加入人参。桂枝汤能调和营卫，重用芍药能滋阴养血、并可敛汗；生姜重用，以使全方益气养营的作用达于肌表；人参补益气血。本案中再加入五味子以敛汗、滋肾阴。（内蒙古医科大学中医学院白雅雯医案）

第六节　桂枝加桂汤

1. 组成

桂枝（去皮）五两，芍药三两，甘草（炙）二两，生姜（切）三两，大枣（擘）十二枚。

上五味，以水七升，去滓，温服一升。本云：桂枝汤，今加桂满五两。所以加桂者，以能泄奔豚气也。

2. 方剂简介与条文

本方为桂枝汤方重用桂枝，后世有人提出系加肉桂。载于第117条之下。云："烧针令其汗，针处被寒，核起而赤者，必发奔豚。气从少腹上冲心者，灸其核上各一壮，与桂枝加桂汤，更加桂二两也。"指出本方用于心阳虚下焦寒邪冲逆奔豚证，方中重用桂枝通心阳而平冲逆，配以甘草，更佐姜、枣辛甘合化，温通心阳，强壮君火，以镇下焦水寒之气而降冲逆，即方后注所言"能泄奔豚气"；芍药破阴结，利小便，祛水气。全方体现了温通心阳驱寒平冲降逆的治法。

3. 研究进展

现代临床用于外感、充血性心力衰竭、高血压、心脏神经症、梅尼埃综合征、血管神经性头痛、偏头痛、眩晕、腹痛、奔豚症、头晕、耳鸣、神经症以及膈肌痉挛，辨证属于心阳虚者。

4. 医案选辑

奔豚案

20世纪40年代，一李姓妇人，五十余岁，体型肥胖，夏日腹痛剧烈。一医者用燔针焠刺中脘、气海二穴，痛止出针，继发抽搐，气从少腹上冲咽喉，喉有痰声，口噤，神志时昏时醒，医者无术，患者家人延请张师诊治。症见患者面色青黄，身冷汗出，舌质暗红，苔白，脉弦紧，针孔四周发红，核起而赤，针眼不闭，断为针后被寒，诱发奔豚，遂艾灸针穴，急书桂枝加桂汤，所加者为肉桂，更佐入炮南星、半夏、陈皮、茯苓等药，1剂抽搐止，再剂冲气降，腹中通和而愈。

按语： 桂枝加桂汤平冲之义，正在于温通血气于上，血气流通，脉络得畅，则血气不会聚沫而为病，水寒之气因之而消。关于桂枝加桂汤究竟应加桂枝，还是加肉桂，历代医家亦多有争论，如方有执认为应加肉桂，徐灵胎则认为是加桂枝。大凡认为应加肉桂者，又多是从肉桂能伐肾邪，而桂枝则缺少平冲之力来考虑的。笔者认为，仲景之方，凡用桂之处，均为桂枝，本无例外，这一点首先不应有所疑惑。但以临床所见而论，若患者之证，于发生奔豚证的同时，又可见阳气外散之汗出，则应以加肉桂温护里阳为佳。若无阳气外散之汗出，又应以加桂枝为好。但应该指出，如吾师之所治，从临床证情角度出发，酌加肉桂，与不明仲景用方之本义，而一概解释为必加肉桂方能治奔豚者，两者又实为貌合而神离。综上所言，桂枝加桂汤实为仲景以之侧重于温通血气，通达脉络，而达到助心阳以伐肾邪的平冲之作用。前人在解释此方证时忽视了周身脉络失于温运这一产生奔豚证的关键因素。（内蒙古医科大学中医学院张斌医案，韩世明整理）

第七节　小建中汤

1. 组成

桂枝（去皮）三两，芍药六两，甘草（炙）二两，生姜（切）三两，大枣（擘）十二枚，胶饴一升。

上六味，以水七升，煮取三升，去滓，内饴，更上微火消解，温服一升，日三服。呕家不可用建中汤，以甜故也。

2. 方剂简介与条文

本方为桂枝汤方重用芍药加饴糖。载于第 100 条和第 102 条之下。第 100 条："伤寒，阳脉涩，阴脉弦，法当腹中急痛，先与小建中汤；不差者，小柴胡汤主之。"第 102 条："伤寒二三日，心中悸而烦者，小建中汤主之。"指出本方用于脾阳虚而致气血不足的腹痛或心悸证。方中重用饴糖甘温补中，配以甘草、大枣补益脾胃，安奠中州，中气得复则气血生化有源；倍用芍药配甘草、大枣酸甘化阴，以养血和营，缓急止痛；桂枝、生姜温通心脾阳气，与甘草相合，辛甘化阳以温阳养心。诸药协同，建中补虚，气血阴阳双补，具平衡阴阳、协调营卫、缓急止痛等多种作用，体现了温中健脾，调补气血的治法。

3. 研究进展

现代临床用于胃及十二指肠溃疡、胃弛缓、胃下垂、慢性萎缩性胃炎、顽固性结肠炎、慢性肝炎、血管神经性腹痛、神经衰弱、再生障碍性贫血、功能性发热、经行腹痛、崩漏、恶露不绝、先兆流产、男性梦遗及荨麻疹属中焦阳虚者。

4. 医案选辑

（1）虚劳案1（松果体瘤）

患者，男，17岁，半年来常服大黄䗪虫丸效果不著，每天下午发烧，机体羸瘦，面色㿠白，肌肤甲错，食少，便秘（非灌肠不下），脉沉细而微，舌质淡，苔中间黑润，诊为虚劳。先拟小柴胡加芒硝汤2剂，热退食增，便软自下。复诊改用小建中汤加党参、黄芪、当归，日1剂，连服40余剂，诸症悉除。

（2）虚劳案2（粟粒性肺结核）

5岁，小女，3个多月来下午低烧，久治不愈。面白，体瘦，食少，精神萎靡，大便干，日1次，脉象沉细无力，舌质淡，苔正常。诊为虚劳，给小建中汤加党参、黄芪、当归。2剂后，热退食增，精神转佳。7剂后复诊，仍低烧，依方继服14剂而愈。

（3）虚劳案3（白血病）

2岁女孩，病例报告血小板30×10^9/L，血红蛋白40g/L，红白细胞均下降较多，西药治疗两月余效果不显，幼稚细胞仍达17%。食少，下午低烧不退，面色㿠白，唇舌色淡，指节肿胀，肢体酸痛不可触近，脉象细微。诊为阴阳两虚的虚劳证。方用小建中汤随症加减，服药30余剂。诸症均退，面色红润，一切良好。血检幼稚细胞下降为2%，血小板计数270×10^9/L，血红蛋白100g/L，红细胞3.95×10^{12}/L，白细胞8.8×10^9/L。

（4）虚劳案4（脊髓空洞症）

患者女，30岁，数月来周身疲倦，左肩臂麻木而痛，下午低烧，饮食正常，大便干，两三日一行，月经正常，舌苔薄白，脉象沉弱。诊为阴阳两虚的虚劳证，予小建中汤加龟板6剂。复诊时体温正常，诸症好转，后守方继服而愈。

按语：上面四例患者说明，无论西医学诊断为什么病，只要符合虚劳范畴的阴虚、阳虚或阴阳两虚证，都可以运用小建中汤治疗。小建中汤是虚劳病的主治方，其病理机制是由阴阳互不协调，各走极端，以致形成偏寒偏热的错综复杂现象。在治疗方法上不能以寒治热，以热治寒，必须调以甘温，建立中气，使中气得以四运，从阴引阳、从阳引阴调节其偏胜。阴阳调和，则偏热偏寒的症状就会随之消失。中者，脾胃也。脾胃为营卫气血的发源地。如脾胃不能很好地运化水谷精微，以致阳的一方面长期得不到水谷精微的濡养，于是由衰弱状态转化为虚性偏亢状态，故见手足烦热和咽干、口燥的虚热症状。因为本病是由阳虚到阴虚，故而必须用甘温之品振奋脾胃阳气，以恢复运化功能，使虚性偏亢之阳得到阴的涵养，从而恢复原有的正常功能。当阳气恢复正常状态之后，又能运化水谷精微以供奉虚劳之需，于是阴阳由不平衡而趋向平衡，偏寒偏热的症状也就随之消失。这就是建立中气可以调阴阳的道理。由此可以进一步体会，所谓"甘温除大热"的"大热"是指阴阳失调后而产生的虚热；"甘温"，当指建中汤一类的方剂。小建中汤是根据《黄帝内经》治虚之法，采用"形不足者，温之以气；精不足者，补之以味；阴阳气血俱不足者，当调以甘药"而制。唯其味甘，故有"缓中补虚"之功。该方即桂枝汤倍芍药加饴糖，大建中汤亦君饴糖，足见建中之力重在饴糖无疑。因饴糖得地之厚味而补，守而不升，为碳水化合物的可溶性物质，易于消化吸收，具有和中润肠、补虚止痛之功，故常用作小孩及产妇的滋养品。张仲景善用饴糖，是取其柔润芳甘之性，为脾家之正药，既能充内外而润燥，又能扶脾而缓急，堪称补虚建中之佳品。若临证运用该方摈弃饴糖，就失去了仲景立方之精义。然恐饴糖泥滞，故佐以和营通血之桂枝、养血滋液的芍药、益气生津的甘草、调和营卫的姜枣。若无外邪干扰，再加黄芪以充外塞空，俾能面面照顾，虚劳无不可复。故小建中汤之用于虚劳，较之四君子汤、四物汤、八珍汤、十全大补汤等最为妥切。（内蒙古医科大学中医学院李凤翔医案，任存霞整理）

（5）胃痛案1（慢性萎缩性胃炎伴肠化生）

患者，男，58岁，2004年7月12日初诊。

10余年前出现胃脘部疼痛不适，服药后缓解，此后每因受凉或饮食不当即发。近期症状加重，早晨3～4点开始感觉胃部有空虚感，疼痛不适，伴泛酸，纳食减少，睡眠尚可，二便正常。舌暗，苔白，脉弦。胃镜检查示：慢性萎缩性胃炎伴肠化生。

中医诊断：胃痛（脾胃虚寒，瘀血阻络）。

治则：温中补虚，活血止痛。

处方：黄芪10g，桂枝3g，白芍6g，吴茱萸4g，荜茇4g，高良姜4g，香附4g，蒲黄3g（包），五灵脂3g（包），巴戟天4g，补骨脂4g，海蛤壳5g，败酱草7g，山慈菇5g，半枝莲7g，生薏苡仁4g，莪术5g，甘草3g。日1剂，水煎服。

适当加减用药治疗1年，胃镜复查：肠化生消失，萎缩性胃炎治愈。

按语：在治疗慢性萎缩性胃炎伴肠化、不典型增生方面朱老积累了丰富的经验，对患者空腹时胃脘部疼痛、痞满等症状明显者多立温中补虚、缓急止痛之法，以经方小建中汤合黄芪加减治疗。饭后痞满、疼痛加重者以仲景半夏泻心汤辛开苦降之法，和胃降逆，开痞散结。在此基础上针对肠化生及不典型增生以清热解毒、软坚散结、活血化瘀为切入点，加入山慈菇、海蛤壳、败酱草、半枝莲、生薏苡仁、莪术、白花蛇舌草等，并根据不同兼症适当加减。经朱师治疗的患者，不仅症状减轻，而且能控制病变的发展，部分患者经过 6～12 月的治疗获得痊愈。本案方中黄芪、桂枝、吴茱萸、荜茇、良姜、香附、巴戟天、补骨脂温中补虚；蒲黄、五灵脂、莪术活血止痛；朱师用海蛤壳（或煅瓦楞）、败酱草、山慈菇、半枝莲、生薏苡仁等清热解毒、软坚散结之品以消肠化生；用白芍、甘草缓急止痛。全方共奏温中补虚、活血止痛、解毒散结之功。（内蒙古医科大学中医学院朱宗元医案，任存霞整理）

（6）胃痛案 2

陈某，男，43 岁，既往胃脘部疼痛 7 年，夜间更甚，加重 10 日，大便溏薄、日三行，面黄体瘦，舌淡红，苔薄白，脉细弦。

中医诊断：胃脘痛（脾胃虚寒型）。

治则：温中补虚，缓急止痛。

处方：炙黄芪 15g，桂枝 10g，炒白芍 15g，炙甘草 10g，大枣 5 枚，生姜 6g，党参 12g，茯苓 15g，荜拨 6g，炒白术 12g，制半夏 10g。5 剂，水煎服，日 1 剂。

诉服药 2 剂后，胃脘疼痛即消失，至今未发。

按语：患者慢性胃炎病史达 7 年之久，呈脾胃虚寒之象，以温中补虚散寒为治疗原则。以黄芪建中汤、大建中汤加减治疗。黄芪建中汤重在补气建中，大建中汤重在温中散寒，故以二方合而治之，取效甚捷。（鄂尔多斯市准旗中蒙医院刘文壅医案）

（7）腹痛案

陈某，女，12 岁。突发腹中急痛，辗转呻吟痛哭，不呕不吐，经西医儿科以镇痛、消炎药治疗几日后效果不显，经人介绍前来就诊。开始疑为胆道蛔虫症，投以乌梅汤，服药后疼痛未见缓解，斟酌后发现患儿上肢发凉，面色苍白，舌质淡而苔白。

中医诊断：腹中急痛（中焦虚寒）。

处方：桂枝6g，炒白芍12g，炙甘草6g，生姜6g，大枣4枚，制附子6g，炒山药10g。

用药1剂后疼痛缓解。原方加党参6g、炙黄芪10g。服3剂后，病情痊愈。

按语："腹中急痛"往往易误诊，用西药消炎止痛之法不效，中医治以温中散寒而每见奇效。该患儿临床表现符合小建中汤"中气不足，脏寒而腹痛拘急"之证候，故用之效果定显。临床见诸多急性胃肠炎患者初次输液治疗不效，辨证为小建中汤者，用之效果亦佳。（鄂尔多斯市准旗中蒙医院刘文壅医案）

第八节　苓桂术甘汤
（附苓桂枣甘汤、茯苓甘草汤）

1. 组成

苓桂术甘汤方：茯苓四两，桂枝三两，白术二两，甘草（炙）二两。

上四味，以水六升，煮取三升，去滓，分温三服。

附：苓桂枣甘汤方：茯苓半斤，桂枝（去皮）四两，甘草（炙）二两，大枣（擘）十五枚。

上四味，以甘澜水一斗，先煮茯苓，减二升，内诸药，煮取三升，去滓，温服一升，日三服。作甘澜水法：取水二斗，置大盆内，以杓扬之，水上有珠子五六千颗相逐，取用之。

茯苓甘草汤方：茯苓二两，桂枝（去皮）二两，甘草（炙）一两，生姜（切）三两。

上四味，以水四升，煮取二升，去滓，分温三服。

2. 方剂简介与条文

苓桂术甘汤方载于第67条之下。云:"伤寒,若吐,若下后,心下逆满,气上冲胸,起则头眩,脉沉紧,发汗则动经,身为振振摇者,茯苓桂枝白术甘草汤主之。"指出本方用于脾阳虚水饮内停证。方中茯苓养心益脾,能补能渗,利水渗湿;桂枝温阳化气,平冲降逆,与茯苓相配,通阳化气,渗利水湿,使饮邪下排,以折上逆之势;白术健脾燥湿,甘草补脾益气,助苓、桂治在中焦,促脾运转,培土制水。桂枝、甘草相配,辛甘化阳,以退阴翳,全方正合"病痰饮者,当以温药和之"之旨,体现了健脾化饮利水的治法。

苓桂枣甘汤方载于第65条之下。云:"发汗后,其人脐下悸者,欲作奔豚,茯苓桂枝甘草大枣汤主之。"指出本方用于脾虚饮停、水饮上逆证。方中重用茯苓至半斤,为《伤寒论》群方之最,取其利小便、伐肾邪而宁心,与桂枝相配,则通阳化气利水,使寒水之气从下而利,以防水邪上逆,而绝欲作奔豚之势;桂枝、甘草相合,辛甘化阳以温通心阳,心阳一复,下蛰于肾,蒸腾化气,自无下焦寒水之患,且桂枝降逆平冲,可防奔豚于未然;大枣伍甘草,培土健脾,以利于水气的运化,体现了健脾化饮、温通心阳的治法。

茯苓甘草汤方载于第73条、356条之下。第73条原文:"伤寒汗出……不渴者,茯苓甘草汤主之。"第356条原文:"伤寒厥而心下悸,宜先治水,当服茯苓甘草汤。"指出本方用于脾虚水停中焦证。方中茯苓淡渗利水,桂枝通阳化气,生姜温散胃中水饮,炙甘草和中扶虚,合为温阳行水之剂,体现了温中化饮利水的治法。

3. 研究进展

现代临床苓桂术甘汤方多用于神经衰弱、精神分裂症、慢性支气管炎、支气管哮喘、肺气肿、冠心病、胸腔积液、心包积液、心源性水肿、脑积水、慢性肾小球肾炎、肾病综合征、梅尼埃综合征、视神经乳状水肿，以及羊水过多、产后尿潴留等属脾虚水停者。

苓桂枣甘汤现代临床多用于慢性肾小球肾炎、肾盂肾炎、前列腺炎、心源性水肿、特发性水肿等疾病。

茯苓甘草汤现代临床多用于急性胃肠炎、充血性心力衰竭、心律失常、肺心病、产后尿潴留等疾患。

4. 医案选辑

（1）咳喘案1

患者，男，40岁，1962年9月某下午急诊。

有哮喘病史6年，原因不明，犯则呼吸困难，张口抬肩，憋闷欲死，喉中有痰鸣声，咳吐不出，不能平卧，呈端坐式呼吸。此次发作持续半月，夜间尤甚，经中西药物治疗不见好转。刻诊：呼吸困难，喘息抬肩，痰声鸣响，端坐呼吸，胸胁满闷，头晕目眩，食欲差，二便正常，体质羸瘦，苔白腻，脉沉弦而滑。

中医诊断：咳喘（痰饮上壅）。

治则：温药和之。

处方：茯苓24g，桂枝10g，白术10g，炙甘草10g，五味子10g，罂粟壳10g。水煎，分2次服。

服后安卧，熟睡通宵未发。因疗效显著，再依方服1剂，基本痊愈。为了巩固疗效，每天1剂，住院1月未发，出院。

按语： 此属过敏性哮喘，相当于中医"哮吼"，一般称为哮证，是一种发作性疾病。其诱因是多方面的。《时方妙用·哮证》说："哮喘之病，寒邪伏于肺俞，痰窠结于肺膜，内外相应，一遇风、寒、暑、湿、燥、火六气之伤即发，伤酒伤食即发，动怒气亦发，劳役房劳亦发。"本例苔白腻主湿，脉沉弦主饮，滑主痰湿有上壅之势，久患乃邪伏肺俞，痰寒结聚，故以祛痰逐饮为主，拟苓桂术甘汤治之，佐以五味子、罂粟壳。重用茯苓专治水患为君，尤能消膈上痰饮；白术补土以制水，又恐痰饮上逆，必佐以下气之品，故用桂枝平冲降逆，温阳化气，使水从小便排出，不至泛滥，自无生痰饮之源；甘草养胃阴而保存津液，正合"温药和之"大法，故疗效显著。妙在五味子敛肺定喘，罂粟壳具强有力的宁肺作用，亦能定喘止咳。诸药合用，痰饮除，哮喘息。后随诊，系对棉花过敏。（内蒙古医科大学中医学院李凤翔医案，任存霞整理）

（2）咳喘案2（支气管哮喘）

范某，女，39岁，准旗人，2014年7月9日初诊。

支气管哮喘两年，背寒冷且痛，如手掌大，咳喘，不能平卧，左关弦，右脉缓，苔薄腻，拟仲师法。

中医诊断：痰饮。

治则：温化痰饮。

处方：桂枝10g，茯苓15g，炒白术12g，炙甘草6g，制半夏10g，陈皮10g，旋覆花12g（包）。14剂，水煎，日1剂，早晚分服。

7月19日二诊：咳嗽、气喘均已好转，然常外感，右关虚大，苔薄白，拟李东垣法。

处方：党参25g，生黄芪25g，炒白术12g，炙甘草6g，陈皮6g，炒当归10g，升麻6g，葛根10g，防风6g，生姜3片，大枣15g。14剂，水煎，日1剂，早晚分服。

按语：《金匮要略》云："病痰饮者，当以温药和之。"又云："心下有痰饮……苓桂术甘汤主之。""夫心下有留饮，其人背寒冷如手大。"左关脉弦主饮，又主痰气不降；右脉缓主脾胃虚弱。

治用苓桂术甘汤加减。苓桂术甘汤即四君子汤去人参，加桂枝以温阳化饮。合二陈汤以化痰，加旋覆花取仲景旋覆代赭汤之意，化痰蠲饮下气。患者复诊时云："咳嗽、气喘均已好转，然苦于时常感冒。"诊得其右关虚大，主脾胃气虚。"脾为营之本，胃为卫之源"。脾胃气虚，则营卫之源不足，不能卫外而为固。用李东垣补中益气汤去柴胡加葛根（因左脉不弦），又加防风取玉屏风散意，"黄芪得防风其功愈大，乃相畏而相使也"，更加姜、枣以调和营卫。（鄂尔多斯市准格尔旗中蒙医院刘二亮医案）

（3）心悸案

张某，女，67岁，2012年6月24日初诊。

自诉心慌心跳、胸闷、乏力、气短已两年，1周前因劳累致上述症状加重。现胸闷憋气，心慌心跳，气短明显，心烦，夜寐不安，手足冷，面色苍白，大便溏薄，小便清长，舌淡苔薄白，脉沉细弱。心电图示：窦性心率；频发室早。

中医诊断：心悸（心阳不振）。

治则：温补心阳，安神定悸。

处方：茯苓15g，桂枝15g，炙甘草20g，生龙骨30g（先煎），生牡蛎30g（先煎），桃仁10g，红花10g，瓜蒌15g，薤白15g，当归15g，补骨脂10g，黄芪30g，白术15g，麦冬15g，五味子15g。7剂，水煎，日1剂，早晚分服。

二诊：药后心慌、胸闷明显缓解，仍气短乏力、寐差、手足冷，大便稀溏。上方加夜交藤40g，太子参15g，淫羊藿10g。7剂，水煎，日1剂，服法同前。

三诊：胸闷基本消失，偶感心慌心跳、气短乏力，手足冷缓解，睡眠转佳，大便已正常。心电图示：窦性心律；大致正常心电图。继服上方7剂巩固疗效。

按语： 本例属心阳不振型心悸。患者为老年女性，因阳气虚衰，心神失养，心悸不安，并阳虚水饮上犯凌心，故致心下动悸（心慌、心跳）；心阳亏虚，心神失养，不能潜敛，故致心神浮越于外而见心烦、夜寐不安；心阳不振，血脉失于温运，痹阻不畅，故出现胸闷、憋气、气短；阳虚失于温煦致使手足冷、面色苍白；心阳虚损，日久损及脾肾之阳，脾阳虚失于健运，肾阳虚失于气化，故大便溏薄、小便清长；舌淡、苔薄白、脉沉细弱均为阳虚之象。治疗以补益心阳为主。阳气旺得以鼓动血行，促使血流通畅，气血调和，阴平阳秘。方选苓桂术甘汤合桂枝甘草龙骨牡蛎汤加减。方中桂枝、炙甘草温补心阳；生龙骨、生牡蛎安神定悸；当归、桃仁、红花补血活血；瓜蒌、薤白宽胸散结；补骨脂补肾助阳，温脾止泻；黄芪、茯苓、白术补气健脾利饮；麦冬、五味子滋阴，以阴中求阳。全方共奏温阳健脾化饮、安神定悸之功。（内蒙古医科大学中医学院麻春杰医案）

（4）眩晕案1（梅尼埃综合征）

王某，男，61岁，2014年5月27日初诊。

半个月前因喝冷饮后出现头晕、耳鸣、视物昏花，夜间症状加重。口服山莨菪碱片、尼莫地平片、抗眩晕药物及输液治疗效果不佳。于今日来金老门诊就诊。症见头晕、耳鸣、视物昏花，胃难受、有欲吐感，大小便可，舌淡白，脉沉紧。血压130/90mmHg。

中医诊断：眩晕（心脾阳虚，水饮上逆）。

西医诊断：梅尼埃综合征。

治则：温阳健脾，化气行水。

处方：茯苓40g，桂枝25g，白术30g，干姜15g，黑附子15g（先煎1小时），白芍20g，泽泻30g，半夏15g，天麻15g，白豆蔻5g。4剂，水煎，1日3次，早晚分服。

服药4天后，症状消失，未再复发。

按语：患者发病前有贪凉饮冷等饮食不节史，心脾阳气受损，心阳受挫，则失于温化；脾阳受损，则失于运化，脾不散精，水停为饮；心阳不足，水饮才有上凌心肺之机，故见心下满而逆；水停则满，气冲则逆；饮停于中，既阻浊阴不降，又碍清阳不升，故清窍失养，则见头晕、耳鸣、眼花等症；脉沉主里、主水，脉紧主寒、主饮，沉紧乃停饮之象。此为心脾阳虚、水饮内停之证。《伤寒论》第67条云："伤寒，若吐若下后，心下逆满，气上冲胸，起则头眩，脉沉紧，发汗则动经，身为振振摇者，茯苓桂枝白术甘草汤主之。"苓桂术甘汤功在温阳化饮，利小便。方中泽泻、茯苓配桂枝，通阳化气行水；桂枝配半夏平冲气以降逆；白术性升散，健脾除湿，温固中气；白蔻味辛温，行胃中之滞，消气下气，与附子、桂枝同用解胸腹之胀满，使土运而水行，分清泌浊；白芍解肝脾之瘀滞，协调气机；天麻亦有升清阳化浊阴之功效。

金广辉认为，苓桂术甘汤对水气上逆、阻隔清阳所致的眩晕疗效显著。如梅尼埃综合征以眩晕互作、泛呕欲吐、倦怠嗜卧、耳中蝉鸣甚则天旋地转不能站立为用药指征，合泽泻汤效更佳。临证应仔细辨证，正确选方。本例选用经方治疗，效如桴鼓。（赤峰市阿鲁科尔沁旗中医医院金广辉医案，刘淑兰、米达辉整理）

（5）眩晕案2（高血压病）

于某，女，55岁，2013年4月16日初诊。

有高血压病史10多年，常伴头晕，平素血压150～130/100～90mmHg。近半年头晕加重，走路不稳，时而晕厥欲倒，伴耳鸣。查颅脑彩超提示：脑动脉硬化。曾服用坎地沙坦、替米沙坦、美托洛尔、阿司匹林、复方脑活素等药物效果不显。近 10 天病情加重，头晕、脑胀、耳鸣、眼干涩、失眠、心悸、时发胸痛、数秒即止。诊见精神萎靡，面色少华而虚浮，血压 150/100mmHg，舌淡，苔白腻水滑，脉沉数、右弦数。

中医诊断：眩晕（阳虚水停，上扰清窍）。

西医诊断：高血压病。

治则：温阳化饮。

处方：茯苓 30g，桂枝 20g，白术 25g，甘草 15g，附子 15g（先煎 1 小时），白芍 20g，干姜 10g，天麻 15g，葛根 50g，钩藤 20g，石决明 15g，枣仁 20g，半夏 15g，龙骨 25g（先煎），牡蛎 25g（先煎）。6 剂，日 1 剂，水煎服。

二诊：药后头清目明，诸症大减，血压多在正常范围，但时发自汗。服至第 9 剂时，因其妹病重着急，又现头晕、脑胀、耳鸣、心悸、眠差。查：舌边暗红瘦，苔白腻，脉时结小促。查心电图示：室早，92 次 / 分。上方加炙甘草汤加减。

处方：茯苓 30g，桂枝 20g，白术 25g，炙甘草 15g，附子 15g（先煎），白芍 20g，干姜 10g，天麻 15g，葛根 50g，钩藤 20g（后下），石决明（先煎）15g，枣仁 40g，半夏 15g，龙骨 40g（先煎），牡蛎 40g（先煎），炙甘草 40g，生地黄 50g。6 剂，水煎服，日 1 剂。

5 月 12 日三诊：药后眩晕、耳鸣消失，心悸、自汗明显好转，睡眠佳，血压正常。为巩固治疗，守原方再开 6 剂，煎药机代煎，每剂 3 袋，每袋 160mL，日服 2 袋。

按语： 该患者就诊的主要症状是眩晕、耳鸣，据金老讲述，当他听到患者描述"还有走路不稳，时有晕厥欲倒"时，就立刻想到《伤寒论》第 67 条苓桂术甘汤证中的"发汗则动经，身为阵阵摇"和第82条真武汤证中的"头眩，身眴动，阵阵欲擗地"的描述。我们知道，条文中的"身为阵阵摇"和"身眴动，阵阵欲擗地"的直观解释是"走路颤颤悠悠、摇摇晃晃，就好像要倒地的样子"，正与患者"走路不稳，时有晕厥欲倒"不谋而合。另外，两方中的"心下悸，头眩""心下逆满，气上冲胸，起则头眩，脉沉紧"也涵盖了患者的失眠、心悸、时胸痛等症。其面色少华而虚浮，舌淡、苔白腻水滑、脉沉弦数则为心、脾、肾阳虚，气不化水，水饮内停的外在表现，故临床以苓桂术甘汤、真武汤加减，方证相符，药到病除。（赤峰市阿鲁科尔沁旗中医医院金广辉医案，刘淑兰、米达辉整理）

（6）奔豚案

李某，男，38岁。主诉脐下跳动不安，小便不利，自觉有气从小腹上冲，致心慌胸闷，呼吸不利，情绪不安，每天发作4～5次，上午轻而午后为重，脉沉弦略滑，舌质淡，苔白腻。辨证：此气从少腹上冲于胸，名曰奔豚，为心阳不足，坐镇无权，下焦水寒之邪得以上犯，仲景治此证有两方，若寒气冲而小便利者，用桂枝加桂汤；水寒之气冲而小便不利者，则用茯苓桂枝甘草大枣汤；症既见脐下悸，又有小便不利，此为水停下焦之苓桂枣甘汤证。

处方：茯苓30g，桂枝12g，肉桂7g，炙甘草6g，大枣10枚。仅服5剂，小便畅通而诸症痊愈。

按语："脐下悸动不安，小便为难"，而又有水气上冲之感，投茯苓桂枝甘草大枣汤获效。其中以小便难为辨证要点，否则便为奔豚，而用桂枝加桂汤。本方镇冲而伐水邪，较桂枝加桂汤为胜，故仅服5剂即小便畅通，病情告愈。（鄂尔多斯市准格尔旗中蒙医院刘文壅医案）

（7）下利案

史某母亲患心中痞闷、腹中雷鸣下利3年，屡医未效，延余治疗。余以前医用五苓散、胃苓汤、生姜泻心汤诸方皆当有效，而竟无大效。因思经言："伤寒厥而心下悸者，宜先治水，当服茯苓甘草汤，却治其厥，不尔，水渍入胃，必作利也。"此虽预防，亦清源之法，何不试之，故拟茯苓甘草汤。

处方：茯苓15g，桂枝9g，炙甘草6g，生姜3片。连服3剂，不想3年沉疴竟获痊愈。

按语： 此例患者为胃中停饮不化，顺流而下趋于肠道，则作腹泻，为胃阳虚，水停中焦。五苓散虽治水，然此为水停下焦，故茯苓甘草汤四药相配，共奏温中化饮、通阳利水之功。（内蒙古自治区二五三医院张成三医案，任存霞整理）

第九节　桂枝去桂加茯苓白术汤

1. 组成

芍药三两，甘草（炙）二两，生姜（切）三两，白术三两，茯苓三两，大枣（擘）十二枚。

上六味，以水八升，煮取三升，去滓，温服一升，小便利则愈。本云桂枝汤，今去桂枝，加茯苓、白术。

2. 方剂简介与条文

本方为桂枝汤方去桂枝，加茯苓、白术。载于第28条之下。云："服桂枝汤，或下之，仍头项强痛，翕翕发热，无汗，心下满微痛，小便不利者，桂枝去桂加茯苓白术汤主之。"指出本方用于脾虚停饮（小便不利）证。方以茯苓白术助脾机转输，渗利水湿；

芍药、甘草酸甘化阴，以补阴津之不足；生姜辛温通阳，宣散水气；配大枣益脾和胃，培补中气，调和诸药，使内停之饮尽从下去，则心下满微痛、头项强痛、翕翕发热诸症皆可随之而解，故仲景曰"小便利则愈"，体现了健脾行水、化饮通阳的治法。

后世对本方有三种看法。一是去桂枝。如陈修园说："所以去桂枝者，不犯无汗之禁也，所以加茯苓、白术者，助脾之转输，令小便一利而诸病霍然矣。"二是不去桂枝去芍药。如《医宗金鉴》说："故用桂枝汤去芍药之酸，收避无汗心下之满，加苓术之渗燥，使表里两解……"三是不去桂枝也不去芍药。成无己说："与桂枝汤以解外，加茯苓、白术利小便，行留饮。"

3. 研究进展

现代临床多用于癫痫、胃肠型感冒、胃脘痛、妊娠水肿、妊娠癃闭等疾病。

4. 医案选辑

流感案

李某，男，72岁，2015年12月16日初诊。

近几日患流感，症见鼻塞头胀，恶寒，不发热，咽干，咽喉痒，咳嗽，痰多色白，胸闷，胃胀欲呕，小便不利。舌淡红，舌苔稍腻，脉沉。

中医诊断：流感（外感风寒兼脾虚饮停）。

治则：辛温轻汗，兼健脾利湿。

处方：桂枝9g，白芍9g，生甘草12g，姜半夏12g，川厚朴9g，茯苓15g，白术12g，生姜12g，大枣5枚。服药2剂病愈。

按语：桂枝去桂加茯苓白术汤载于《伤寒论》第28条之下。本条说法较多。本案患者既轻度外感，又水饮内停变动不居，且咳嗽胃胀、小便不利，故遵成无己之说："与桂枝汤以解外，加茯

苓白术利小便行留饮。"不去桂枝也不去芍药,既轻度发汗祛风寒,又健脾利湿祛水饮。(内蒙古医科大学中医学院任存霞医案)

第十节 当归四逆汤
(附当归四逆加吴茱萸生姜汤)

1. 组成

当归四逆汤方:桂枝(去皮)三两,芍药三两,甘草(炙)二两,当归三两,细辛三两,通草二两,大枣(擘,一法,十二枚)二十五枚。

上七味,以水八升,煮取三升,去滓,温服一升,日三服。

附:当归四逆加吴茱萸生姜汤方:桂枝(去皮)三两,芍药三两,甘草(炙)二两,当归三两,细辛三两,通草二两,生姜(切)半斤,吴茱萸二升,大枣(擘)二十五枚。

上九味,以水六升,清酒六升,加煮取五升,去滓,温分五服(一方,水酒各四升)。

2. 方剂简介与条文

当归四逆汤方为桂枝汤方去生姜,加当归、细辛、通草(今之木通)。载于351条之下。云:"手足厥寒,脉细欲绝者,当归四逆汤主之。"本方用于血虚寒凝厥逆证。方中芍药、当归补血养血以行血;桂枝、细辛温经散寒以通阳;甘草、大枣补中益气以生血;通草入血分,以通行血脉。诸药相合,养血通脉,温经散寒,为治疗血虚寒凝证之首选方剂,体现了养血通脉、温经散寒的治法。

当归四逆加吴茱萸生姜汤方为上方加吴茱萸、生姜。载于

352 条之下。原文："若其人内有久寒者，宜当归四逆加吴茱萸生姜汤。"本方用于血虚寒凝厥逆重症。当归四逆汤养血通脉，温经散寒；加吴茱萸、生姜暖肝温胃，以除痼疾；加清酒煎药，更增温通经脉之力。既名四逆，又治久寒，但方中不用干姜、附子，却用吴茱萸、生姜，这是因为"四逆"乃血虚寒凝所致，"久寒"因肝胃虚寒而成，病不在脾肾，而在肝胃，此即《伤寒论析义》所言："从其药性，分经投治，法律精严，使各自发挥优势，而直捣病所。"

3. 研究进展

现代临床多用于：①循环系统疾病：用本方加减治疗大动脉炎、动脉硬化、雷诺病、血栓闭塞性脉管炎、病态窦房结综合征、无脉症、心动过缓、高血压、冠心病等病证时，均以手足厥寒、脉细欲绝为辨证要点。②精神神经系统疾病：本方用于偏头痛、神经性头痛、顽固性头痛、坐骨神经痛、末梢神经炎、多发性周围神经炎、运动性癫痫有较好效果。③妇科疾病：用于妇科多种疾病，如痛经、闭经、不孕症、附件炎、盆腔炎、子宫下垂，本方重在"温"与"通"，寒得温则散，血活运则通。

4. 医案选辑

（1）脱疽案（血栓闭塞性脉管炎）

安某，男，22 岁，1988 年 12 月 1 日初诊。

右下肢发凉、麻木、疼痛 3 年余，周身浮肿 1 年。西医诊为血栓闭塞性脉管炎，慢性肾炎。多方医治无效，现右脚部出现两处溃疡面：3cm×2cm、2cm×2cm，色紫红，溃破流脓。伴四肢酸软，心慌气短，畏寒，全身浮肿，腰酸，患肢冰凉，特别怕冷。脉弦缓，舌淡，苔薄白。

中医诊断：脱疽（脾肾虚寒，寒湿内侵，寒凝血脉经络阻塞）。

治则：散寒除湿，温经通脉。

处方：当归 12g，通草 6g，细辛 3g，炮附子 10g（先煎），干姜 6g，炙甘草 8g，桂枝 10g，白芍 10g，茯苓 12g。18 剂，日 1 剂，水煎，早晚分服。

12 月 21 日二诊：药后皮肤温度自觉略增高，浮肿略减，余无变化。

处方：当归 12g，通草 6g，细辛 3g，炮附子 10g（先煎），干姜 6g，炙甘草 8g，桂枝 10g，白芍 10g，茯苓 12g，党参 12g，麻黄 6g，金银花 12g。18 剂，水煎，日 1 剂，早晚分服。

1989 年 1 月 6 日三诊：药后自觉右足温度升高，溃口缩小，腰酸、浮肿减轻，脉弦有力，舌淡，苔薄白。

上方附子改为 15g，加丹参 12g，毛冬青 10g，泽泻 10g。水煎服，日 1 剂，继服。外敷生肌散。

3 月 24 日四诊：药后病情减轻，下肢温度升高，溃口缩小变浅，最大为 1cm×1cm，脉弦有力，舌淡，苔薄白。患者信心大增。上方加黄芪 15g，继服。外敷生肌散。调理月余而安。

按语：本病西医诊为血栓闭塞性脉管炎，是一种慢性、非化脓性、闭塞性动静脉疾患。中医学称之为"脱疽"或"脱骨疽"。远在两千年前我们的祖先就发现了本病，并有详细描述。《灵枢·痈疽》记载："发于足趾，名曰脱疽。其状赤黑，死不活；不赤黑，不死。不衰，急斩之，不则死矣。"提示本病及时手术是可以存活的。米子良采取中医药内外并治，迅速祛腐生肌，使患者免去截肢之苦。当归四逆汤原载于《伤寒论·辨厥阴病脉证并治》第 351 条，系仲景为治疗"手足厥寒，脉细欲绝"之血虚寒凝证而设，由当归、桂枝、芍药、细辛、通草、甘草、大枣 7 味药物组成，有温经养血、通脉止痛等功效，主要用于治疗血虚寒凝、经脉不利之四肢厥寒、脉细欲绝等症。方中当归、芍药养血和营；桂枝、细辛温经散寒；炙甘草、大枣补中益气；通草能入血分而破阻塞，通利九窍血脉关节，在本方中用于通行血脉。《医宗金鉴》对其方解颇为精当："此方取桂枝汤，君以当归者，厥阴主肝为血室也；佐细辛味辛，能达三阴，外温经而内温脏；通草性寒，能利关节，内通窍而外通营；倍加大枣，即建中加饴糖用甘之法，不须参、苓之补，不用姜、附之峻者，厥阴厥逆与太阴少阴不同治也。"蒲辅周老先生更是明确指出："当归四逆汤为桂枝汤的类方，有养血复阳之效，能和厥阴以散寒邪，调和营卫而通气。"临床只要见血虚寒凝、经脉不利之证，皆可加减应用。只要辨证准确，调度得法，多有良效，此乃异病同治之妙也。本案患者证属脾肾虚寒，寒湿内侵，寒凝血脉，经络阻塞，又兼水饮内犯，米子良用当归四逆汤合真武汤散寒除湿，温经通脉，温阳利水，获得了良效。（内蒙古医科大学中医学院米子良医案，任存霞整理）

（2）腿痛案

王某，女，45岁，2015年2月25日初诊。

平素体弱，全身怕冷，时而腿转筋。半月前因劳累受凉后出现腿痛，腿软无力，且全身怕冷、腿转筋症状加重。发病以来，精神差，饮食尚可，小便不利，大便正常。症见腿痛，腿软无力、爬不动楼梯，腿转筋，面色发暗，四肢厥逆，恶寒，衣着厚，小便不利，舌淡暗，脉沉细。

中医诊断：痹证（外邪侵袭，血虚寒凝，气血阻闭）。

治则：养血通脉，温经散寒。

处方：桂枝9g，白芍15g，生姜9g，炙甘草6g，大枣9g，细辛9g，当归9g，通草9g，茯苓9g，牛膝12g。5剂，免煎剂。

3月2日二诊：药后腿痛、腿软无力、腿转筋、恶寒等症状均好转，唯小便不适改善不明显。此为水饮不化所致，故加入苍术12g、石斛15g，此时所用方中有时方四味健步汤之意。7剂，免煎剂。

3月9日三诊：药后四肢转温，可以上三层楼，面色有光泽，小腿略肿。需加强祛湿之力，加防己12g。7剂，免煎剂。

随访，药后身体恢复如常。

按语： 患者恶寒、腿痛、无汗为病在太阳；脉沉细、小便不利、四肢厥逆而无呕吐下利或下利清谷等为血虚肢体虚寒为主，里虚寒为辅，故辨为太阴血虚证；面色发暗、舌淡暗为有瘀血之征；综观脉证，为太阳太阴合病兼血虚血瘀证，辨为当归四逆汤加茯苓牛膝方证。根据《伤寒论》第351条："手足厥寒，脉细欲绝者，当归四逆汤主之。"当归四逆汤方中，当归、细辛温中化饮，治在太阴；桂枝汤治太阳表证以调和营卫，且方中当归、白芍配合使用有补血、活血之功；加入茯苓，防止太阴里湿证；加入牛膝增强活血之力，且引血下行。二诊腿痛、腿软无力、腿转筋、恶寒等症状好转，仍有小便不利，为虚寒饮盛，加苍术化湿祛饮，利小便，全方也暗合当归芍药散之意，加强养血利水之效；加石斛仿南京黄煌老师的四味健步汤，以活血止痛。三诊四肢转温，爬三层楼也不累，已有显效，但小腿略肿，故加入防己加强利尿祛湿之功，继服善后。（乌拉特前旗蒙中医医院刘永军医案，李俊明整理）

（3）中风案1

杨某，男，75岁，2011年8月因中风猝然仆倒，左半身不遂，急送呼和浩特市医院住院，诊为脑出血。8月30日出院，邀我去患者家诊治。患者神情淡漠，反应迟钝，语言不利，左半身上下肢偏瘫，卧床不能动。血压160/100mmHg。据家人介绍，近3天患者全身疼痛难忍，以四肢为著，尤以夜间为甚，用杜冷丁100mg肌肉注射，暂可缓解2小时。夜间尿频，午夜后每10～15

分钟小便 1 次、量少，舌根部舌质青紫，苔白厚，脉沉细。

中医诊断：中风（脾肾阳虚，寒滞经脉）。

治则：温补脾肾，通经活络止痛。

处方：当归 42g，桂枝 42g，白芍 42g，细辛 42g，炙甘草 28g，通草 28g，制附子 30g（先煎 1 小时），麻黄 28（先煎，去上沫），大枣 25 枚，生姜 30g。1 剂，水煎，分 3 次温服。

二诊：服 1 剂后全身疼痛明显减轻，夜间小便次数减少为 6 次，服药无不良反应，继服上方 3 剂。

三诊：服 3 剂后全身已不疼痛，夜尿减少为 2～3 次，服药无不良反应，方用小续命汤继续治疗。

处方：制附子 30g（先煎 1 小时），肉桂 30g，麻黄 30g（先煎，去上沫），杏仁 30g，川芎 30g，黄芩 30g，人参 30g，防风 45g，防己 30g，炙甘草 30g，白芍 30g，生姜 150g。3 剂，水煎，日 1 剂，分 3 次服。结合针灸治疗。

四诊：药后能下床站立，左上肢活动仍受限，服药后稍有汗出，无其他不良反应。

用小续命汤加减继续治疗，结合针灸治疗 1 个月，患者能自己独立料理自己的生活，左半身活动自如。

按语：此例患者素体脾肾阳虚，内寒自生，寒滞经脉，故全身疼痛。肾阳虚衰，不能气化和固摄，故小便频数，无节制。本例患者遵仲景当归四逆汤合麻黄附子细辛汤原方原量，加生姜 30g 组成。小续命汤也是按李飞主编、人民卫生出版社出版的《方剂学》剂量使用，效果较佳，没有不良药物反应。（呼和浩特市新城区东风路社区卫生服务中心杨剑峰医案，杨冠琼、李兆惠、张晓剑、胡静整理）

（4）中风案 2

邢某，男，78 岁。2011 年 3 月 5 日晨起突然口眼㖞斜，语言不利，左半身不遂，某医院以脑出血收入院，3月28日转院进行康复治疗，效果不佳。4月11日来我门诊求治，患者神清，语言不利，在陪护的搀扶下行走。四肢疼痛难忍，夜间为甚，夜尿6～8次，舌淡苔白，舌根部青紫，脉沉紧。

中医诊断：中风（肾阳虚，寒滞经脉）。

治则：温阳祛寒通脉。

处方：当归42g，桂枝42g，白芍42g，细辛42g，炙甘草28g，通草28g，制附子30g（先煎1小时），大枣25枚，干姜42g。3剂，水煎，日1剂，分3次服。

二诊：药后四肢疼痛消除，夜尿次数减少为3～4次，无不良药物反应。继以小续命汤加减治疗。

处方：麻黄30g（先煎，去上沫），杏仁30g，炙甘草30g，制附子30g（先煎1小时），肉桂30g，防风45g，防己30g，川芎30g，黄芩30g，人参30g，白芍30g，生姜15g，地龙15g，石菖蒲15g。3剂，水煎，日1剂，分3次服。

三诊：药后能拄拐行走，语言稍利。继服小续命汤加减15剂，结合针灸治疗两个月，基本痊愈。

按语： 本案采用当归四逆汤合通脉四逆汤治疗。通脉四逆汤用生附子大者1枚，该患者用制附子30g，未敢用生附子。在春季用制附子30g，细辛42g，麻黄30g，桂枝42g，已突破《中国药典》规定剂量3～4倍，而且效果显著，未发现不良药物反应。（呼和浩特市新城区东风路社区卫生服务中心杨剑峰医案，杨冠琼、李兆惠、张晓剑、胡静整理）

（5）阳痿案

李某，男，43岁，2007年10月11日初诊。

自诉阳事不举、勃起无力3年余，多方医治无效。现胸闷不舒，时喜太息，神倦乏力，腰酸膝软，稍有畏寒，小便偏多，四肢发凉，睾丸亦觉发冷。舌淡有瘀斑，苔薄，脉弦细。

中医诊断：阳痿（厥阴经脏两寒，血虚寒凝）。

治则：养血温经暖肝，通阳散寒逐瘀。

处方：当归12g，细辛3g，通草15g，桂枝15g，官桂5g，白芍12g，党参12g，吴茱萸3g，炙甘草12g，醋柴胡10g，枳壳10g，仙灵脾30g，紫石英10g，大枣12枚，生姜3片。10剂，日1剂，水煎服。

10月23日二诊：面露喜悦之色，自诉服上方后诸症大减。

上方加减继服10剂，调理而愈。

按语： 阳痿在男子性功能障碍中最为常见。综合各家论述，古医籍中阳痿的概念为：在有性欲的前提下，在性交时阴茎不能勃起，或虽勃起但不坚硬，或虽坚硬勃起但维持时间短暂，以至不能完成性交全过程。在论治上，金以前医家均从肾论治，至金元及以后，形成了多因论治、从肝论治、从阳明论治等思路。阳痿的病因颇复杂，治疗也较棘手。肝藏血，主疏泄，喜条达而恶抑郁。肝藏魂，具有调节精神情志的功能。《灵枢·经脉》云："肝足厥阴之脉……循股阴入毛中，过阴器""足厥阴之别……循胫上睾，结于茎。"肝脏功能失调，或肝经病变，是导致阳痿的重要原因。王琦教授亦有"宗筋为肝所主，治痿当重调肝"之说，故治疗阳痿多从厥阴入手，采用当归四逆加吴萸生姜汤加减治疗。涉水或淋雨，房事后冷浴，寒邪内侵肝经，加之肝血亏虚，宗筋无以濡养，又兼久病入络，血不流通，宗筋失荣，寒性收引，宗筋作强不能，症见阴茎痿弱，甚则短缩冰冷，睾丸坠胀或收缩，小腹、会阴拘急，头晕目眩，夜寐多梦，口干不欲饮水，舌质偏黯、边有瘀斑，苔白，脉弦涩。治以温肝养血化瘀之法。当归四逆汤始见于《伤寒论》，用于治疗手足厥寒、脉细欲绝者，"内有久寒者，加吴萸、生姜"。根据其具有温经散寒、养血通脉的功能，探索用该方治疗阳痿取得了较为满意的疗效。(内蒙古医科大学中医学院任存霞医案)

（6）上肢肿痛案

李某，男，45岁，2013年10月3日初诊。

双上肢麻木肿痛两月余，屡用中西药治疗不效，遂来就诊。症见肢冷，手指青至节，伴恶风、畏寒，得暖则缓，大便溏、日数次，舌淡，苔薄白，脉沉细。

中医诊断：上肢肿痛（血虚寒凝）。

治则：温阳通脉，养血活血。

处方：桂枝15g，当归15g，细辛6g，赤芍12g，地龙15g，炒枳壳12g，柴胡9g，桃仁12g，红花10g，生黄芪30g。水煎，日1剂，分2次服。

服药20剂，诸症均消失。

按语： 本例患者畏寒肢冷为辨证要点，乃血虚寒凝、气血瘀滞不畅所致，投以当归四逆汤加味，温阳通脉，活血化瘀，使气血运行疏畅，故病情告愈。(鄂尔多斯市准格尔旗中蒙医院刘文壅医案)

第十一节　炙甘草汤

1. 组成

甘草（炙）四两，生姜（切）三两，人参二两，生地黄一斤，桂枝（去皮）三两，阿胶二两，麦冬（去心）半升，麻仁半升，大枣（擘）三十枚。

上九味，以清酒七升，水八升，先煮八味取三升，去滓，内胶烊消尽，温服一升，日三服。一名复脉汤。

2. 方剂简介与条文

本方为桂枝汤方去芍药，以炙甘草为君，加人参、生地黄、阿胶、麦冬、麻仁、清酒组成。载于《伤寒论》第177条之下，方后提示"又名复脉汤"。原文："伤寒脉结代，心动悸，炙甘草汤主之。"指出本方用于心阴阳两虚之心动悸证。方中重用炙甘草补中益气，以充气血生化之源；合人参、大枣补益中气，滋血化源，以复脉；生地黄、麦冬、阿胶、麻仁养心阴，补心血，以充血脉；然阴无阳则无以化，故用桂枝、生姜宣阳化阴，且桂枝、甘草相合辛甘化阳，以温通心阳；加清酒振奋阳气，温通血脉。诸药合用，阳生阴长，阴阳并补，体现了通阳复脉、益阴养血的治法。

3. 研究进展

现代临床应用于：①心血管系统疾病，如心律失常、冠心病、心绞痛、病态窦房结综合征、心肌炎、风心病、季节性低血压等。②呼吸系统疾病，如支气管炎、咽喉炎、支气管哮喘、老年性肺炎等。③其他：如甲亢、肾病综合征、青光眼、白内障、习惯性便秘等疾病。

4. 医案选辑

（1）心悸案1

患者，男，20岁，1961年7月应西医内科会诊。

两年前因患感冒而致大汗，汗后出现心跳气短，复又因过度劳累而大汗淋漓，遍体如洗，继则胸闷、气短、心律不齐，时有间歇。心电图示：窦性心律不齐，Ⅱ度房室传导阻滞。曾住某医院服用西药（不详）治疗两个多月，不见好转。刻诊：自觉怦怦心跳，心跳停搏时顿感胸闷，少顷即复，每日数次，难以忍受，饮食、二便如常，脉偶有停止、三五不定、止而难还，舌绛，苔薄白。

中医诊断：心悸（心阴阳两虚）。

治则：通阳复脉，滋阴养血。

处方：炙甘草 12g，桂枝 10g，生姜 10g，酸枣仁 12g，麦门冬 12g，生地黄 30g，党参 12g，阿胶 10g（烊化），大枣 4 枚（去核）。10 剂，水煎，日 1 剂，分 2 次服。

药后症状减轻，效不更方，连服 46 剂而愈。

按语：中医称心律不齐为心悸。伤寒当以汗解，如汗不得法，或汗之太过都能导致此证。汗为心之液，过汗损伤心液，以致气血衰微不能养心以主血脉，加之邪阻脉络，则出现结代脉。营血亏虚，心失所养，真气内馁，脏神不宁，所以心脏动悸。本例感冒后两次大汗致心悸、胸闷不适，即符合上述病机，故治以炙甘草汤原方。《本经》记载，甘草有通经脉、利血气的作用；生地黄"主伤中、逐血痹"，生地黄、大枣辅甘草为臣药；生姜配伍党参、桂枝以益卫气，大枣配阿胶、麦门冬、酸枣仁、地黄以补营血。此七分阴药当中佐以三分阳药，是因为阴主静，血不能骤生，借阳药才能激发阳药推动，血入于心，心得血养，才能主血脉，使结代脉去，动悸之症止。前人云："假若令阴阳之药量平衡，则濡润不足而燥烈有余，如久旱禾苗，仅得点滴之雨露；而骄阳一曝，立见枯槁。"何以润枯泽槁，使血液充盈？为了观察本方疗效，有意守方不动，愈轻愈服。46 剂治愈此病，足以显示经方之有力。经方虽好，全在辨证及守方应用，出院后随访 1 年余无复发。（内蒙古医科大学中医学院李凤翔医案，任存霞整理）

（2）心悸案 2（室性期前收缩）

刘某，女，32 岁，2011 年 10 月 15 日初诊。

自述长期从事会计工作，1年前因工作劳累、紧张，出现心慌、心跳，胸闷，气短，动则汗出。查心电图示：①室性期前收缩。②窦性心律。服步长稳心颗粒未见明显改善，近1个月症状加重，遂来求治。症见心慌、心跳，胸闷，气短，口干，寐差，稍劳则汗出，汗出形寒怕冷，纳少，倦怠，大便偏干、两日1次，形体消瘦，面白，神疲，少气懒言，舌淡，苔白，脉沉弱而结。

中医诊断：心悸（心脾不足，气血阴阳亏虚）。

治则：益气补虚，滋阴养血，通阳复脉。

处方：炙甘草15g，太子参8g，炒麻仁12g，桂枝8g，阿胶8g（烊化），生地黄15g，麦冬12g，丹参10g，焦三仙各15g，琥珀1.5g（冲服），五味子10g。7剂，日1剂，水煎服。

10月22日二诊：药后心慌、心跳明显好转，胸闷、气短、出汗、纳差均减，仍寐差。上方加柏子仁10g、夜交藤10g、炒枣仁12g。7剂，日1剂，水煎服。

11月1日三诊：药后心跳大减，胸闷、气短好转，头晕、出汗减轻，精神好转，纳可，大便已不干、每日1次，脉搏歇止减少。上方继10剂，巩固疗效。药后复查心电图正常，诸症悉除。

按语：心悸是一种患者自觉心中急剧跳动、惊慌不安甚则不能自主的一种病证，并常伴以胸闷、气短、失眠、健忘等。心悸的病因多为先天不足，或劳神过度，劳力耗气，思虑伤心，突受惊恐，情志不遂，发汗过度，久病体虚或他脏有病，病邪相传等。病机不外虚实两端，虚者心虚失养，气血阴阳不足，可一种或数种兼虚；实者多邪气扰心，多由痰火、水饮、瘀血、气郁所致，故治疗心悸当明辨病因病机，对证施治方可获良效。

此患者形体消瘦，素体气血不足，复因从事会计工作劳神过度，渐使心脾受损，气血阴阳化生不足，心虚失养而致心悸。其因心气、心血不足引起心慌、心悸、胸闷、气短；心气亏虚运血无力，脉气不相接续，故脉有歇止；稍劳汗出、汗出形寒为阳虚卫表不固，温煦无力；大便干，因阴血不足，肠道失润，传导无能；倦怠、纳差乃中土虚惫；舌脉所现亦为不足之症。所以治以炙甘草汤为主方益气滋阴，补血复脉，并加入琥珀镇心安神，五味子敛心气，丹参运血，三仙助运而收效明显。二诊加炒枣仁、柏子仁、夜交藤加重养心安神之力，俾气血阴阳渐复而诸症渐愈。（内蒙古医科大学中医学院麻春杰医案）

（3）心悸案3（冠心病，心律失常，频发室早搏）

韩某，男，76岁，2012年11月23日初诊。

1年前无明显诱因出现活动后心慌、胸闷，于多家医院治疗，症状仍反复发作。本次因老伴病逝着急后上述症状加重。症见阵发心悸、胸闷，活动后气短、头晕、脑胀痛，纳呆，畏寒肢冷，小便夜间3～4次，大便时稀，舌暗，苔白腻，脉沉缓、结代。心电图示：窦性心动过缓54次/分，室早三联律，左室肥厚，ST改变。胸片示：心影增大。血压190/100mmHg，有高血压病史18年。近期在某市医院住院治疗10余天，服替米沙坦胶囊40mg，1日1次；通心络胶囊3粒，1日3次，效果不显著。

中医诊断：心悸（心阴阳两虚，脾肾阳虚）。

西医诊断：冠心病；心律失常；频发室早；原发性高血压病3级（极高危）。

治则：益气养心，通阳复脉。

处方：黄芪40g，人参15g，附子10g（先煎1小时），麻黄8g，丹参30g，白术20g，灵芝15g，陈皮15g，干姜15g，枣仁30g，炙甘草30g，麦冬20g，熟地黄40g，砂仁10g，桂枝20g，瓜蒌 50g，三七 10g。4 剂，水煎服，日 1 剂。配合金广辉自拟的强心益肾丸 1 丸，1 日 3 次。

11 月 27 日二诊：心悸、胸闷好转，仍觉畏寒肢冷，体倦。心电图示：窦性心律 64 次 / 分，左室肥厚，ST-T 改变。听诊早搏 6 ～ 8 次 / 分，血压 150/80mmHg。舌质暗，苔白，脉沉结代。枣仁改为 60g，加远志 15g、半夏 15g。6 剂，水煎服。

12 月 5 日三诊：心悸、胸闷症状基本消失，血压 140/80mmHg。心率 65 次 / 分，无早搏，体力较前好转，活动后无气短，畏寒肢冷较前减轻。

按语：该患者心阴阳气血俱虚，脾肾阳虚，故见心悸、胸闷、气短、纳呆、怕冷、脉沉缓结代等症。《伤寒论》第 177 条云："伤寒脉结代，心动悸，炙甘草汤主之。"第 323 条云："少阴病，脉沉者，急温之，宜四逆汤。"治以炙甘草汤滋阴养血，通阳复脉；四逆汤回阳救逆，直扶元阳，本固而枝荣，心脾二阳俱获补益，故心动过缓、早搏、肢冷、便溏诸多阴证均得愈也。此患者高血压系阳虚所致，扶其阳而自复常矣。本病治疗过程中同时辅以黄芪、灵芝补益气血；丹参、三七活血化瘀；陈皮、砂仁行气和胃，纳气归肾；麻黄取其提高心率之功，增强治疗效果。方药对症，气血阴阳俱补，疾病方能恢复如常。

金广辉老师认为，本案症状较多，证情复杂，辨证时要抓住心之气血阴阳不足这个主要病机，治以益气养心、温阳复脉为法，方用炙甘草汤合四逆汤，方证对应，故取得满意疗效。应用炙甘草汤治疗室性期前收缩时，炙甘草药量不足则不能奏效，故临床上应该加大剂量。方中麻黄重在审机查证，不能与麻黄素等同，只要加减得法，放胆用之，方能疗效显著。（赤峰市阿鲁科尔沁旗中医医院金广辉医案，米达辉整理）

（4）瘿痛案（亚急性甲状腺炎合并糖尿病误诊为甲亢致肝损害案）

胡某，女，36岁，2016年4月7日初诊。

自诉2015年入秋以来经常乏力，12月初渐觉咽干，嗓子疼痛，发热，汗出，心慌，手颤，无口渴多饮，未加注意。半个月后，在当地三级蒙中医和二级综合医院检查，彩超发现甲状腺结节。12月5日第一次检查甲功：FT$_4$ 12.9pmol/L（正常值12.6），TSH 0.45UIU/mL（正常值0.55～4.7），余甲功抗体正常，血糖、肝功、血常规、心肌酶均未查。诸医皆诊为甲亢，嘱服赛治、心得安等中西药，治疗3个月，症状时有好转，但仍心烦，身热，汗出，心慌，手颤，面部潮红，且感背痛，肝区不适，支撑胀满，在当地查肝功转氨酶升高。现症：形体肥胖，脖粗颈短，肩宽腹大，神疲性急，面色不华，两眼及面部无浮肿，口干不欲饮，纳可，睡可，甲状腺、颈部淋巴结不大，喉结两旁触之微痛，心慌背痛，胸部心肺正常。腹部：腹围约89cm，平软，脂肪较多，肝区触之隐痛，肝脾未及，现月经正常。舌胖边淡红，苔白微滑，脉弦滑。化验及功检结果：2016年3月24日在当地查甲功，FT$_3$ 8.89pmol/L（3.1～6.8），TSH 4.97UIU/mL（0.27～4.2），A-TG、A-TPO正常，ALT 65U/L（2～50），AST 65U/L（5～50），GGT 6U/L（8～58），血常规正常。今日尿糖（++++），ESR正常，补体、抗体正常，AST 94U/L（5～50），LDH 250U/L（109～245），CRP 7.3mg/L（0～5），GIU 18.03mmol/L（3.8～6.2）。彩超显示：甲状腺左叶囊实性结节、回声异常，大小约0.6cm×0.3cm，心电图正常。既往个人婚育家族史：孕1生1，男孩健康，月经正常，父亲患糖尿病。

中医诊断：瘿痛；瘿结；脾瘅（痰热互结，阴虚阳亢）。

西医诊断：亚急性甲状腺炎；甲状腺结节；代谢综合征糖尿病。

治则：滋阴潜阳，清热活血，化痰散结，柔肝降酶。

处方：人参 10g，麦冬 20g，枣仁 30g，生地黄 30g，龟板 20g，龙骨 30g（先煎），葛根 30g，黄连 8g，夏枯草 40g，大贝母 15g，连翘 15g，牛蒡子 20g，仙灵脾 20g，丹参 15g，桂枝 15g，白芍 30g，女贞子 15g，五味子 15g。7 剂，机煎袋装，日 3 次，温服。停服他巴唑，另服甲状腺片每日 13mg，倍他乐克片每日 12.5mg，维生素 E 每日 0.2g，六合维生素每日 6 粒，二维葡醛内脂片每日 372mg，辅酶 Q10 胶囊每日 30mg。

4 月 30 日二诊：间断服药 23 天，症状大减。汤药取回后服 2 天，即感身体轻松，遂去南方外出学习，虽旅途劳累，但未感不适。诊之，神清气爽，面色红润，服药第 2 天即感出汗消失，第 3 天急躁易怒、心悸、手颤减轻，7 剂药随身带着喝，有时日 1 次，10 天后诸症消失。血压 145/95mmHg，GIU 14.5mmol/L，舌淡红，苔薄白，脉右缓、左沉细。病机、证型同前，再守方加乌梅 15g，7 剂。

5 月 13 日三诊：经治疗诸症好转，当地查甲功正常，肝功酶系均高，进一步诊治糖尿病。

按语：该患者首先从体质看，体胖，肩宽，腹大，属典型的代谢综合征体型，病史显示有高代谢征群。甲状腺区痛，早期促甲状腺素稍低，游离甲状腺素稍高，抗体不高，甲状腺有结节，回声异常，可定为亚急性甲状腺炎继发一过性甲亢，属肝郁痰结、化热伤阴阶段。当地初诊血糖未查，据证亦有糖尿病。本病早期也可见高代谢征，而前医未明此意，仅治甲亢也。虽治疗 3 月余病势不减，又查甲功，FT_3 8.89 ↑，TSH 4.97 ↑，显见抑制了甲状腺激素合成，致促甲状腺素升高。然仍不能定为甲亢，还是甲状腺炎，药物性轻度甲减，现查血糖高，诊为糖尿病。此时禁止使用抗甲状腺药物，因为甲亢出现不是由于甲状腺激素合成过多，而是甲状腺腺体破坏、甲状腺激素释放过多所致，故使用他巴唑、丙硫氧嘧啶类抗甲状腺药物抑制甲状腺激素合成。根据中医阴阳理论，抗甲状腺药物属于阴寒药性，会导致甲减或肝病。这一时期表面上看似阴虚火旺，实则早已阳虚在内，而用抗甲状腺药物应视为寒凉抑阳药，过早使用损其阳气，可致阳虚阴盛，阴经受损，促甲状腺素数值、肝功酶系升高，果然患者出现了甲减肝损害。故按图索骥乃医者之大忌也！综合考虑初为六郁证，感邪化热，致甲状腺炎变。加之失治误治，气血郁久，痰热互结，阴虚阳亢，致成瘿痈、瘿结、脾瘅；西医诊为亚急性甲状腺炎、糖尿病。

本案采用炙甘草汤、葛根芩连汤、桂枝甘草龙骨牡蛎汤加减治疗。选药上炙甘草汤中选用滋阴敛汗药，此为吾治甲状腺病滋阴主药，因血糖高、寒象少，故弃草、姜、枣、清酒。柯琴《伤寒来苏集》复脉汤证篇认为，宋本《伤寒论》麻仁应为枣仁，今从之。桂枝甘草龙骨牡蛎汤乃桂枝甘草汤加龙牡合方，仲景治汗悸、烦躁，始方加龟板，共为君药。葛根芩连汤加靶药夏枯草、贝母等清热生津降糖，为臣药。仙灵脾、丹参、白芍、女贞子、五味子为佐使药。诸药相合，共奏滋阴潜阳、清热活血、化痰散结、柔肝降酶之效。

综观该患者前后诊治经过，医者深思啊！经救治后患者甲状腺病很快痊愈。吾治甲歌曰："甲状千年题，古今各有义，T变休治T，促甲相与析，抗体不能忘，炎亢减肿异。甲周中继辨，功因并型立，病症阴阳分，中西合效奇。"现在很多医者直盯着指标走，见病不见人，看单不看人，忘记了整体观念、辨证施治的核心临床理念。该患者之治何以速愈，乃理明法对方准药效也。
（赤峰市阿鲁科尔沁旗中医医院金广辉医案）

（5）自汗案

张某，女，48岁，2015年8月7日初诊。

患者1个月前因劳累出现时时汗出，动则尤甚，之后病情加重，静止时亦有汗出，倦怠乏力，心悸，燥热心烦，夜寐不安，舌质淡，少苔，脉沉细。查心电图：大致正常。

中医诊断：自汗（心阴阳两虚）。

治则：滋阴养血，益气止汗。

处方：炙甘草15g，党参15g，桂枝10g，阿胶（烊）10g，生地黄15g，麦冬15g，煅龙骨30g（先煎），煅牡蛎30g（先煎），生姜3片，大枣5枚。4剂，日1剂，水煎服。

8月11日二诊：诸症均已好转，自汗已愈，心悸止，夜寐有改善。

再服3剂，以巩固疗效。

按语：《黄帝内经》云"汗为心之液""阳加于阴谓之汗"。心阳不足，不敛营阴则汗出。汗出不止，复伤心阴，心阴阳两虚，无阳以宣其气，无阴以养其心。阳气不足，不能温养心脉，故心悸不安、乏力；阴血亏损，心失所养，虚火内扰，故见燥热心烦、不得安寐。本病案虽以汗出为主症，但辨为心阴阳两虚之证，符合炙甘草汤的病机，故以其补阴阳，调气血，汗出而愈。
（内蒙古医科大学第一附属医院包芸医案）

第二章
麻黄汤类方

第一节　麻黄汤

1. 组成

麻黄（去节）三两，桂枝（去皮）二两，甘草（炙）一两，杏仁（去皮尖）七十个。

上四味，以水九升，先煮麻黄，减二升，去上沫，内诸药，煮取二升半，去滓，温服八合。覆取微似汗，不须啜粥，余如桂枝法将息。

2. 方剂简介与条文

本方由麻黄、桂枝、炙甘草、杏仁四味药组成。载于《伤寒论》第35条之下，书中有7条原文论述本方的使用。原文第35条："太阳病，头痛发热，身疼腰痛，骨节疼痛，恶风无汗而喘者，麻黄汤主之。"指出本方用于太阳伤寒表实证。方中麻黄为主药，微苦辛温，发汗解表，宣肺平喘；桂枝辛甘温，解肌祛风，助麻黄发汗；杏仁宣肺降气，助麻黄平喘；炙甘草甘微温，一者调和诸药，二者可缓麻、桂之性，防过汗伤正。全方为辛温发汗之峻剂，体现了发汗散寒的治法，是辛温解表峻剂的代表方。

《金匮要略》载：麻黄加术汤，即本方加白术；麻黄杏仁薏苡甘草汤，即本方去桂枝，加薏苡仁。

3.后世衍化之方

深师麻黄汤（《外台秘要》），即本方去杏仁，加大枣；又方加生姜。三拗汤（《太平惠民和剂局方》），即本方去桂枝。麻黄加桔梗汤（《皇汉医学》），即本方加桔梗。

4.研究进展

现代临床用于：①呼吸系统疾病：如上呼吸道感染、急性支气管炎、支气管哮喘。②其他：如无汗证、类风湿关节炎、缓慢性心律失常、肾病综合征腹水。

5.医案选辑

（1）高热案

曹某，男，48 岁，2013 年 7 月初诊。

连日昼间下田劳作而疲劳过度，汗出较甚，终日湿衣，夜间又于窑中干活，3 日后自觉全身骨节疼痛难忍，不时呻吟，伴发高热、恶寒、身重、无汗、口不渴等症，自行口服发汗退热药而汗仍不出，故来就诊。观其口唇发干，舌质淡，苔白腻，按脉浮紧，辨为麻黄汤证，因时值盛夏，畏麻黄之发汗之力峻，予香薷饮 2 剂后病情丝毫未好转，遂惊觉"有是证用是方"之言，放胆应用麻黄汤。

处方：生麻黄 6g，桂枝 6g，杏仁 9g，炙甘草 6g。2 剂，日 1 剂，水煎服。

服 2 剂后，周身大汗出，全身顿觉轻松，次日诸症皆愈。

按语：虽为盛夏之季，亦可见麻黄汤证。古人云："有是证必用是方。"只有药证相投，方能显效，先人不欺我也。（鄂尔多斯市准旗中蒙医院刘文壅医案）

（2）哮喘案

王某，女，65 岁，患哮喘病 7 年之久，每于冬季发作且逐渐加重。此次发作哮喘痰鸣，夜间更甚，伴恶寒、无汗，痰多清稀、为白色泡沫痰，苔白腻，脉紧。仿已故名中医程西亭用三拗汤意，即麻黄 20g，杏仁 15g，炙甘草 20g，煎 3 次，每次 50mL，每 2 小时服药 1 次，共用 5 剂后哮喘大减。继用射干麻黄汤 3 剂，病情明显缓解。

按语：三拗汤系麻黄汤之变法，不用桂枝，是减其发表之功；重用甘草甘温和中，以佐炙麻黄发表之力，这样麻黄虽量重，亦不至大汗，而宣发之力尤效。肺气得以宣降，则哮喘自然缓解，也充分证明，经方之用全在审证。审证正确，运用才能自如，但要想运用自如，必深究仲景之法，得法之精，才能运用如神。（鄂尔多斯市准旗中蒙医院刘文雍医案）

第二节　葛根汤（附葛根加半夏汤）

1. 组成

葛根汤方：葛根四两，麻黄（去节）三两，桂枝（去皮）二两，甘草（炙）二两，生姜（切）三两，芍药二两，大枣（擘）十二枚。

上七味，以水一斗，先煮麻黄、葛根，减二升，去白沫，内诸药，煮取三升，去滓，温服一升，覆取微似汗，余如桂枝法将息及禁忌。诸汤皆仿此。

附：葛根加半夏汤方：葛根四两，麻黄（去节）三两，桂枝（去皮）二两，甘草（炙）二两，生姜（切）二两，半夏半升，大枣（擘）十二枚。

上八味，以水一斗，先煮葛根、麻黄，减二升，去白沫，内诸药，煮取三升，去滓，温服一升。覆取微似汗。

2.方剂简介与条文

葛根汤方即麻黄汤方去杏仁，加葛根、生姜、大枣（亦即桂枝汤加葛根、麻黄）。载于《伤寒论》第31条、32条之下。原文第31条："太阳病，项背强几几，无汗恶风，葛根汤主之。"第32条："太阳与阳明合病者，必自下利，葛根汤主之。"指出本方用于：①太阳伤寒表实兼经输不利证。②太阳伤寒表实兼阳明传导失职。方中葛根为主药，生津液，舒筋脉；桂枝汤解肌发表，调和营卫；加麻黄增强发汗解表之力。故本方既能发汗生津，又无麻黄汤过汗之虞，且方中芍药、生姜、大枣、炙甘草又可补养阴血，助津液生发之源，体现了发汗散寒兼生津濡经和辛温解表兼生津止利两种治法。

葛根加半夏汤方，即上方加半夏。载于《伤寒论》第33条之下。原文第33条："太阳与阳明合病，不下利，但呕者，葛根加半夏汤主之。"指出本方用于风寒表实兼寒邪伤胃证，体现了发汗散寒兼降逆止呕的治法。

3.研究进展

根据葛根汤解肌发汗、生津舒经、升清止利功效，现代临床多用于治疗上呼吸道感染、脑膜炎、慢性鼻炎、颈椎疾病、腹泻、眩晕、缺血性脑梗死、血管紧张性头痛、面瘫、流行性腮腺炎、眼睑脓肿等，病机属风寒外束，太阳经气不舒；以恶寒、无汗、项背拘急不舒为辨证要点。

4.医案选辑

（1）痹病案

王某，女，60岁，2012年5月22日初诊。

患颈椎病多年，近两年来出现手麻加重，于2012年4月12

日在某医院行颈椎间盘手术治疗，4月19日出现走路不稳，双下肢僵直，腿抽筋，四肢发凉，腹胀。双手霍夫曼征阳性，舌淡暗，脉沉细。

中医诊断：痹病（寒凝血瘀，经络痹阻）。

西医诊断：颈椎间盘突出症术后；共济失调。

治则：温阳散寒，活血通络。

处方：葛根 50g，桂枝 30g，麻黄 10g，泽泻 40g，茯苓 40g，白术 30g，白芍 50g，附子 12g（先煎），干姜 18g，牡蛎 20g（先煎），甘草 20g，丹参 25g，砂仁 10g，厚朴 25g，枳实 15g。4 剂，水煎服，日 1 剂。

5月27日二诊：自述仍走路不稳，双下肢僵直好转，腿抽筋次数减少，仍觉手麻。继续原方 10 剂。

6月4日三诊：走路较前稳健，无腿抽筋发作，仍觉手麻，但程度较前减轻，感觉四肢末端发凉，无腹胀。中药汤剂附子加至 15g，减枳实、厚朴，加麻黄 15g，延胡索 15g，川芎 15g，三七 8g。15 剂，水煎服，日 1 剂。

6月19日四诊：药后症状基本消失，为巩固疗效改为料药口服。

处方：葛根 50g，麻黄 40g，桂枝 40g，附子 20g，细辛 15g，天麻 30g，僵蚕 30g，地龙 30g，防风 20g，羌活 20g，黄芪 50g，三七 30g，当归 20g，全蝎 20g。加工料药，每服 6g，日 3 次。

2013 年 1 月 18 日再次见到患者，自述身体无异常。

按语：金广辉认为，该患者初属"痹病"范畴，由于劳累日久，颈部劳损，损及督脉之阳，使脉气不畅，瘀血阻滞。督脉主一身之阳，而大椎穴又为十二经交会之所，故可累及十二经脉。颈椎是督脉和太阳膀胱经循行之处，脉络空虚或瘀血阻滞失于濡养而导致颈椎病，此乃太阳与少阴同病。证属阳虚筋脉失于温煦，寒凝经脉。后又经颈椎间盘手术治疗，致阳气损伤。该患者虽经西医治疗但疗效不显，故转求中医。吾者必明西医之理论，明西医之优，查西医之短，扬中医之长，勿被西说束缚手脚。治疗上用葛根汤合四逆汤加减为主方。葛根汤疏通太阳经脉，配合四逆汤以温经散寒，回阳救逆而愈。（赤峰市阿鲁科尔沁旗中医医院金广辉医案，刘淑兰、米达辉整理）

（2）头痛案

吕某，女，39岁，2013年5月17日初诊。

3个月前感冒后出现头痛，以右侧为主，日间明显，伴周身酸痛不舒，自汗出，时而烘热后头痛加重，颈部僵痛，口干饮水量可，手足烧灼感，右手胀麻不适，月经刚过3天，经期头痛无加重，睡眠欠佳。舌淡，苔白，脉沉。查头颅CT未见异常。

中医诊断：头痛（肾阳不足，复感外邪，太少同病）。

治则：解肌温阳，散寒定痛。

处方：葛根50g，桂枝20g，麻黄15g，白芍20g，枣仁20g，龙骨30g（先煎），牡蛎30g（先煎），蔓荆子15g，川芎20g，细辛6g，菊花15g，白芷15g，附子20g（先煎），干姜15g，甘草25g。4剂，水煎，日1剂，早晚分服。

5月21日二诊：药后头痛消失，但仍觉腰背痛，舌暗红，脉沉。上方加羌活15g，独活15g，延胡索15g。再服5剂。

后随访，头痛未再发作，身痛消失。

按语：《伤寒论》第92条云："病发热头痛，脉反沉，若不差，身体疼痛，当救其里，宜四逆汤。"该患者病因为感受外邪，主要症状为头痛，病程长达3月之久，伴周身酸痛、舌淡、苔白、脉沉，提示病邪在里，属寒，故选四逆汤；又因伴自汗出，颈部僵痛，右手胀麻不适，口干，提示太阳经气不舒，津液不能输布，营卫不和，则加用桂枝加葛根汤，解肌舒经，生津止渴。另外，从西医学理论分析，患者头痛以右侧为主，同时有右手胀麻不适，颈部僵痛，不排除颈椎病和颈椎增生，用桂枝加葛根汤治疗，方证相符。蔓荆子、川芎、细辛、菊花、白芷是金广辉经验方"头痛方"中的主要药物，可加减用于治疗各种头痛方剂中，有迅速止痛之效。

金广辉认为，综合分析患者起病原因和临床症状、体征，采用六经辨证，属于太少同病，即表里同病。以肾阳虚为本，太阳经受风寒侵袭为标，所以治疗时要标本同治，温肾阳、散真寒治本，解肌祛风散寒、调营和卫止痛治标。辨证准确，药到病除。（赤峰市阿鲁科尔沁旗中医医院金广辉医案，刘淑兰、米达辉整理）

（3）瘰疬案

姚某，女，30岁，2015年3月18日初诊。

平素脾气急，近两年因爱女有病，往来北京等各大医院，更是心烦易怒。1年前不明原因出现颈项困痛，并触摸到右颈部有数个结节，感到害怕，开始各处求医，疗效不显，特慕名来诊。发病以来，患者言语过多，对同一件事反复表述，精神紧张，饮食一般，二便尚可。刻下症：颈项困痛，右颈部可扪及数个结节，心烦易怒，手麻，经期手麻更甚，乳房胀痛，口干喜饮，舌淡暗，边有瘀点瘀斑，脉弦。

中医诊断：瘰疬（痰瘀凝聚，气血瘀滞）。

治则：解凝软坚，养血祛瘀。

处方：葛根18g，麻黄9g，桂枝9g，白芍18g，炙甘草6g，大枣9g，生姜12g，茯苓15g，桃仁9g，丹皮9g，鸡血藤30g，石膏30g。5剂，水煎服。

3月24日二诊：药后症状减轻，精神紧张症状略有缓解，遇事仍心烦。方证不变，继上方7剂，水煎服。

随访，颈项困痛症状痊愈，右颈部结节触摸不明显，心烦症状明显好转，嘱其注意精神、生活调摄，以收全功。

按语：本案之颈部结节虽已发病1年多，但依据经方的辨证方法及现有症状进行辨证，其病位仍在表，无汗出，为表实证；邪郁日久化热为烦为渴，合而成太阳阳明合病；病久有血虚也有血瘀。辨六经：患者颈项困痛，为病在太阳；心烦易怒、口干喜饮为病在阳明；右颈部有数个结节，手麻、经期更甚，且乳房胀痛，舌淡暗、边有瘀点瘀斑，脉弦为血虚血瘀之象。综观脉证，为太阳阳明合病兼血虚血瘀证。辨方证：葛根汤合桂枝茯苓丸加石膏鸡血藤方证。《伤寒论》第31条云："太阳病，项背强几几，无汗恶风，葛根汤主之。"患者颈项困痛，无汗，符合葛根汤证；石膏清阳明里热，且有解凝作用，用于阳明热证；桂枝茯苓丸治因瘀血引起的身疼痛、痛有定处，有祛瘀生新的作用，用于本患者的血虚血瘀证；但患者还有手麻，月经来潮更甚，为血虚经脉失养，故加鸡血藤养血舒筋。方用葛根汤加石膏表里双解，且石膏有解凝软结之功；加桂枝茯苓丸、鸡血藤祛瘀生新，养血舒筋为治。二诊药后已经见效，效不更方。能有如此疗效，取决于方证对应。（乌拉特前旗蒙中医医院刘永军医案，李俊明整理）

第三节　大青龙汤

1. 组成

麻黄（去节）六两，桂枝（去皮）二两，甘草（炙）二两，杏仁（去皮尖）四十枚，生姜（切）三两，大枣（擘）十二枚，石膏（碎，绵裹）如鸡子大。

上七味，以水九升，先煮麻黄，减二升，去上沫，内诸药，煮取三升，去滓，温服一升，取微似汗。汗出多者，温粉扑之。一服汗者，停后服。若复服，汗多亡阳遂虚，恶风烦躁，不得眠也。

2. 方剂简介与条文

本方即麻黄汤加生石膏、生姜、大枣。载于《伤寒论》第38条、第39条之下。原文第38条："太阳中风，脉浮紧，发热恶寒，身疼痛，不汗出而烦躁者，大青龙汤主之。若脉微弱，汗出恶风者，不可服之，服之则厥逆，筋惕肉瞤，此为逆也。"第39条："伤寒，脉浮缓，身不疼、但重，乍有轻时，无少阴证者，大青龙汤发之。"指出本方用于风寒表实兼里热（烦躁）证。方中麻黄用量较麻黄汤多一倍，为发汗峻剂，意在外散风寒，开郁闭之表；加石膏清郁闭之里；重用炙甘草，加生姜、大枣和中以滋汗源；麻黄、石膏相配，既相反相成，相互制约，又各行其道，为寒温并用、表里双解之剂，体现了辛温解表兼清里热的治法。

3. 后世衍化之方

《金匮要略》载有文蛤汤，即本方去桂枝加文蛤。后世的大青汤加黄芩汤（《济阴纲目》），即本方加黄芩。

4. 研究进展

现代临床用于：①呼吸系统疾病：如支气管哮喘、慢性支气管炎合并感染、流感发热。②其他：如汗腺闭塞症、荨麻疹、痤疮等，以外有表寒、内有郁热为辨证要点。

5. 医案选辑

（1）流感案

王某，女，28岁，2013年12月27日初诊。

3 天前圣诞节到外就餐后受寒出现发热、咳嗽、恶寒（在宿舍里面穿着棉衣、盖厚被不缓解），体温最高可达 39.3℃，不咳痰，伴周身肌肉酸痛及四肢乏力。就诊我院门诊，急查血常规示：中性粒细胞比率 88%，胸片未见异常，考虑"流感"，给予双黄连注射液 1 次 20mL，每日 1 次以退热，抗病毒；以头孢他啶 1 次 2.0g，每日 2 次抗感染治疗，治疗 3 日症状没有缓解。今日为进一步诊治，就诊于我的专家门诊。患者无呼吸困难，无恶心、呕吐，无胸闷、心前区不适等，无腹胀、腹泻，无尿频、尿急、尿痛，睡眠差，饮食一般，二便尚正常。自述治疗后体温波动在 37.9～39.3℃之间，每日体温下午开始逐渐升高，晚上 10 点达到 39.3℃，自己服用安瑞克 1 袋后，体温开始下降到 38℃左右。自感冒后全身无汗，服用安瑞克后可以稍稍出汗，感觉舒服些，出汗后体温下降。同时述感冒后自觉心中烦躁，舌红，苔稍薄黄，脉浮紧略洪。此乃大青龙汤证。

处方：麻黄 18g，桂枝 9g，苦杏仁 6g，炙甘草 6g，生石膏 30g（先煎），大枣 9g，生姜 9g。2 剂，每日 1 剂，开水冲后温服（北京康仁堂中药颗粒）。

12 月 29 日二诊：自述用 1 剂后持续出汗（不是大汗淋漓）一下午，后体温下降至 37.8℃，恶寒、心烦减轻 90%，周身肌肉酸痛及四肢乏力减轻 60%。2 剂后体温正常，临床症状均消失，早上测体温 36.5℃。嘱近 2 日多喝稠的大米粥，并注意休息和加强保暖。

按语：《伤寒论》中大青龙汤证的条文有两条。第 38 条原文："太阳中风，脉浮紧，发热恶寒身疼痛，不汗出而烦躁者，大青龙汤主之；若脉微弱、汗出恶风者，不可服之。服之则厥逆、筋惕肉眴，此为逆也。"第 39 条："伤寒，脉浮缓，身不疼、但重，乍有轻时，无少阴证者，大青龙汤发之。"从第38条的方证可知，大青龙汤也有发热、恶寒、身疼痛、不汗出四症，与麻黄汤证同，但区别在于大青龙汤有烦躁一症。麻黄汤证主喘，大青龙汤证主烦躁。这主要是大青龙汤所主之证为伤寒表实兼内热的缘故，临床上只要抓住"不汗出而烦躁"这一主症和患者体质壮实，即可放胆用之。

患者自述在宿舍穿棉衣并裹着被子仍感觉冷，可见恶寒较甚，身体颤抖，测体温39.3℃，使用大青龙汤后，服用第1剂的头煎后体温开始下降，1剂服完后，6个小时内体温降至37.8℃。可见中药退热迅速，并且退热后不会再发热。另外，患者在门诊使用了双黄连注射液。该药的主要成分是金银花、黄芩、连翘，用于外感风热引起的发热、咳嗽、咽痛。此患者为外感风寒，故用之无效。可见，即使是中药注射液，离开了中医的辨证论治就会无效，废医存药在临床是行不通的。（内蒙古356武警医院黄永凯医案）

（2）高热案1

王某，女，34岁，2014年7月11日初诊。

自诉1天前因天热，白天饮冷，晚上睡觉不盖被子，第二天一早便开始发烧，全身疼痛。自服感冒药不效，夜里热不减，并且说胡话，以冷毛巾物理降温，效果不显。其丈夫怕有变症，只盼天亮，携其来诊。他们一进门便要求尽快输液退热。刻诊：发热38.4℃，头疼，恶寒，无汗，全身痛，纳不香，口干饮水多，咽痛，流泪，舌红，苔薄白，脉数。辨六经：发热38.4℃、头疼、无汗、全身痛、流泪为太阳表实；发热38.4℃、无恶寒、口干饮水多、咽痛、舌红、脉数为阳明里热，辨为太阳阳明合病。

中医诊断：外感发热（风寒外束，兼阳郁内热）。

治则：外散风寒，内清郁热。

处方：麻黄 15g，桂枝 10g，石膏 80g，杏仁 10g，炙甘草 6g，大枣 10g，生姜 10g。1 剂，免煎剂。

因病证单纯，通过辨证也有几分把握，便与患者及家属商议先吃 1 剂中药试试，不行再来。幸得信任，取药而归。结果患者取药后便在医院索纸杯冲药服药 1 次，随后带药回家。第二天没有反馈结果，也没有再诊，我心里有些担心。1 周以后，其陪丈夫来做体检，说回去服完药，当晚就热退身凉，其他症状也都消失了。

按语： 本案起病急，病程短，家住 100 多公里外的山村，缺医少药，也未经过多的治疗，故来诊病易辨别。因其一开始要求西药输液，而不是首选中医治疗，处方后抱着试试的想法，也幸得信任，配合治疗。辨方证：为大青龙汤方证。大青龙汤见于《伤寒论》第 38 条："太阳中风，脉浮紧，发热恶寒身疼痛，不汗出而烦躁者，大青龙汤主之；若脉微弱、汗出恶风者，不可服之。服之则厥逆、筋惕肉瞤，此为逆也。"从药物组合看，麻黄、桂枝、杏仁、生姜、甘草、大枣皆辛温发汗，生石膏《神农本草经》谓"味辛，微寒"，配于众辛温发汗药中，全方当显辛凉解表作用。此即麻黄汤与越婢汤的合方，故治二方的合并证，为发汗利水的峻剂，用于太阳阳明合病，解太阳之表，清阳明里热，并祛在表之水湿。经方 1 剂退热，此皆得力于仲景之学也！（乌拉特前旗蒙中医医院刘永军医案）

（3）高热咳嗽案

刘某，男，15 岁，2009 年 11 月 18 日初诊。

2 天前着凉，开始干咳，其父予维 C 银翘片口服，不效，于中午开始发烧，测体温 38.5℃，自行服退烧药不效。症见发热，恶寒，无汗，口干欲饮，干咳，胸闷，咽部充血，近1周大便干，舌质淡红，苔白稍干，脉数紧。胸透：双侧肺纹理增粗，提示支气管炎。

中医诊断：咳嗽（外寒内热，肺失宣降）。

治则：解表发汗，清热止咳。

处方：麻黄10g，桂枝10g，杏仁10g，石膏30g（先煎），桔梗8g，大黄6g，炙草8g，大枣5枚，鲜姜8g。2剂。

其父为了省事，两剂一起煎出，晚上服1次，加被汗出热退。第二天继服，烧未再起，腹泻两次，咳平，胸闷、咽部充血消失，其症告愈。

按语：患者发热、恶寒、无汗、脉紧为太阳病表实证；口干欲饮、干咳、胸闷、咽部充血、近1周大便干、舌苔白稍干、脉数为病在阳明。辨六经：太阳阳明合病。辨方证：大青龙汤加味。《伤寒论》第38条："太阳中风，脉浮紧，发热恶寒身疼痛，不汗出而烦躁者，大青龙汤主之。"本方为治太阳阳明合病外有表邪、内有里热的合并证，麻黄、桂枝、杏仁、生姜、甘草、大枣健胃生津，辛温发汗；生石膏《神农本草经》谓"味辛，微寒"，清阳明里热，配于众辛温发汗药中，全方当显辛凉解表作用；加桔梗排脓止咳；加大黄通腑泄热，表里双解，其症告愈。（乌拉特前旗蒙中医医院刘永军医案）

（4）高热案2

王某，男，62岁，2011年3月2日初诊。

2月1日（腊月二十九日）因洗澡受凉后引发高烧，体温达39℃，初时发热、寒战身痛，自服感冒药汗出，热稍缓，旋即又发热不止，曾在旗医院和沈阳医大一院治疗月余疗效不佳。刻诊：体温38.5℃，血压120/80mmHg，脉搏80次/分，精神萎靡，面色不华，自觉身热，咳嗽、咳黄痰，身痛，心烦不得眠，三日未大便。舌淡红，苔白腻微黄，脉浮紧。

中医诊断：高热（太阳伤寒表实证，营卫两伤）。

治则：解表清里。

处方：大青龙汤加减。麻黄18g，桂枝15g，杏仁15g，甘草10g，石膏30g（先煎），干姜15g，生姜15g，牛膝15g，荆芥15g，连翘、板蓝根、款冬花、紫菀、大贝母各15g，大黄10g，芒硝5g（冲服）。5剂，水煎，每4小时服1煎，取微似汗。

3月7日二诊：服药至第3次时即周身汗出，便通。觉身轻体合，头痛咳止，当晚安然入睡。

服完5剂感冒症状消失。现体虚头晕，咳嗽，纳呆，动则汗出，此为伤寒解后余热未清，气液两伤证，竹叶石膏汤主之。

处方：人参12g，半夏15g，竹叶15g，麦冬20g，甘草20g，生地黄20g，元参15g，西洋参8g，川贝母7g。4剂，水煎，日3次，温服。药后诸症皆去，病瘥。

按语： 患者因感受风寒之邪，风寒束表，卫阳被遏则恶寒发热；寒客经络则身痛；风寒之邪入里化热，热扰心神则烦躁失眠；邪热伤肺，肺气失宣，则见咳嗽、咳吐黄痰，脉浮示病邪在表，脉紧表明体内有寒，舌淡红、苔白腻微黄提示病邪入里化热，故用大青龙汤发汗解表，兼清里热；肺与大肠相表里，加大黄、芒硝，既泻下清热又降肺气而止咳；连翘、板蓝根、款冬花、紫菀、川贝母清热解毒，止咳化痰。患者发热时间较长，余热未清，气阴受损，后期出现体虚头晕，自汗，咳嗽纳呆，故选竹叶石膏汤治之。方证相符，药到病除。

《伤寒论》第38条云："太阳中风，脉浮紧，发热恶寒，身疼痛，不汗出而烦躁者，大青龙汤主之。"第397条云："伤寒解后，虚羸少气，气逆欲吐，竹叶石膏汤主之。"患者的发病过程和临床表现与大青龙汤证、竹叶石膏汤证环环相扣，前医遍用西药数十种，历经两家大医院，花费数万元不愈，今用中药，宗伤寒旨意，9天而愈，足见经方之奇效。正如唐代医家王冰所云："得其机要，则动小而功大，用浅而功深。"值得年轻医生沉思呀。（赤峰市阿鲁科尔沁旗中医医院金广辉医案，刘淑兰、米达辉整理）

（5）咳喘案

倪某，男，60岁，2012年10月9日初诊。

3年前患咳喘，被诊为支气管哮喘，用西药解痉平喘后缓解。此后反复发作，用平喘药等有效。3天前咳喘又发，不能平卧，先后在多家医院用中西药物治疗，咳喘不能缓解。刻诊：喘咳重，咳甚则少腹拘挛疼痛，咳痰少，或见少量白黏痰，目胀头痛，口干苦多饮，大便日三行，能成形，小便调。舌淡红，苔白微剥，脉弦细。有银屑病史50年。

中医诊断：喘证（外邪袭表，饮热郁肺，肺气上逆）。

治则：解表清肺，温化寒饮。

处方：生麻黄10g，清半夏15g，苍术10g，紫菀10g，款冬花10g，细辛6g，五味子15g，生石膏45g（先煎），桑白皮10g，炙甘草6g，大枣4枚，生姜15g。水煎服。

服药后45分钟，患者即喘憋大减，能平卧，不需吸氧。继续服药6剂，喘憋完全缓解，遂停药，此后半年咳喘未发。

2013年4月17日二诊：3天前因接触装饰用涂料诱发咳喘，因上次中药效果显著，遂照方自服，咳喘稍减。刻诊：咳喘胸闷，不能平卧，喉中有痰，咳之不出，咳甚则头痛，汗多，口干多饮，畏凉。舌淡红，苔白根腻，脉沉弦细。考虑外邪里饮化热，为太阳太阴阳明合病，属桂枝汤合半夏厚朴汤加桑白皮生石膏方证。

处方：桂枝 10g，白芍 10g，清半夏 30g，厚朴 10g，茯苓 12g，炒苏子 10g，桑白皮 10g，生石膏 45g（先煎），炙甘草 6g，生姜 3 片，大枣 4 枚。水煎服，日 1 剂。

4 月 23 日三诊：服上方后咳喘明显减轻，已能平卧，喉中黏痰消失，无头痛，汗出少，仍口干，心烦，原有银屑病有加重趋势，皮肤瘙痒重。舌尖红苔白，脉弦细。太阳阳明合病，属大青龙加生苡仁败酱草赤小豆当归白蒺藜荆芥防风汤证。

处方：炙麻黄 15g，桂枝 10g，杏仁 10g，生石膏 45g（先煎），荆芥 10g，防风 10g，生薏仁 18g，败酱草 18g，赤小豆 15g，当归 10g，白蒺藜 15g，炙甘草 6g，生姜 15g，大枣 4 枚。水煎服，日 1 剂。

按语：《金匮要略·肺痿肺痈咳嗽上气病脉证治第七》载："咳而上气，此为肺胀，其人喘，目如脱状，脉浮大者，越婢加半夏汤主之。"指出饮热郁肺的肺胀症状和治法。"咳而上气，喉中水鸡声，射干麻黄汤主之"论述了寒饮夹表邪、咳逆上气的证治。本患者初次就诊时，既见痰浊内蕴咳痰喘之症状，又见口苦口干多饮之热象，且最有特征性的症状是目胀显著，这与越婢加半夏汤方证所述"目如脱状"有吻合之处。六经辨证：外邪里饮化热，证为太阳太阴阳明合病夹水饮。方证：越婢丸合射干麻黄汤加苍术桑白皮汤方证，遂以越婢加半夏汤合射干麻黄汤加减治之，收桴鼓之效。第二次发作时再服前方不效，六经辨证同属太阳太阴阳明合病，但具体的方证发生了变化。患者除咳痰喘外，又有畏凉，多汗，太阳表虚证存在，口干多饮表明里饮有化热迹象，故以桂枝汤调和营卫，再以半夏厚朴汤化里饮，再加生石膏、桑白皮清热。方证对应，故再收佳效。三诊患者咳喘明显减轻，喉中黏痰消失，但皮肤瘙痒重，心烦，口干。皮肤瘙痒属湿在表明显，心烦、口干为里热。太阳阳明合病，外寒里热，故表里同治，为大青龙加薏苡仁败酱草赤小豆当归白蒺藜荆芥防风汤方证。同属表里合病，但因寒热不同，虚实有异，表现为方证不同，自然择方有别。经方方证辨识之妙，需从细微处着眼，由此可略见一斑。

此案可谓疑难杂症，但根据六经辨证来辨的话却是典型的案证，根据"有其证便用是方"来治疗就能收到很好的疗效，而且参照原文实属典型。临床上很多的哮喘病证，如果有水饮且急性发作，多为出现了表证；如有热象，多属里饮化热所致，可以辨为阳明，根据大便可以区分侧重点。若大便稀，为太阴水饮为主；若大便秘结，为阳明为主；当以热象为主时，大便便秘者，这时就可以考虑用大柴胡汤合桂枝茯苓丸了。此患者一诊、二诊虽辨证相同，但方证完全不一样，这就说明辨证的最关键是辨方证。最后三诊以皮肤病为主，则应考虑应用皮肤科的经方了，当然仍然实属辨方证。（鄂尔多斯市准旗中蒙医院刘二亮医案）

第四节　小青龙汤

1. 组成

麻黄（去节）三两，芍药三两，细辛三两，干姜三两，甘草（炙）三两，桂枝（去皮）三两，五味子半升，半夏（洗）半升。

上八味，以水一斗，先煮麻黄，减二升，去上沫，内诸药，煮取三升，去滓，温服一升。若渴，去半夏，加栝楼根三两；若微利，去麻黄，加芫花，如一鸡子，熬令赤色；若噎者，去麻黄，加附子一枚，炮；若小便不利，少腹满者，去麻黄，加茯苓四两；若喘，去麻黄，加杏仁半升，去皮尖。且芫花不治利，麻黄主喘，今此语反之，疑非仲景意。

2. 方剂简介与条文

本方即麻黄汤方去杏仁加干姜、细辛、半夏、五味子、芍药。载于第40条、第41条之下。原文第40条："伤寒表不解，心下有水气，干呕，发热而咳，或渴，或利，或噎，或小便不利、少腹满，或喘者，小青龙汤主之。"第41条："伤寒，心下有水气，咳而微喘，发热不渴。服汤已渴者，此寒去欲解也，小青龙汤主之。"指出本方用于风寒表实兼水饮内停（喘咳）证。方中麻黄发汗、平喘、利水，配桂枝则增强通阳宣散之力；芍药与桂枝配伍，调和营卫；干姜大辛、大热，合细辛性温，散寒温肺，化痰涤饮；五味子味酸性温，敛肺止咳；半夏味辛性温，降逆止呕，燥湿祛痰；炙甘草调和诸药。全方辛温解表兼涤化水饮，是治疗寒饮喘咳的有名方剂。

《金匮要略》云："肺胀，咳而上气，烦躁而喘，脉浮者，心下有水，小青龙汤加石膏主之。"

3. 研究进展

现代临床应用：①呼吸系统疾病：如慢性支气管炎、肺气肿、肺心病、支气管哮喘、咳嗽变异性哮喘、支气管炎、支气管肺炎、大叶性肺炎、结核性胸膜炎、慢性鼻炎。②水邪内停引起的疾病：如胃病、肠易激惹综合征、病态窦房结综合征、类风湿性关节炎、红斑狼疮及其他过敏性疾病。

4. 医案选辑

（1）咳嗽案

王某，男，43岁，家住呼和浩特市赛罕区西把栅村，农民。于2013年2月25日因咳嗽住某三甲医院，经检查，没有查清病因。经人介绍，来我门诊求治。患者于春节前因感受风寒后咳嗽，头身疼痛，经当地乡村医生治疗稍有好转。春节过后，咳嗽加重，每以丑时加重，甚则不省人事。现患者恶寒怕冷，全身疼痛，咳喘，痰液稀薄，苔白滑，脉浮紧。按小青龙汤原方原量治疗。

中医诊断：咳嗽。

治则：解表散寒，温肺化饮。

处方：麻黄42g，白芍42g，细辛42g，干姜42g，炙甘草42g，桂枝42g，半夏42g，五味子38g。1剂，以上八味药用水1kg，先煎麻黄10分钟，加其他药，再煎至300mL，每日分6次服，每2小时服1次。

二诊：服药1剂后，全身已不疼痛，出少量汗，咳嗽明显减轻，痰量减少。继服上方3剂，每日1剂，每日分3次服。

三诊：药后晨起稍咳嗽，仍有痰，怕冷纳差，稍心慌，用麻黄下气汤加减。处方：茯苓10g，半夏10g，炙甘草10g，炒白芍15g，制首乌15g，橘红10g，炒杏仁10g，瓜蒌10g，浙贝母10g，干姜15g，白术15g，焦三仙各10g，砂仁6g，紫菀10g。5剂，水煎服，每日1剂，早晚分服。药后未再来诊。

按语：患者素体阳虚，外感风寒，客于皮毛，内停水饮，治以解表散寒，温肺化饮。因本例患者每到夜间丑时开始大咳，不能入睡，甚至不省人事，所以非用小青龙汤原剂量不能获良效。（呼和浩特市新城区东风路社区卫生服务中心杨剑峰医案，杨冠

琼、李兆惠、张晓剑、胡静整理）

（2）咳喘案1

云某，女，81岁，1989年11月5日初诊。

平素患慢性支气管炎合并肺气肿，时而咳喘，近几日加重，特邀出诊治疗。现患者咳喘，痰多、色白，气短，端坐呼吸，心悸，纳呆，听诊闻及左肺水泡音，脉浮弦，舌淡紫，苔白腻。

中医诊断：喘证（外寒引动内饮）。

治则：散寒化饮，止咳平喘。

处方：炙麻黄3g，茯苓10g，半夏10g，五味子10g，生姜3g，桂枝8g，炒干姜4g，细辛2g，白芍10g，炙甘草6g，陈皮6g，莱菔子6g，神曲10g。3剂，水煎服，日1剂。

药后咳喘好转，继以苓桂剂调理。

按语： 喘证病机复杂，虚实错杂，有寒有热，但临证以内有痰饮、外因寒邪诱发的喘证为多见。小青龙汤以治此证为卓著。小青龙汤是临床治疗水饮的一张常用方，其典型证候是外束风寒，内有停饮。然而其应用范围远不止于此。仲景亦在《金匮要略》中将其用来治疗溢饮、支饮等。小青龙汤主症以咳喘为宜，至于咳和喘孰轻孰重，从仲景原文看，临床表现不一。有咳重于喘者，如《伤寒论》第41条说"伤寒、心下有水气，咳而微喘"，指出咳嗽为重，气喘为轻。也有喘重于咳者，如《金匮要略·痰饮咳嗽病脉证并治》"咳逆倚息，不得卧，小青龙汤主之"，即是喘息为重，咳嗽为轻。也有咳喘并重者，如《金匮要略·痰饮咳嗽病脉证并治》"膈上病痰，满喘咳吐，发则寒热，背痛腰疼，目泣自出，其人振振身瞤剧，必有伏饮"，是说咳喘同时俱重。临证麻黄多用炙麻黄，因咳喘显著时，外感风寒之状已减，意在缓其发汗之力，重在止咳平喘。本方配伍严谨，麻黄配桂枝解表散寒；芍药配桂枝调和营卫；干姜、细辛辛散主开，散寒蠲饮；芍药、五味子酸敛主合，镇咳逆而敛肺气；半夏祛痰降逆；甘草扶正和中，恐辛散太过，耗伤正气。方中有开有阖，有升有降；开阖相济，使辛散不至伤肺耗正，酸敛不至束肺碍邪。干姜、细辛、五味子三药的配合使用是张仲景治咳喘药物配伍的一个特点，以温散肺饮、止咳平喘、为佳。本患者寒饮涉肺凌心，故咳喘、心悸。纳呆配以陈皮、莱菔子、神曲健脾消食，以助中焦化痰饮。诸方合用，共达蠲饮止喘之效。（内蒙古医科大学中医学院米子良医案，任存霞整理）

（3）咳喘案2

张某，男，62岁，2013年7月18日初诊。

体型偏胖，有糖尿病、高血压病史多年，同时服用多种降压、降糖药物控制尚可。去年夏天因淋暴雨衣服湿透后出现发热、咳嗽，就近经西医输液治疗1周后，发热退而咳喘大作。此后叠经中西医诊治至今，效果不佳。日前至某名医处，中西药合用无功，无奈只好用激素。谁知用后哮喘虽然暂时获缓，但血压、血糖均突升，经人介绍来诊。诊见鼻塞、时流清涕，咳痰清稀不爽，咽痒，咳嗽呈阵发性，剧咳后即喘鸣不已，动则尤甚，夜间明显加重，每晚几乎无法安枕。咳则汗出量多，汗出后怕风怕冷。口干不渴，饮食、二便尚可，面部及双下肢轻度浮肿，体温 37.5℃。听诊双肺布满哮鸣音。舌暗，苔干厚，脉浮数按之无力。

中医诊断：咳喘。

处方：生麻黄 9g，桂枝 10g，白芍 10g，生半夏 15g，干姜 10g，细辛 9g，五味子 12g（打），制附片 6g，射干 15g，炙僵蚕 12g，蝉衣 12g，紫菀 12g，黄芩 24g，炙马兜铃 9g，龙胆草 9g。

5剂，水煎服，日1剂。

7月24日二诊：药后体温正常，咳、喘均大减，夜能安寐，对疗效殊感满意。效不更方，原方7剂。

7月31日三诊：咳喘几失，但觉不敢活动，否则气喘，舌干口苦，痰虽稀但咳之依然不爽，按其心下有明显压痛，调整二诊方，改用大柴胡汤合桂枝茯苓丸加生石膏、炒苏子、炒葶苈子，5剂。

8月2日四诊：服上药后效果不佳，且又因上超市购物受凉后咳喘大作。仍首诊处方5剂。

8月9日五诊：药后无效，咳、喘颇剧，面部及下肢之浮肿明显加重，食欲亦下降明显，舌、脉如前，汗出因咳喘甚而量多，诊脉时即觉黏手。思之用药方向正确，何以服后无功？忖度再三。

处方：小青龙汤加味。生麻黄6g，桂枝12g，肉桂10g，干姜15g，细辛15g，五味子15g（打），生半夏15g，制附片15g，白芍15g，炒甘草10g，茯苓20g，射干12g，炙僵蚕12g，蝉衣12g，炒白果仁12g（打）。5剂，日1剂，水煎服。

8月13日六诊：药后咳止喘定，食欲亦已恢复，面部及下肢浮肿亦近消失，效方不更，仍予原方7剂。继观。

按语： 首诊采用小青龙汤合射干麻黄汤加减治疗，方中所加用的炙马兜铃、黄芩、龙胆草三味药是学习了裘沛然先生的经验。每见裘老治疗咳嗽哮喘的医案当中用此三味，协同麻、桂、姜、辛等味功效卓著，对于痰稠难咳、久咳不已之症每收佳效。此患者咳痰清稀且夹带泡沫如唾，当属寒饮无疑，但其质黏难咳以至阵咳不已却是其诱发哮喘之主要原因。析之欲平其喘必止其咳，而欲止其咳则必使其咳痰爽利，用麻、辛、姜、桂等以辛热化饮，反佐以黄芩、胆草取其寒凝之处必有伏阳之义，且如此寒温并用，更有相反相激以成其功之深意，这也正是裘老先生学习《备急千金要方》所总结出来的"反、激、逆、从"四个用药技巧的具体体现，特别是对于一些较为顽固的病情，用后令人颇有柳暗花明之感。这其中的道理亦颇值得我辈仔细揣摩。

二诊调整思路，随着病情与药物的动态变化，患者阳虚饮逆的矛盾逐渐凸显，而我当时思维僵化，没有能够见微知著及时调整方案，以至让患者白白服了5剂无效的中药。惭愧之余进行反思，毅然去掉方中的苦寒之品，加入肉桂、茯苓有桂苓五味甘草汤及苓甘五味姜辛半夏汤意，更入白果配合僵蚕、蝉衣、射干等味。这是学习山西高建忠先生的经验。读了他的《临证传心与诊余静思》，每见其于治疗咳、喘病中加此数味，亦屡获佳绩。他在书中曾有一则急性夜作的哮喘患者，以三拗汤原方（小剂量）加此四味1剂而获喘平咳止之功，继加姜、辛药而善后。可以说，此案极尽四两而拨千斤之能事，我读后印象颇深，而今借用，果然不负所望。另外，三诊时轻率改方导致无效，甚至病情再次出现反复而由轻转重，也说明了一个问题：即守方进退的重要性而不应该无端地改弦更张。在处方上做过大的改动，据其服后的反应看，此患者当为久用寒凉而对苦寒药有些敏感或其素体阳气不足之故，这从以后再纯用刚燥之剂而重新获效来讲可以得到反证，但其教训却是深刻的。假如患者因此而对医者丧失信心的话，那么这个案例即当以治疗失败而告终了！（鄂尔多斯市准旗中蒙医院刘二亮医案）

（4）鼻鼽案（过敏性鼻炎）

李某，男，34岁，1995年11月6日初诊。

患过敏性鼻炎10余年，每于深秋即发，尤以冬季为甚。近日因天气变冷病情加重。刻诊：鼻塞、鼻痒，流大量清涕如水样，喷嚏频作，嗅觉迟钝，伴自汗乏力，舌淡，苔薄白，脉浮弱。专科检查：鼻镜下双侧鼻腔黏膜苍白、水肿，总鼻道有较多清稀如水样分泌物。

中医诊断：鼻鼽（肺虚水饮内停，遇寒引发）。

西医诊断：过敏性鼻炎。

治则：温肺散寒，化饮止涕。

处方：麻黄6g，白芍10g，细辛3g，干姜10g，炙甘草6g，桂枝10g，五味子10g，半夏8g，黄芪15g，苍耳子10g，辛夷10g。7剂，水煎服，每日1剂。

服7剂后，鼻塞、鼻痒消失，喷嚏、流涕明显减轻。效不更方，继服7剂。

药后诸症消失，嗅觉恢复而愈。两年后随访，未复发。

按语：鼻鼽类似西医学的过敏性鼻炎，多因肺气虚弱，腠理疏松不固，外邪乘虚而入。肺气不得布散津液，津聚为痰饮。饮停于肺，肺气不得宣通，导致鼻窍不利出现鼻塞流涕、喷嚏等症。因寒饮内停，故此病缠绵不愈，天气变冷遇寒即发。证属仲景小青龙汤证，故以小青龙汤外散风寒，内化水饮而止涕。加入黄芪可补益肺气，提高机体免疫功能，防御外邪入侵，防止复发；苍耳子、辛夷疏风通窍，可收缩鼻黏膜血管，消除鼻腔水肿，使鼻黏膜恢复正常。全方共奏散寒、化饮、通窍之功。（内蒙古医科大学中医学院麻春杰医案）

（5）淋证案（泌尿系感染）

王某，女，54岁，1996年8月7日初诊。

20年前因受凉患泌尿系感染，其后每遇寒受凉即发。经采用西药治疗可缓解。近几年每年发作4～6次，并呈逐渐加重趋势。

半月前因冒雨受凉而发作，自感畏寒、怕冷、尿频、尿急，尿时少腹拘急疼痛，腰部酸困不适。实验室检查：血常规：白细胞 $11 \times 10^9/L$。尿常规：白细胞 $20 \sim 40$ 个，红细胞 $3 \sim 5$ 个，上皮细胞 $10 \sim 20$ 个。诊为泌尿系感染。给予口服氟哌酸，静滴青霉素等药治疗后虽有好转，但上述症状反复出现，故转中医治疗。现患者精神欠佳，面色㿠白，少腹满闷、疼痛，尿频数，尿时余淋不尽，腰酸困明显，舌淡，苔薄白，脉濡滑。

中医诊断：淋证（水饮内停，外感风寒）。

西医诊断：泌尿系感染。

治则：解表散寒，温化水饮。

处方：麻黄 8g，白芍 10g，半夏 6g，桂枝 10g，干姜 5g，茯苓 15g，细辛 3g，甘草 10g。3 剂，水煎服，每日 1 剂。

服 3 剂后症状明显减轻。上方加杜仲 10g，肉桂 6g。4 剂。

药后诸症基本消失，嘱其再服 4 剂以巩固疗效。随访 1 年未复发。

按语：本患者因素体阳虚，阳虚不能温化水饮，导致水饮内停；复因外感风寒而诱发加重，属小青龙汤证。依仲景之旨，采用具外散表寒、内化水饮之功的小青龙汤治疗。方中麻黄发汗兼能利水；配桂枝可增强宣散通阳之功；白芍配甘草可缓急止痛；半夏、干姜、细辛温化体内寒饮；加茯苓等健脾利水，以通利小便；加杜仲、肉桂温壮肾阳，以温通水道。诸药合用，共奏温化水饮、宣散风寒之功，故疗效颇佳。（内蒙古医科大学中医学院麻春杰医案）

（6）梅核气案（咽部神经官能症）

杨某，女，60 岁，2012 年 9 月 7 日初诊。

3 个月前无明显诱因，出现咽部不适，有异物感，吐之不出，咽之不下，伴胃胀，曾按慢性咽炎治之不效。现症见体型适中，面色少华，自觉有异物塞喉，咳不出，咽不下，时干痛，专心做事、睡眠时异物感消失，闲暇无事时异物感加重，伴腹胀，胃痞，夜尿多，便溏，有不消化食物，苔腻，脉沉。

中医诊断：梅核气（脾肾阳虚，寒饮内停）。

西医诊断：咽部神经官能症（癔球病）。

治则：温阳散寒蠲饮。

处方：干姜 6g，桂枝 12g，麻黄 6g，白芍 10g，甘草 6g，细辛 3g，半夏 12g，五味子 12g，厚朴 6g，人参 10g，砂仁 6g，杏仁 10g，石膏 30g，绞股蓝 10g。5 剂，水煎服。

上方服后，临床症状消失，至今未发。

按语： 金广辉用小青龙汤重在识机诊病，为审机用方之范例。《黄帝内经》云："慎守病机，各司其属。"《伤寒论》第 40 条云："伤寒表不解，心下有水气，干呕，发热而咳，或渴，或利，或噎，或小便不利，少腹满，或喘者，小青龙汤主之。"其中"或噎"是小青龙汤的五个或然见症之一，即"咽中有异物感"，其主要病机为"心下有水气"，即水寒之邪，阻滞阳气，气机失畅而致。另外，患者夜尿多与"或小便不利"相吻合，乃水饮内停、气化不利所致；大便溏与"或利"相符，是因水走肠间，清浊不分而为；其苔腻、脉沉均为水饮内停、阳虚不化之表现，故用小青龙汤温阳散寒蠲饮。"素有水饮之人，脾肺之气必虚"，故方中加砂仁、厚朴、杏仁健脾祛湿，宣肺化饮；石膏、黄芩、绞股蓝清热利咽，解其咽部"时干痛"。现代研究证实，小青龙汤具有明显的抗过敏作用，能稳定肥大细胞膜，抑制过敏介质的释放及毛细血管的通透性，临床多用于过敏性哮喘和过敏性鼻炎等。诸多医家认为，中医梅核气的某些症状类似于西医的慢性咽炎，与致敏物质的刺激有密切关系，这也是小青龙汤能治愈梅核气的理论依据之一。另外，仲景曾告诫后人，学伤寒要注意"但见一症便是，不必悉具"。金广辉治疗此病时，施治要点就在一个"噎"字上，病家自觉有"异物塞喉"，而小青龙汤证中有"或噎"，方症相符，故药到病除，同时也揭示了清代医家陈修园的读经典要"有字之处细心领悟，无字之处刻意留心"的深刻含义。

金广辉认为，经方治疗梅核气多习用金匮半夏厚朴汤此是常法，而此案则是变法。这是一案审机治病的典例。按常规讲，小青龙汤乃太阳经表寒内饮专方，近人多主张用于急、慢性支气管炎，但用于梅核气，实则欲用经方必须于无字处求之意，切勿死于句下。此治法有新意，总结有创意，其示后学。（赤峰市阿鲁科尔沁旗中医医院金广辉医案，刘淑兰、米达辉整理）

（7）小儿咳嗽案（支气管肺炎）

患儿，女，4周岁，2015年3月29日初诊。

半个月前着凉后出现发热、咽痛、气急，蒙医医院以急性咽喉炎收入院，予输液头孢菌素等7日，发热、咽痛好转出院。出院后第二天无明显诱因出现鼻塞、咳嗽、痰少。门诊诊为支气管肺炎，予头孢菌素、氨溴索口服液等治疗3日，乏效。症见咳嗽、气喘，痰少，鼻塞，偶见黄白黏涕，汗出多，尤以入睡时为重，不恶寒，纳差，小便黄，大便偏干、两日一行，舌淡，苔薄白，脉细少力。

中医诊断：小儿咳嗽（外寒内饮）。

西医诊断：支气管肺炎。

处方：桂枝9g，白芍9g，干姜6g，细辛3g，清半夏9g，炙甘草6g，北五味6g，陈皮9g，杏仁9g（打碎），茯苓12g，炮附子3g（先煎）。3剂，日1剂，水煎服。

　　第二天早上患儿家长来电说，昨晚一夜未睡，一直在咳，咳声重浊，痰多，未吐出。今天精神有所好转。告其加重药量续服。

　　4月1日二诊：自诉服第2剂后精神明显转佳。大便日行两次、初头硬、色黑如柏油；第2次大便量特别大，似成人大便。便后咳嗽若失。原方3剂，未再复诊。

　　按语：《伤寒论》中小青龙汤本是为伤寒表不解、心下有水气而设，临证多见干呕、发热而咳等症。病机多为外感风寒，内有水饮。本例患儿外感风寒而见发热，咽痛，气急，本可以汗法为治，然输寒性抗炎药，使体内阳气所伤。阳气内伤，邪不得尽出，故出院第二日即发鼻塞、咳嗽。有一分鼻塞，即有一分表证。此时仍可宣肺解表为治，再误投寒凉之剂，遂致中阳大伤，寒从中生，寒饮内生，上凌心肺则为咳，为悸。初服温热之药激动里饮，未得动其根，饮邪激荡而致咳喘加重。肺中寒饮得温化，宣降之机复，则助推大肠传导之能得复，故大便得解，诸症得痊。（内蒙古自治区中医医院郑伟医案）

第五节　麻杏石甘汤

1. 组成

　　麻黄（去节）四两，甘草（炙）二两，杏仁（去皮尖）五十个，石膏（碎，绵裹）半斤。

　　上四味，以水七升，煮麻黄，减二升，去上沫，内诸药，煮取二升，去滓，温服一升。本云，黄耳杯。

2. 方剂简介与条文

　　本方的组成即方名药物。载于第63条、第162条之下。原文第 63 条："发汗后，不可更行桂枝汤，汗出而喘，无大热者，可与麻黄杏仁甘草石膏汤。"原文第 162 条："下后，不可更行桂枝汤，汗出而喘，无大热者，可与麻黄杏仁甘草石膏汤。"指出本方用于邪热壅肺作喘证。方中麻黄辛温宣肺定喘，石膏辛寒直清里热。麻黄配石膏，清宣肺中郁热而定喘逆，而且石膏用量倍于麻黄，故可借石膏辛凉之性，以制麻黄辛温发散之力，又能外透肌表，使邪无复留。杏仁宣肺降气而治咳喘，协同麻黄更增平喘之效。甘草和中缓急，调和诸药。四药相伍，宣肺清热，降逆平喘，体现了清热定喘止咳的治法。

3. 研究进展

现代临床应用：①呼吸系统疾病：如肺炎、急性支气管炎、慢性支气管炎合并感染、上呼吸道感染、支气管哮喘、喘息性支气管炎、肺脓肿、非典型肺炎。②皮肤科疾病：如急性荨麻疹、玫瑰糠疹、风疹、接触性皮炎、银屑病。③其他：如疗、癃闭、鼻窦炎、肿瘤者。

4. 医案选辑

（1）小儿咳喘案

苏某，女，1 岁，1989 年 1 月 31 日初诊。

近 1 周周身出疹，高出皮肤，延及近日发热，体温 38.7℃，咳嗽微喘，伴呕吐，流鼻涕、眼泪。指纹风关色紫，舌淡，苔薄白。

中医诊断：小儿咳喘（外感风邪，邪热壅肺，肺失清宣）。

治则：清热宣肺透疹，降气止咳平喘。

处方：炙麻黄 1g，杏仁 2g，生石膏 6g，生甘草 1g，桑叶 2g，桔梗 2g，薄荷 2g，芦根 6g，知母 2g。2 剂，日 1 剂，水煎服。

服 2 剂后，体温正常，咳喘止，汗出疹畅，继服 1 剂透疹。

　　按语： 小儿咳喘是由外邪犯肺，肺失清肃，痰恋于肺，肺气闭郁，气机阻滞之故，是儿科常见病，多发病，一年四季均可发生，尤以冷热无常的冬末春初发病率为高。麻杏石甘汤功用辛凉宣泄，清肺平喘，《伤寒论》原用本方治疗太阳病，发汗未愈，风寒入里化热，"汗出而喘"者。后世用于风寒化热，或风热犯肺，以及内热外寒，但见邪热壅肺之身热喘咳、口渴脉数，无论有汗、无汗，皆可以本方加减。对于麻疹已透或未透而出现身热烦躁、咳嗽气粗而喘，属疹毒内陷、肺热炽盛者，亦可以本方加味。在儿科临床可用于肺炎、支气管炎、支气管哮喘等属邪热闭肺者，效果极佳。宣肺可使邪气及痰液外达而不收闭于内，用麻杏石甘汤清宣肺气，治其主症。又视其兼症不同，酌情配合其他方药，化裁运用。麻杏石甘汤方中麻黄宣肺开郁，佐杏仁利肺平喘，重用生石膏以清肺热，甘草和中益气，配石膏又可甘寒以化生津液。本方为麻黄汤的变方，以石膏易桂枝，变辛温之法为辛凉之法。石膏倍麻黄，功用重在清宣肺热，临床应用以发热、咳嗽、喘息、苔薄黄、脉数等为辨证要点。因此，麻杏石甘汤针对热咳喘痰的病机，具有清热宣肺、下气平喘的功效。本案患儿既有咳喘又伴出疹高热，故治疗宜清热宣肺透疹，降气止咳平喘，麻杏石甘汤基础上加桑叶、知母清透肺热，桔梗、薄荷、芦根清热透疹生津。（内蒙古医科大学中医学院米子良医案，任存霞整理）

　　（2）咳喘案（肺部感染）

　　曾某，女，54岁，2014年1月6日初诊。

　　1周前因外感风寒之邪，出现发热、咳嗽，体温最高达39.0℃，曾于社区门诊静点阿奇霉素、地塞米松3天，晨起体温降至37.3℃左右，但咳嗽渐重，气短喘促，自汗出，口渴，食欲不振，睡眠差，大便干，舌红，苔薄腻微黄，脉滑数。查体：胸廓对称，双肺呼吸音粗糙，双肺底闻少量湿啰音。

中医诊断：喘证（表邪入里，肺热壅盛）。

西医诊断：肺部感染。

治则：清宣肺热，平喘止咳。

处方：生石膏60g（先煎），炙麻黄10g，杏仁10g，黄连10g，黄芩10g，炙枇杷叶15g，全瓜蒌30g，浙贝母10g，生地黄20g，炙甘草10g，3剂，日1剂，水煎服。

1月9日二诊：体温正常，咳嗽、咳痰减轻，喘促平，胃脘痞硬大减，后守方加减又服5剂，诸症基本消失。

按语：患者外感风寒，应用抗生素和激素治疗后，外邪入里，化热壅肺，邪热熏蒸，迫津外泄，故而汗出、口渴。因有汗出，热可因汗出而稍减。肺热咳喘当用麻杏石甘汤清热宣肺以止咳喘，麻黄为治喘良药，寒热皆宜，如见热象，仅以石膏清解肺热，然不用麻黄治喘以解肺系之急，咳喘终不能愈也。无论有汗无汗，皆可以麻杏石甘为主，汗出而喘，热壅于肺也，皮毛开，表无大热，有汗者，得麻黄疏泄，壅者亦宣；无汗而喘，热闭于肺，皮毛闭，表热甚，无汗者，得麻黄疏散，闭者亦开。临床以咳喘、身热、有汗、或无汗、口渴、脉数为使用依据，可用于上呼吸道感染、急性支气管炎、肺炎、支气管哮喘、荨麻疹等属热邪壅肺者。（内蒙古医科大学第一附属医院包芸医案）

（3）咳嗽案（肺炎）

李某，男，63岁，2015年4月1日初诊。

半个月前外感发热，现住我院内一科已11天，诊为肺炎。右关脉大，左关脉弦，舌苔黄腻，常大汗出。现发热已退，仍咳嗽，口干咽燥，入夜尤甚。入夜喉中有痰鸣，鼻中吸氧。

中医诊断：咳嗽（病在气分，邪热壅肺，兼木火刑金，肺失宣降）。

西医诊断：肺炎。

治则：清肝肃肺，化痰止咳。

处方：薄荷 6g，石膏 30g（先煎），杏仁 12g，生甘草 5g，炙桑皮 12g，浙贝母 12g，瓜蒌皮 12g，黛蛤壳 20g（打），金银花 30g，连翘 12g，芦根 30g。5 剂，日 1 剂，水煎服。

4 月 6 日二诊：药后口干咽燥、身上大汗出均好转，拔除氧气，昨日出院回家。现仍咳嗽，左关脉弦有力，右关脉大已转小。肺胃之热已去，但木火刑金未清，苔黄腻，质红，治拟清金制木化痰。

处方：桑白皮 12g，地骨皮 10g，生甘草 6g，黄芩 10g，鱼腥草 30g，浙贝母 12g，瓜蒌皮 12g，黛蛤壳 20g（打），川贝母 6g（另包，炖梨用）。7 剂，日 1 剂，水煎服。

按语：苔黄腻提示内有痰热，右关脉大主气分热盛，左关脉弦主肝火炽盛，木火刑金，治用仲景麻杏石甘汤加减。改麻黄为薄荷系温邪为患，而非伤于寒也。加桑皮降气，贝母、瓜蒌皮化痰且能舒畅肺肝之气，黛蛤壳清金制木，金银花、连翘清热解毒，芦根清热生津。5 剂后诸症好转，然仍咳嗽。诊其左关脉弦有力，右关脉大已转小，说明肺胃之热已去，但木火刑金未清，故治用清金制木化痰法，泻白散加减。方中黄芩、鱼腥草清化痰热；浙贝母、瓜蒌皮、黛蛤散清金制木，化痰止咳；川贝炖梨乃配合食疗之法以助药力。（鄂尔多斯市准旗中蒙医院刘二亮医案）

第六节 麻黄连轺赤小豆汤

1.组成

麻黄（去节）二两，甘草（炙）二两，杏仁（去皮尖）四十个，连轺（连翘根）二两，赤小豆一升，大枣（擘）十二枚，生姜（切）二两，生梓白皮（切）一升。

上八味，以潦水一斗，先煮麻黄再沸，去上沫，内诸药，煮取三升，去滓，分温三服，半日服尽。

2.方剂简介与条文

本方即麻黄汤方去桂枝，加连轺、赤小豆、生梓白皮、生姜、大枣。载于第 262 条之下。云："伤寒，瘀热在里，身必黄，麻黄连轺赤小豆汤主之。"指出本方用于湿热发黄兼表的证治。方中麻黄、杏仁、生姜辛散表邪，三味相配，既能发汗，又能开提肺气，以利水湿；连轺、赤小豆、生梓白皮辛凉而苦，清热利湿，生梓白皮为梓树的韧皮部，药房多不备，可代以桑白皮；甘草、大枣调和脾胃。方用潦水煎药，盖雨水味薄，不助湿热之邪。诸药协同，表里宣通，湿热泄越，则黄退身和。本方取雨水煎药，现多用普通水代之，体现了内清湿热退黄、外散表邪的治法。

3.研究进展

结合近年临床报告，本方常用于治疗以下疾病：急性肾炎、荨麻疹、水痘、牛皮癣、湿疹、脂溢性皮炎、带状疱疹、血管性水肿等病机为湿热内郁兼表邪不解者。

4.医案选辑

（1）胁痛案（乙型肝炎）

谢某，男，25 岁，1992 年 7 月 15 日初诊。

患者经西医检查诊为乙肝 1 年余，经西医治疗后，谷丙转氨酶 110U。现右胁微胀痛，自觉无其他异常症状，无汗，经常打喷嚏，面有少许痤疮，体质偏壮。舌淡红，苔薄白、边有齿痕，脉沉细。

中医诊断：胁痛（肝郁脾虚，湿热内蕴，肺气闭郁）。

西医诊断：乙型肝炎。

治则：清热祛湿，活血解毒，调畅肺气。

处方：麻黄 3g，杏仁 8g，连翘 10g，赤小豆 12g，桑梓白皮 10g，陈皮 12g，柴胡 10g，白术 10g，炙甘草 6g，郁金 6g，白芍 10g，白鲜皮 10g。水煎服，6 剂，日 1 剂。

7 月 23 日二诊：药后胁痛减轻。上方加茯苓 10g，丹参 10g，继服巩固。用本方加减治疗 1 个月，谷丙转氨酶降至 45U。

按语：中医学认为，慢性乙肝虽可表现为胁痛、黄疸等不同病证，但病因病机多为肝郁脾虚，湿热内蕴。麻黄连翘赤小豆汤是《伤寒论》中的经典名方，原文为"伤寒，瘀热在里，身必黄，麻黄连翘赤小豆汤主之"。一般谓其证属湿热兼表的阳黄，但深入进行病机分析提示，其亦适宜阳明发黄证瘀热在里，证偏上焦。本案患者无汗，经常打喷嚏，面有少许痤疮，体质偏壮，除胁痛外，余无异常，证属肺气被郁，湿热内蕴。治以通调上焦气机，宣肺清热、利湿活血以解毒，方以麻黄连翘赤小豆汤加减。方中麻黄开郁宣肺，使邪从表而解；配合连翘、赤小豆清热利湿；桑白皮清热利湿，宣达肺气，所谓"提壶揭盖"；白鲜皮助桑白皮宣肺，使湿热之邪从小便而解；茯苓、白术、炙甘草顾护胃气，使脾土健旺；陈皮、柴胡、郁金、白芍疏肝柔肝；丹参活血散结，以助各路祛湿药之力，兼有防治瘀血内结而致积聚的作用。全方共奏宣通肺气、疏肝解郁、泄越湿热之功。（内蒙古

医科大学中医学院米子良医案，任存霞整理）

（2）瘾疹案

史某，男，7岁，2005年6月23日初诊。

近半年来，每到夜晚周身皮肤瘙痒，起风团丘疹、色红、早晨自行消退。近来瘙痒加重，特来就诊。症见四肢、后背可见抓痕，无汗，喜冷饮，大便不畅，舌红，苔微黄腻，脉滑。

中医诊断：瘾疹（风邪外袭，湿热内蕴）。

治则：解表宣肺，清利湿热。

处方：麻黄2g，杏仁5g，当归6g，赤小豆6g，连翘5g，桑白皮6g，栀子4g，淡豆豉5g，甘草5g，生姜2片。2剂，水煎服。

二诊：服2剂后瘙痒减轻，续服6剂而愈。

按语：患儿脾胃积热，复感风寒之邪，可用麻黄连翘赤小豆汤治疗，如风寒化热，热象明显加用栀子豉汤清化湿热。麻黄连翘赤小豆汤即麻黄汤方去桂枝，加连翘、赤小豆、生梓白皮、生姜、大枣，载于《伤寒论》第262条之下，原文甚简，以本方体现解表兼清利湿热退黄的治法。笔者临床常根据异病同治的原则，采用本方治疗阳明湿热致疹的患儿，使湿热之毒"开鬼门，洁净府"，从汗、小便而解。（内蒙古医科大学中医学院任存霞医案）

第七节　麻黄细辛附子汤

1. 组成

麻黄（去节）二两，细辛二两，附子（炮，去皮，破八片）一枚。

上三味，以水一斗，先煮麻黄，减二升，去上沫，内诸药，煮取三升，去滓，温服一升，日三服。

2.方剂简介与条文

本方组成即方名之药物。载于第301条之下。原文第301条："少阴病，始得之，反发热，脉沉者，麻黄细辛附子汤主之。"指出本方用于少阴（心肾）阳衰兼风寒表证，少阴病尚未深重，少阴太阳并治者。方中麻黄发汗解表，附子温经扶阳，细辛辛温雄烈，通达内外，外助麻黄解表，内合附子温阳。三药合用，体现了温经解表的治法。

3.研究进展

本方最常用于太少两感证，冷风头痛，风寒齿痛，三叉神经痛，坐骨神经痛，急、慢性肾炎，肾病综合征，肾积水，肾绞痛，高血压，低血压，心脏病，病态窦房结综合征，心动过缓，哮喘，鼻炎等属虚寒者。

4.医案选辑

（1）无脉证、脉痹案（原发性高血压病）

安某，女，68岁，2012年7月20日初诊。

因心悸，右手麻木伴桡动脉摸不清3天来诊。自诉年初因高血压病、心悸在外地治疗，经用中西药，如硝苯地平、厄贝沙坦、尼群地平、硝酸异山梨酯、倍他乐克、寿比山及中药（具体方药不详）等治疗7个月后血压正常，心悸好转。但近3日又感右手麻木，自己摸右手脉搏时摸不到，遂来金老门诊求治。刻诊：神清，体型肥胖，颜面暗红，且两颧红丝隐现，自述口干渴，不欲饮，自觉脐周有气上冲，头颈、腰膝隐痛，手脚麻木，焦急忧虑，唯恐病情加重，屡换医师，诊治小效。近期发现无脉，更是焦虑万分。查体：头颅、五官、颈部、胸腹正常，血压100/60mmHg，脉搏57次/分，心率59次/分，心音纯，律整，主动脉第二音亢进，舌体胖，质暗红，舌苔白腻水滑，舌面津液满布，左脉沉伏而涩，右脉摸不清。X 线示：肺纹理增强，主动脉迂曲，左心肥厚增大。心电图示：窦性心律，心率 59 次 / 分，心动过缓，完全性右束支阻滞，ST-T 改变。血尿常规、肝肾功能、血糖、离子、心肌酶正常，血脂高。彩超：肝、胆、胰、脾、肾正常，心、肺正常，右上肢与左上肢桡动脉比，右 1.7cm ＜左 2cm。

中医诊断：无脉证；脉痹（少阴心肾阳虚，瘀血阻络证）。

西医诊断：原发性高血压病；多发性大动脉炎。

治则：温通心肾，活血化瘀。

处方：附子 3g（先煎），细辛 3g，麻黄 6g，干姜 3g，桂枝 6g，葛根 10g，赤芍 10g，丹参 10g，黄芪 10g，当归 10g，吴茱萸 3g，枣仁 10g，夜交藤 15g，人参 10g（另煎），茯苓 10g，三七 3g，失笑散 10g（冲），延胡索 10g，黄连 3g，柴胡 6g，龟板 10g（先煎）。8 剂，每剂分 4 包，日 2 包，温开水 80mL 冲服。暂服半月，以观后效。继服降压药替米沙坦片 40mg，日 1 次，暂停余西药。

9 月 25 日二诊：药后心跳、胸闷好转，在家自行测量血压正常，右腕部脉搏似有微动。患者仍急躁易怒，失眠，自认为方中麻黄、干姜、附子所致，擅自将其从方中去除，继续服余下免煎颗粒冲剂。又自服抗焦虑药多塞平，略感好转，但右脉摸不清。仍觉心悸，头晕，右脉未扪及。金老告诉病家，麻、附、辛几味药是关键，遂二方加大姜、附、麻、桂、草剂量。

处方：附子 9g（先煎），干姜 3g，生姜 3g，细辛 3g，麻黄 6g，桂枝 6g，肉桂 6g，葛根 10g，赤芍 10g，丹参 10g，黄芪 10g，当归 10g，吴茱萸 3g，枣仁 10g，夜交藤 15g，人参 10g，茯苓 10g，三七 3g，失笑散 10g，延胡索 10g，黄连 3g，柴胡 6g，龟板 10g（先煎），灵芝 6g，甘草 3g。8 剂，每剂分 4 包，日两包，温开水 80mL 冲服。以观后效，如有变化随时复诊。

11 月 2 日三诊：自觉有效，右脉扪之微动。症状同前，效不更方，守原药再服。

2 月 1 日四诊：接近年关，心情焦急，时而胸闷胸痛，右脉沉伏而涩细，左脉迟缓无力，血压 120/80mmHg，心、肺查体正常。守方加瓜蒌 10g、延胡索 10g、姜黄 10g，按前法服之。

7 月 24 日五诊：因病情无大变化，其间多次复诊取药自服，至今才觉症状消失。现神清，体胖，心音纯，律整，两脉沉缓，舌体胖、质暗红，苔白滑。嘱常服本院制剂冠心宁胶囊，西药阿司匹林片 50mg/d，硝苯地平缓释片 20mg/d，定期复查。

按语："脉痹"乃中医病名。《症因脉治》卷三云："痹者闭也，经络闭塞，麻痹不仁，或攻注作痛，或凝结关节，或重著难移，手足偏废，故名曰痹。"治以麻黄附子细辛汤加减（药用免煎颗粒剂）。方中麻黄、附子、细辛、干姜、肉桂、葛根温肾壮阳；赤芍、丹参、失笑散、当归、延胡索活血化瘀通络；人参、灵芝、黄芪补气行血，因"气行则血行，气滞则血瘀"；龟板补肾滋阴，有阴中求阳之意；针对其焦虑，给予黄连清心火；柴胡理气；灵芝安神兼补气；夜交藤安神兼通络。诸药相合，温阳补气复脉，活血化瘀通络。药症相符，故而获效。

金广辉认为，无脉证是中西医统称的病名，又叫多发性大动脉炎，发病机理为主动脉及其分支的慢性进行性炎变，引起不同部位动脉的狭窄或闭塞。根据病变部位常分为头臂动脉型（主动脉弓综合征）、胸腹主动脉型、混合型和肺动脉型 4 种类型。本患者以右桡动脉消失、右桡动脉管腔变窄为主要临床表现，属头臂动脉型。活动期的治疗，西医认为采用激素有一定的效果，可试用免疫抑制剂硫唑嘌呤、环磷酰胺等；稳定期主要给予扩张血管及改善微循环药物、抗血小板药物和抗高血压药物。

《素问·五脏生成》云："诸血者，皆属于心。"《素问·痿论》云："心主身之血脉。"也就是说，心气能够推动和调节血液循行于血管中，周流全身，发挥营养和滋润作用。肾主命门火，命门之火就是肾阳，又称元阳、真阳等，它是维持生命活动的动力源泉，具有温煦、推动血液运行的作用。所以总的用药原则是温补心肾。现代研究证实，四逆汤有调解免疫力、抗动脉硬化等功能，再加活血化瘀、补气通络等药物，与西医的抗免疫治疗、抗血小板治疗不谋而合。一朝无脉，一年始愈。（赤峰市阿鲁科尔沁旗中医医院金广辉医案，刘淑兰、米达辉整理）

（2）头痛误治案

沈某，女，26岁，2014年3月11日初诊。

3年来头痛时发，每于经前加重，经中西药治疗效果不佳。症见头痛时发，痛无定处，无寒热，无汗出，食纳可，二便可，经来量少有血块，经前乳房发胀，舌淡，脉细弦。

中医诊断：头痛（邪在少阳，血虚血瘀）。

治则：和解少阳，化瘀止痛。

处方：柴胡12g，黄芩10g，半夏12g，枳实10g，大黄3g，生姜10g，大枣10g，当归10g，桂枝12g，茯苓12g，桃仁10g，丹皮10g，川芎6g，延胡索6g。3剂，水煎服。

3月14日二诊：头痛大减，诸症如前，出现颈背困。

上方去延胡索，加葛根20g。3剂，水煎服。

3月17日三诊：诸症如前，头痛仍有反复，继用14日处方。7剂。

3月25日四诊：项背困减，时有汗出，晚上睡眠差，余症如前，月经将至，有乳胀感。17 日处方去葛根，加生龙骨、生牡蛎各 20g。5 剂。

5 月 1 日五诊：诉 3 月服完中药后经来头痛较以前好转，但经后时间不长又开始痛，甚者口服散利痛、芬必得，母亲陪她去旗医院，CT、核磁未查出病因，又快到经期，头痛加剧，头沉，项背发僵，细问平时怕冷的时候多，食纳可，二便如常，舌淡，苔白，脉沉细。

怕冷、脉沉细在少阴；头痛、头沉、项背发僵为夹湿夹瘀。头痛属外感寒湿，阻遏络脉，血瘀于内。治以温阳解表，祛湿解痉，活血止痛。

处方：麻黄 6g，细辛 6g，附子 10g（先煎），苍术 12g，葛根 15g，川芎 10g。3 剂，水煎服。

回访：5 月下旬的一天，去她工作的店里买东西见到她，说最后的 3 剂药服完头再未痛过，而且现在感觉也很好。

按语： 本案头痛病程长，初诊可辨的证不是很多，时按胡希恕老的辨证方法，用排除法求之于侧面，无表里证，那就在半表半里，经来量少有块为血虚夹瘀。辨六经：无寒热，无汗出，不在表；食纳可，二便可，不在里；头痛病程较长，经来量少有血块，经前乳房发胀，舌淡，脉细弦，为病在少阳兼血虚血瘀。辨为大柴胡合桂枝茯苓丸加当归川芎元胡汤方证。之后稍有收功，故效未更方，结果宿疾未去，病又反复，且有加剧之势。最后一诊是在反思前几诊后，细问平时怕冷的时候多，才考虑其头痛仍在表，辨为少阴，方证对应才有如此显效。真是惭愧！麻黄附子细辛汤见于《伤寒论》第 301 条。云："少阴病始得之，反发热，脉沉者，麻黄附子细辛汤主之。"本方为麻黄附子甘草汤去甘草，加细辛而成。麻黄附子甘草汤是表证陷于阴证少阴证的典型方剂，用于虚人或老人感冒。甘草有缓急作用，针对逐饮不利；细辛驱寒逐饮。本方证的辨证要点：少阴病兼寒饮，即恶寒、无汗、脉沉。本案头痛已陷表阴证，方中麻黄发汗解表，细辛、苍术化湿祛饮，附子温阳强壮以助解表化湿，葛根生津解痉，川芎活血止头痛。合而用之，温阳解表，祛湿解痉，活血止痛。（乌拉特前旗蒙中医医院刘永军医案）

（3）疮疡、窦道案

李某，女，74 岁，2011 年 7 月 10 日初诊。

因风心病长期心衰，不堪忍受，抱一线希望，破釜沉舟，到北京大医院一试。3 个月前在北京某医院行心脏瓣膜修补术。术后胸部切口部分不愈合，遍用中西医疗法，抗生素内服，中药清热解毒，西医外科常规清创换药，外用白糖局部涂抹，中药祛腐生肌散，治疗两月余不效来诊。查胸骨中段向下两乳房中间有一处 8cm×7cm×3cm（深）、剑突上有一处 3cm×4cm 的创面凹陷，疮缘及其深部疮面颜色发白，疮底达胸骨，渗出不多，两溃烂处外表有皮肤相连，但两伤口在皮下可串通，以探针探之皮下空洞间隙较大，长 12cm，挤压上口可见脓液从下口流出。

中医诊断：疮疡；窦道（少阴阳虚阴盛证）。

西医诊断：切口感染并窦道形成。

治疗经过：视伤口情况，先以金老自拟祛腐生肌散、珍血散（详见金老疮疡治验一文，原载《内蒙古中医药杂志》）交替应用两周，症状不见好转，考虑其经济情况未加中医辨证内服药，疗效不甚理想。

7 月 29 日二诊：面色不华，形体消瘦，虽值盛夏，汗少短气，伤口局部同前，舌淡，苔白滑，脉沉缓无力。按少阴阳虚阴盛证施治，再加温阳扶正、通经散寒药口服，仿麻黄附子甘草汤法加味，亦即阳和汤加减，以温补阳气，散寒和血，敛疮生肌。

药用免煎颗粒：麻黄 6g，附子 3g，甘草 3g，干姜 3g，肉桂 3g，黄芪 10g，白芥子 10g，熟地黄 10g，鹿角片 3g，绞股蓝10g。20 剂。

辅以免煎药加减化裁，更名为新生肌膏：当归 8g，血余炭3g，生地黄 6g，龟板 3g，生石膏 10g，白芷 2g，紫草 3g，血竭8g，乳香 8g，没药 2g，白敬宇眼膏 2g，2 支。

制法：将免煎中药颗粒共研细粉装瓶后，将眼膏兑入药粉中拌为药膏，制成生肌膏，备用。每 2 日以中药消毒液苦参 30g 水煎，温洗伤口 1 次，稍干，再于创口喷洒少许珍血散覆于溃烂面上，再将新生肌膏摊于消毒纱布上约 5mm 厚，外覆于珍血散及疮面上，包扎。珍血散、新生肌膏隔日上 1 次。每日 1 剂中药，带药回家服用。

8 月 29 日其长子告之，使用上法 20 天后病愈。

按语：心脏瓣膜修补术后胸部切口不愈合，症状多变，病因复杂，虽遍用中西医疗法困效。初来诊时，只注重局部治疗，前两周单用祛腐生肌局部涂药不效，切口未有愈合趋势。再四诊合参，按少阴阳虚阴盛证施治。该患者年事已高，切口不愈合乃情理之中。此疮疡阴证乃素体心肾阳虚，营血不足，寒凝湿滞，加之手术创伤，气血瘀滞，痹阻于皮肤肌肉、血脉所致，故局部和全身均见阳虚之症。治以温补肾阳，散寒通滞，填精益髓。方中重用麻黄附子甘草汤法加味，温阳通脉。麻黄辛温达卫，宣通经络，引阳气，开寒结，又调血脉，通腠理；白芥子祛寒痰湿滞，可达皮里膜外，两味合用，既能使血气宣通，又可令熟地黄、鹿角补而不滞；甘草生用解毒而调和诸药。综观全方，其配伍特点是温阳药合补血药，亦即阳和汤加减，附子、甘草、干姜、肉桂温补肾阳峻剂，共为君药。熟地黄滋补阴血，填精益髓；配以血肉有情之鹿角，补肾助阳，强壮筋骨，两者共为臣药，养血助阳，以治其本。寒凝湿滞，非温通而不足以化，故用干姜、肉桂温热之品为佐药。脾主肌肉，干姜温中，破阴通阳；寒在营血，肉桂入营血，辛散与滋腻之品相伍，温化寒凝而通经络，补养精血而扶阳气。绞股蓝苦寒，主虚劳失精，清热解毒为使药。诸药相和，用于阴疽，犹如离照当空，阴霾自散，化阴凝而布阳气，使筋骨、肌肉、血脉、皮里膜外凝聚之阴邪皆得尽去，内外合治，故而速愈。（赤峰市阿鲁科尔沁旗中医医院金广辉医案，刘淑兰、米达辉整理）

（4）鼻鼽案（变应性鼻炎）

患者，男，11 岁，2015 年 7 月 10 日初诊。

近 3 年来每年 7 月中旬开始出现鼻塞，喷嚏，眼、耳、鼻痒，甚则咳嗽、气短，此次于外出受凉后上症再现，自服"脱敏药"（具体药名及用量不详）乏效。现症见：鼻塞，喷嚏，鼻痒，眼痒，汗出少，手足欠温，口干，口黏腻感，偶见咳嗽，少痰，纳差，二便可。查：双侧鼻黏膜苍白水肿，双下甲肿大，鼻腔通气差，咽后壁淋巴滤泡增生充血，舌淡，苔薄腻，脉沉细无力。

中医诊断：鼻鼽（太阳阳明少阴合病）。

西医诊断：变应性鼻炎（季节性）。

治则：温阳化湿解表。

处方：麻黄 9g，杏仁 12g（打碎），薏苡仁 30g，炙甘草 9g，炮附子 9g（先煎），细辛 3g，五味子 6g。4 剂，日 1 剂，水煎服。

7 月 14 日二诊：药后鼻塞、清涕、喷嚏明显改善，无咳嗽咳痰，现眼痒甚，口干，纳可，二便可。查：鼻黏膜轻度充血、结膜充血。舌质淡，苔薄白腻，脉沉细。上方加黄芩 6g，开水浸 10 分钟。4 剂，日 1 剂，水煎服。

7月17日三诊：自诉近来过敏症状明显缓减，无明显不适，为求巩固疗效要求续服。舌质淡，苔薄白，脉沉。予原方减半量续服1周。

按语：本案变应性鼻炎是发生在鼻黏膜的变态反应性疾病，普通人群的患病率为10%～40%，以鼻痒、喷嚏、鼻分泌亢进、鼻黏膜肿胀为特点。临床多为非特异性治疗，即以糖皮质激素抑制肥大细胞、嗜碱性粒细胞和黏膜炎症反应，以抗组胺药缓解鼻痒、喷嚏和鼻分泌亢进等为主。中医学认为，本病多为肺、脾、肾三脏受损为主，水液代谢失常而致废水排出受阻而为病。治疗多以宣肺健脾温肾、恢复三焦气化为治。本案采用麻黄杏仁薏苡仁甘草汤合麻黄附子细辛汤治疗。然水盛则木漂，风木受累则痒，痒自风来。若痒甚，多合用黄芩、桑叶、菊花、白蒺藜等清肝、平肝之药，以息风止痒。（内蒙古自治区中医医院郑伟医案）

（5）鼻鼽、梅核气案

王某，男，45岁，患鼻咽炎多年，中西医治疗无效，患者深为其苦，常年头痛鼻塞，咽部有痰，咳之不出，咽之不下，犯困乏力，口不干渴，舌苔白滑微腻，右寸微浮，双尺沉迟，关脉微滑。

中医诊断：鼻鼽；梅核气（太少合病，痰湿上逆）。

治则：温里化湿解表。

处方：麻黄20g，附子20g（先煎），细辛12g，半夏30g，苍术15g，甘草10g。7剂，日1剂，水煎服。

药后多年疾病痊愈。

按语：素体阳虚者，感受外寒，或夹湿邪，正气不足，病邪留恋，久治不愈。外寒里虚鼻鼽患者，多以麻黄附子细辛汤解表温里；伴湿邪者，多加苍术、茯苓；有痰者，加半夏；中气不足者，加人参、甘草，如此往往药到病除。（鄂尔多斯市准格尔旗

中蒙医院刘二亮医案）

第八节　桂枝麻黄各半汤

1. 组成

桂枝（去皮）一两十六铢，芍药一两，生姜（切）一两，甘草（炙）一两，麻黄（去节）一两，大枣（擘）四枚，杏仁（汤浸，去皮尖及两仁者）二十四枚。

上七味，以水五升，先煮麻黄一二沸，去上沫，内诸药，煮取一升八合，去滓，温服六合。本云，桂枝汤三合，麻黄汤三合，并为六合，顿服。将息如上法。

2. 方剂简介与条文

本方为桂枝汤与麻黄汤的合方。载于第23条下。云："太阳病，得之八九日，如疟状，发热恶寒，热多寒少，其人不呕，清便欲自可，一日二三度发。脉微缓者，为欲愈也；脉微而恶寒者，此阴阳俱虚，不可更发汗、更下、更吐也；面色反有热色者，未欲解也，以其不能得小汗出，身必痒，宜桂枝麻黄各半汤。"指出本方用于邪气怫郁在表、正气不得抗邪外出之太阳病。两方为小剂组合，旨在使桂枝汤调和营卫而不留邪，麻黄汤解表发汗而不伤正。刚柔相济，剂量虽小，然能发散邪气，扶助正气，属发汗轻剂，体现了辛温轻剂、小发其汗的治法。

3. 研究进展

根据桂枝麻黄各半汤辛温解表、小发其汗的功效，现代临床多用于治疗外感病、荨麻疹、皮肤瘙痒、湿疹。以邪郁日久、证轻邪微、发热恶寒如疟状、一日二三度发为辨证要点。

4. 医案选辑

瘾疹案（荨麻疹）

张某，男，32 岁，1989 年 5 月 13 日初诊。

全身遍起风疹块、时出时没 5 年余，经多方医治均未治愈。近几日复发，患者发热、出疹 4 天，头面、胸背及四肢泛发大小不等、色淡不红的风疹块，伴鼻塞，微咳，头痛身疼，咽痛，乏力。余无不适。舌质淡红，苔薄白，脉浮紧。

中医诊断：瘾疹（气虚营弱，腠理疏松，风邪留滞）。

西医诊断：荨麻疹。

治则：益气养血，调和营卫，兼祛风邪。

处方：葛根 12g，杏仁 8g，桂枝 10g，白芍 12g，甘草 10g，金银花 15g，连翘 10g，当归 15g，荆芥 10g，麻黄 5g，桔梗 12g，生姜 8g，大枣 5 枚。3 剂，日 1 剂，水煎服。

药后汗出热退，皮疹消退。守原方加蝉蜕 9g，山药 15g，红参 9g，陈皮 6g。7 剂，药尽病愈，随访至今未复发。

按语：荨麻疹属中医学"风瘔""风疹""瘾疹"范畴，是临床常见的一种全身瘙痒性疾病。由于长期瘙痒可发展成弥漫性神经性皮炎，或造成全身感染性疾病，反复发作，治疗较棘手。米子良喜用经方桂枝麻黄各半汤加葛根治疗。本案患者发热，脉浮紧，风寒之邪侵犯肌表，营卫失和。方中葛根入胃经，味辛甘性凉，解肌发表透疹，为君药。麻黄性温，入肺经，发汗宣肺；桂枝调和营卫，通经络，助葛根解表透疹之力，为臣药。姜、枣温中益营；甘草调和诸药，为佐使药。配以金银花、连翘、荆芥疏风透热透疹，当归与白芍相配养血祛风；葛根发汗作用较强，故疹块消退后，应立即停服，谨防过汗而伤正。服药及愈后 3 个月内应忌食辛辣腥臊之品，以防复发。（内蒙古医科大学中医学院米子良医案，任存霞整理）

第三章
五苓散类方

第一节 五苓散

1. 组成

猪苓（去皮）十八铢，泽泻一两六铢，白术十八铢，茯苓十八铢，桂枝（去皮）半两。

上五味，捣为散，以白饮和服方寸匕，日三服。多饮暖水，汗出愈。如法将息。

2. 方剂简介与条文

本方由猪苓、泽泻、白术、茯苓、桂枝组成。载于第71条、第72条、第74条之下。原文第71条："太阳病，发汗后，大汗出，胃中干，烦躁不得眠，欲得饮水者，少少与饮之，令胃气和则愈。若脉浮，小便不利，微热，消渴者，五苓散主之。"第72条："发汗已，脉浮数，烦渴者，五苓散主之。"第74条："中风发热，六七日不解而烦，有表里证，渴欲饮水，水入则吐者，名曰水逆，五苓散主之。"指出本方用于膀胱蓄水证。制成散剂，取其发散之义。猪苓、茯苓、泽泻导水下行，通利小便；白术健脾气，助脾运湿；桂枝辛温，通阳化气以行水，并兼以解表。本方既可用作散剂，也可作汤剂服用。临床应用时须注意服药期间应多饮温水，以助药力，散水邪而行津液。服药后若水道通调，则下窍得利，外窍得通，故曰"汗出愈"。五味合方，外解表邪，内通水腑，助膀胱气化，使水有出路，体现了化气行水的治法。

《金匮要略》的茵陈五苓散，即本方加茵陈。

3. 后世衍化之方

四苓散（《明医指掌》），即本方去桂枝。胃苓汤（《丹溪心法》），即本方合平胃散。春泽汤（《证治准绳》），即本方加党参。

4. 研究进展

现代报道称，可用于治疗急性肾炎、肾病综合征、功能性尿潴留、急性膀胱炎、早期肾功能不全、绝经期水肿、产后癃闭、羊水过多症、肠炎、小儿秋季腹泻、慢性充血性心衰、肝硬化腹水、关节腔积液、中耳炎、青光眼等。此类疾病多与西医学的水液代谢障碍、炎症、胃肠功能失调等有关。临床辨证只要有水湿内停、膀胱气化不利，均可斟酌使用。

5. 医案选辑

（1）眩晕案

武某，男，41岁，2010年12月2日初诊。

1周前无明显诱因出现头晕，昨天加重并伴恶心呕吐。刻诊：头晕，目眩、如坐车船，闭目稍缓，不能坐立，卧于床上，稍恶寒，汗出，口渴，饮食不能进，食水吐，小便少，大便不干，舌淡，苔白，脉弦滑。

中医诊断：眩晕（膀胱气化失常，水饮上凌清窍）。

治则：通阳化气，利水除眩。

处方：茯苓15g，猪苓15g，白术15g，泽泻25g，桂枝10g，半夏20g。2剂，水煎服。

12月4日二诊：诉1剂进后便不吐，现诸症缓减，可坐、立、行走，能进食水，无汗，仍头晕，口苦、渴，舌脉如前。

中医诊断：眩晕（胆火内郁，水湿上泛）。

治则：和解枢机，利水祛湿。

处方：柴胡12g，黄芩10g，半夏10g，党参10g，炙甘草6g，茯苓15g，泽泻45g，苍术15g。6剂，水煎服。后回访，药尽后已无不适。

按语： 本案一诊中眩晕特别厉害，但稍恶寒，汗出，属太阳证；口渴，饮食不能进，食水即吐属太阴水饮上逆，且无少阳、阳明证，辨为太阳太阴合病，水邪内盛。辨六经：太阳太阴合病，水邪内盛。辨方证：五苓散加半夏方证。《伤寒论》第71条云："太阳病，发汗后，大汗出，胃中干，烦躁不得眠，欲得饮水者，少少与饮之，令胃气和则愈。若脉浮，小便不利，微热，消渴者，五苓散主之。"《伤寒论》第74条云："中风发热，六七日不解而烦，有表里证，渴欲饮水，水入则吐者，名为水逆，五苓散主之。"本方为太阳表虚证，兼见心下停饮、小便不利、眩晕、口渴。予五苓散加半夏两剂，直中病机，效果也好。二诊诸症缓减，但又出现口苦、易渴，病情变化转入少阳。辨六经为少阳太阴合病；辨方证为小柴胡汤合泽泻汤加茯苓方证，故予小柴胡汤合泽泻汤加味，以收全功。（乌拉特前旗蒙中医医院刘永军医案，李俊明整理）

（2）水肿案

袁某，女，66岁，1989年11月13日初诊。

无明显诱因出现周身浮肿1年，下肢为甚，西医检查未见异常，特求治于中医。现全身浮肿，头晕，心悸，胃脘胀痛，午后腹胀甚，口苦，小便不利，舌苔白腻，脉沉弦。

中医诊断：水肿（膀胱气化失司，三焦决渎无权，水湿泛溢肌肤）。

治则：化气行水。

处方：桂枝8g，茯苓10g，白术10g，泽泻10g，猪苓10g，陈皮10g，大腹皮12g，车前子10g，桑白皮10g，川厚朴10g，菊花12g。3剂，日1剂，水煎服。

11月20日二诊：周身浮肿，近日感冒。上方加荆芥10g，6剂，日1剂，水煎服。

11月27日三诊：诸症大减，继服4剂巩固疗效。

处方：白术10g，茯苓10g，川厚朴10g，陈皮10g，桂枝8g，泽泻10g，猪苓10g，菊花12g，枳壳10g，神曲15g，天花粉10g。4剂，日1剂，水煎服。

药后症状明显缓解，水肿消退。

按语： 周身浮肿属"水肿"范畴。《景岳全书》："盖水为至阴，故其本在肾；水化于气，其标在肺；水唯畏土，故其制在脾。"所以本病责之于肺、脾、肾三脏功能障碍，三焦决渎无权，膀胱气化不利而发病。五苓散一方源自《伤寒杂病论》。《伤寒论》中有关五苓散的条文有8条，太阳病篇6条，阳明病篇1条，霍乱病1条；在《金匮要略》中有3条，其中痰饮咳嗽病篇1条，消渴小便不利淋病篇2条。从五苓散的相关条文可归纳出五苓散的适应证有小便不利、烦渴欲饮、饮后欲吐，或头痛微热、水逆、心下痞、水泻、脐下动悸、吐涎沫、头目眩晕、短气而咳、水肿、舌苔白滑、脉缓或浮。五苓散证的病机关键为化气不利，津液不布，病位涉及上、中、下三焦。五苓散证是阳气郁遏、气不化水、水饮停留的病证，由于水饮停留的部位不同，其临床表现有所差异，如本例患者水饮停聚膀胱，则小便不利；水饮上犯胃脘，阻滞气机，则胃腹胀闷；水气凌心则心悸；上犯清窍则头晕。五苓散有很强的利水作用。方中茯苓、猪苓、泽泻淡渗利尿；白术健脾化湿；桂枝温阳利水，兼解表寒，其中桂枝起着重要作用。桂枝辛、甘、温，入心与膀胱经，既是气药又能入血分，在五苓散中具有温阳化气行水之功。五苓散既能化气利水，又能解表，但重在温阳化气利水。本案患者证属膀胱气化失司，三焦决渎无权，水液代谢障碍，故用五苓散配陈皮、大腹皮、车前子、桑白皮，含五皮饮之意，化气行水；川厚朴行气化湿除胀。诸方合用，共奏化气行水、健脾除湿之效。（内蒙古医科大学中医学院米子良医案，任存霞整理）

（3）心悸案

褚某，女，29 岁，1990 年 6 月 19 日初诊。

两个月前与家人生气后即感烦渴，怒气满胸、心慌，身颤不已，为平复情绪，饮温水数碗，次日听到放自来水或倒洗脸水声即感心悸、惊恐。之后每见水即心悸、心烦，病情迁延两月。诸医均以心悸治疗，给予养血补心、重镇安神之剂不效，遂来诊。自述见水即感心悸惊恐，脐旁亦跳，头晕目眩，烦闷不安，纳呆腹胀，痛苦异常不可名状，二便正常，舌红，苔白腻，脉弦。血压 110/70mmHg，心率 86 次 / 分。

中医诊断：心悸（中焦蓄水）。

治则：补肾健脾，化气行水。

处方：茯苓 20g，猪苓 15g，肉桂 6g，泽泻 15g，白术 15g，枳壳 15g，焦三仙各 15g，莱菔子 20g，龙骨 25g（先煎），牡蛎 25g（先煎），生地黄 20g，山茱萸 10g，枸杞子 15g，枣仁 25g，菖蒲 10g。4 剂，日 1 剂，水煎服。

患者服药后诸症全消，为巩固疗效又开 3 剂，观察至今病已痊愈。

按语：患者因气郁水停，虚其心阳，心火不能下济于肾，肾水无以蒸化上交于心，则心肾失交，致心神浮越而出现心悸、心烦。辨证分析其成因和临床表现，施治要点应在"水"上，而不在"悸"和"重镇安神"。方中枳壳、莱菔子、茯苓、猪苓、肉桂、泽泻行气利水；生地黄、山茱萸、枸杞子、白术、三仙补肾健脾，脾健则水湿得以输布；龙骨、牡蛎、枣仁潜阳安神。

金广辉认为，综合脉症，本病属《伤寒论》之心虚烦躁惊恐证。此证虽不属伤寒误治变证，但仲景曾告诫后人，学伤寒者要注意"但见一症便是，不必悉具"。患者病因生气后饮水，施治要点应在"水"上，而不在"悸"，故用五苓散化裁治之，药到病除。以此再次提醒后学，临症时一定要善思多想，认真分析疾病发展治疗经过，遣方用药。（赤峰市阿鲁科尔沁旗中医医院金广辉医案，刘淑兰、米达辉整理）

（4）蛇串疮案（带状疱疹）

患者，男，40余岁，背部与乳房部皮肤阵发性针刺样疼痛1周，后发现背部生4个半水性比黄豆略小的淡红色疱疹，于2013年9月4日来我处就诊。其脉三部皆浮，左寸弱而沉，舌水滑，苔根部黄略厚，小便偏黄。近两周感冒，经点滴痊愈。

中医诊断：蛇串疮（湿邪结于肌表）。

西医诊断：带状疱疹。

治则：化气利湿，兼和解少阳。

处方：桂枝15g，白术10g，猪苓15g，茯苓12g，泽泻10g，柴胡10g，黄芩12g，生半夏12g，党参10g，生姜10g，大枣10g，炙甘草6g，丹皮12g。6剂，水煎服。

近日其带侄女来看胃病，言药后带状疱疹痊愈。

按语： 带状疱疹多为外感风邪治不得法，过用苦寒，邪不得去，郁结于肌表而成。遵仲景所论，"病在阳，应以汗解之"。若以冷灭之、灌之，其热被劫不得去，弥更益烦，肉上粟起。为太阳感冒误治成者，多采用五苓散加味治之；若为少阳感冒误治成

者，多用小柴胡汤加味治之，临床疗效皆佳。（鄂尔多斯市准格尔旗中蒙医院刘二亮医案）

第二节 猪苓汤

1.组成

猪苓（去皮）一两，茯苓一两，泽泻一两，阿胶一两，滑石（碎）一两。

上五味，以水四升，先煮四味，取二升，去滓，内阿胶烊消，温服七合，日三服。

2.方剂简介与条文

本方即五苓散去白术、桂枝，加阿胶、滑石而成。载于《伤寒论》第223条、第319条之下。原文第223条："若脉浮发热，渴欲饮水，小便不利者，猪苓汤主之。"第319条："少阴病，下利六七日，咳而呕渴，心烦不得眠者，猪苓汤主之。"指出本方用于阴虚水热互结证。方中猪苓、茯苓、泽泻甘淡渗泄以利水；滑石甘寒，既能清热，又能利水，一物而兼二任；阿胶为血肉有情之品，咸寒润下，育阴清热，对阴伤而有热者尤宜，体现了滋阴清热利水的治法。

3.研究进展

本方常用于治疗多种泌尿系统疾病、肝硬化腹水、小儿肠炎水泻、流行性出血热等属阴虚水热互结者。

4.医案选辑

（1）淋证案1（泌尿系感染）

刘某，女，64岁，2013年5月31日初诊。

3个月前无明显诱因出现茶色尿，伴小便涩痛、有烧灼感，腰酸痛。曾静点消炎药和口服中药汤剂治疗，尿涩痛、烧灼感减轻，但仍有血尿，为系统治疗来诊。现症见腰酸痛，小腹凉，尿涩痛，茶色尿，口干欲饮，舌红，苔薄黄，脉浮数。辅助检查：血常规正常，尿蛋白（－），尿糖（－），尿白细胞 4～6 个 /Hp，潜血（＋＋），红细胞 8～10 个 /Hp。

中医诊断：淋证（水热互结，热伤阴络）。

西医诊断：泌尿系感染。

治则：利水渗湿，清热育阴。

处方：猪苓 30g，茯苓 30g，泽泻 20g，滑石 15g，白芍 15g，阿胶 10g，黄柏 15g，金钱草 40g，乌药 15g，土茯苓 20g，附子 10g（先煎），干姜 5g，半夏 15g，黄芩 15g，茴香 10g。4 剂，水煎服，日 1 剂。

6 月 13 日二诊：药后诸症明显好转，但自觉牙龈痛，面部发热。上方去附子。4 剂，水煎服，日 1 剂。

6 月 19 日三诊：复查尿常规正常。一诊方去阿胶，加桂枝 15g。4 剂，水煎服，日 1 剂，巩固治疗。

按语： 猪苓汤是《伤寒论·阳明篇》中的方子，主治阳明病"脉浮发热，渴欲饮水，小便不利者"。《伤寒论·少阴病篇》第293 条云："少阴病八九日，一身手足尽热者，以热在膀胱，必便血也。"柯韵伯在注解此条时说："八九日，一身手足尽热者，是传太阳。轻则猪苓汤，重则黄连阿胶汤。"金广辉认为，这里说的"便血"即是尿血，是"热在膀胱"、脉络受损所致。膀胱和足太阳经相互络属，伤寒之邪传于少阴，化而为热，八九日后又传于太阳，移热于膀胱，所以临床上会出现尿血、尿涩、尿痛、烧灼感等膀胱湿热诸症。肾为水脏，水热互结，津液不得输布，则出现小便不利、口渴；腰酸痛、小腹凉乃肾阳不足所致，这也是寒邪入侵肾经的主要原因；太阳主表，则脉浮数。方中猪苓、茯苓、泽泻、滑石、阿胶为猪苓汤原方，利水渗湿，清热养阴；白芍、阿胶育阴清热，兼能止血；黄柏、金钱草、土茯苓、半夏、黄芩佐猪苓汤清热利水渗湿；乌药、附子、干姜、茴香温肾阳，以"少火生气"，增强膀胱气化功能。常规尿血辨证，不外虚实两端，虚者为脾不统血，肾气不固，阴虚火旺；实则下焦湿热。金广辉认为，此为常规，病入少阴之腑，临证中却是错综复杂的。少阴是水火之脏，易阴易阳，水火交炽，故而口干欲饮；尿血、尿频涩痛为热；小腹凉痛、手足凉为寒，特别是舌苔水滑，乃肾阳不振、寒邪之佐证，故治疗先寒热并施，后施少阴法每获良效。该患者为少阴阳虚，感寒后化热。热邪与肾水相结，逆传太阳，而致膀胱湿热，脉络受损，治疗上不但要清利湿热，还要追本溯源，加些温补肾阳的药物。药症相符，方证相随，立竿见影。回顾前法无效之因，实乃西医炎证思维作祟，故久治不愈。

金广辉认为，猪苓汤是《伤寒论》阳明篇和少阴病篇中的互用方，主治阳明病"脉浮发热，渴欲饮水，小便不利者"和"少阴病八九日，一身手足尽热者，以热在膀胱，必便血也"，具有利水渗湿、清热育阴之效，方证对应，故获奇效。经方之法乃万世不移之法，经方之用必须放到现代疾病谱中推而广之方能显真，才能显示经方之经久不衰的生命力。（赤峰市阿鲁科尔沁旗中医医院金广辉医案，刘淑兰、米达辉整理）

（2）淋证案2（泌尿系感染）

史某，女，32岁。尿痛、尿频、尿道烧灼10余天，伴小腹不适、腰酸心烦口渴等症。肌注抗生素先锋3天无效。尿常规有少量白细胞和红细胞。舌红，脉数。

中医诊断：淋证（水热互结，邪郁少阴，水气不化）。

西医诊断：泌尿系感染。

治则：宣通气机，化阴通腑，清热育阴。

处方：柴胡 12g，枳实 15g，白芍 20g，猪苓 20g，茯苓 20g，泽泻 20g，阿胶 10g（烊），连翘 20g，栀子 10g，滑石 20g，甘草 6g。4 剂，水煎服，日 1 剂。

药后痊愈。

按语：膀胱为六腑之一，以通为用。湿热蕴结于内时，阻碍膀胱之气周流，导致膀胱气机壅滞难行。气郁在内，横冲直撞，欲出不能，于是出现尿频、尿急；甚至冲破血络而出现血尿，所以治疗本病单纯的清热利湿解毒还不够，治疗热证之尿路感染采用四逆散合猪苓汤效果良好。运用四逆散乃效法前贤范中林的经验。猪苓汤是仲景用治淋证的专方，主要方证为小便不利，涩痛，尿血而渴、欲饮水。两方合用，能很快消除患者小腹窘迫和尿道刺激症状。余以前治疗湿热型尿路感染多以八正散投之，效失参半。自学习范师上法后，临床验证，确为此型尿路感染之良法！（鄂尔多斯市准格尔旗中蒙医院刘二亮医案）

（3）子淋案 1（肾盂肾炎）

徐某，女，26 岁，1986 年 2 月 15 日初诊。

妊娠 5 个月。10 天前，无明显诱因出现发热，体温 38.9℃，尿频、尿急、淋沥涩痛，在当地医院住院 5 天，给予抗感染治疗，效果不显，自动出院。为求进一步治疗，求治于金老。诊见发热，体温 38.5℃，不恶寒，渴喜冷饮，小便频急涩痛，小腹及腰部坠痛，舌质红，苔黄腻，脉滑数。尿常规检查：蛋白（+），白细胞（++），红细胞（+），颗粒管型（0～2），脓细胞（+）。血常规：白细胞 12.8×10^9/L，中性粒细胞 81%，淋巴细胞 9%，余（-）。

中医诊断：子淋（湿热下注）。

西医诊断：肾盂肾炎。

治则：清热利湿为主，佐以养血安胎。

处方：猪苓 15g，茯苓 15g，车前子 15g，金银花 15g，黄芩 15g，泽泻 10g，阿胶 10g，滑石 10g，川续断 10g，当归 10g，生地黄 20g。3 剂，水煎服，日 1 剂。

药后症状大减，体温降至正常（36.0℃），舌淡红，苔薄白，脉弦滑。

继续服上方治疗，于 3 月 12 日复查，血、尿常规均正常。

按语： 妊娠期间由于血养胎元，肾气亏耗，正不存内，邪气易干，致湿热内侵，蕴结膀胱而成此证。跟师金老学习观察，妊娠子淋必须坚持足够时间的治疗，一般疗程需 3～4 周，否则一损胎元，造成小产、早产；二贻误病情，致使脾胃虚弱，病势缠绵，较难医治。本患者前后治疗达 20 天乃愈，亦充分证明了这一点。（赤峰市阿鲁科尔沁旗中医医院金广辉医案，刘淑兰、米达辉整理）

（4）淋证案 2（糖尿病神经源性膀胱病）

金某，女，68 岁，2013 年 7 月 16 日初诊。

有糖尿病史 5 年，平素血糖 6.5～7mmol/L，未规律治疗，近两个月出现背凉痛、尿频尿痛、腿抽筋、上腭凉等症状，求治于 3 个医家，不能给出明确诊断，服药也未见效，今求诊于金老。自述心烦，上腭凉、背凉痛、腿抽筋、腰腿痛，夜间及天冷时加重，得温热则症状缓解，口不渴，饮水不多，尿涩尿频尿痛、色黄有味，时失眠。面色少华，发花白，舌淡红，苔薄白，脉沉。辅助检查：血常规正常；尿蛋白（+），尿糖（+），尿白细胞 5～6 个 /Hp；空腹血糖 6.6mmol/L。

中医诊断：淋证（肾阳虚衰，膀胱郁热）。

西医诊断：糖尿病神经源性膀胱病。

治则：温肾助阳，清热除湿。

处方：猪苓30g，茯苓皮15g，泽泻20g，滑石30g，阿胶15g，金钱草30g，黄柏15g，乌药15g，龙胆草10g，附子15g（先煎），白术20g，红参12g，白芍40g。5剂，水煎服，日1剂。

外用金氏仙蛇苦矾椒汤（此方宗《金匮要略》蛇床子散、狼牙汤加减而成）：仙鹤草30g，蛇床子30g，苦参30g，百部20g，白矾20g，川椒20g。煎汤洗外阴，日1剂，每剂用3次。

8月20日二诊：药后诸症明显好转，因口服汤剂不方便，故给予免煎中药口服：乌梅10g，细辛3g，肉桂3g，人参10g，附子6g，干姜6g，黄连5g，黄柏5g，藿香10g，牡蛎15g，半夏6g，砂仁3g，失笑散10g，丹参10g。上药混匀，用开水融化后口服，日1剂，分2～3次服。用上方1周后，背凉痛、尿频痛、腿抽筋及上腭凉等症状均消失。

按语： 此患者病至少阴，寒热互见，并非纯见寒化，亦非热化，而系寒热错杂，脏腑同病，即肾脏虚寒，膀胱郁热。《伤寒论》第304条："少阴病，得之一二日，口中和，其背恶寒者，当灸之，附子汤主之。"第305条："少阴病，身体痛，手足寒，骨节痛，脉沉者，附子汤主之。"第319条："少阴病，下利六七日，咳而呕渴，心烦不得眠者，猪苓汤主之。"第223条："阳明病……若脉浮发热，渴欲饮水，小便不利者，猪苓汤主之。"该患者饮水不多，口不渴，即是"口中和"；背凉痛、腿抽筋，与"背恶寒""身体痛""骨节痛"相一致；附子汤的主脉为沉，该患者的脉象也为沉。综上所述，患者脉症为附子汤所主。其病机是少阴阳虚、感寒后邪从寒化所致。背部及上腭部属于督脉，总督诸阳，阳虚寒侵，则背凉痛、腿抽筋、上腭凉；督脉与肾相连，肾与膀胱相表里，太阳膀胱经的底面是少阴肾经。今患者背凉、上腭凉、尿频，凉为寒，尿痛为热，属于寒热错杂证，所以用药时寒温并用。方中附子温真阳之本；人参回生气之源；乌药佐附子温阳，白芍敛阴缓急，舒筋止痛；白术健脾。患者除上述少阴寒化表现外，尚有尿频尿痛、色黄有味，舌红等膀胱湿热诸症，故加猪苓、茯苓皮、泽泻、滑石、金钱草、黄柏、龙胆草清热利湿，止尿痛；阿胶养血育阴润燥，兼清虚热。从发病部位和临床表现看，阳虚为本，故夜间和天冷时加重，得温热则症状缓解。外洗方为金广辉的经验方（苦参、蛇床子、百部、白矾、川椒、仙鹤草），泡洗坐浴，每剂用 3 次，日 1 次，主治下焦湿热引起的尿痛阴痒、白带增多等症。此病症状初识古怪，非有一定学识的人，无法遣方用药。如果熟读经典，常吟经论，临证时就能够辨证准确，方证相符，效如桴鼓。对此患者金广辉叹曰："治疗疑难怪症，不用经方不行呀。"

金广辉认为，本病证属肾阳虚衰，膀胱郁热；中医学认为是少阴寒热错杂，肾虚膀胱热；西医证属糖尿病神经源性膀胱病。治以温肾助阳，清热除湿，用附子汤、猪苓汤加减而愈。此病妇人多患，多为尿道综合征，不主张用消炎药，用上法常应手而效，可以放胆用之。（赤峰市阿鲁科尔沁旗中医医院金广辉医案，刘淑兰、米达辉整理）

（5）血淋案（输尿管结石）

李某，男，50 岁，2015 年 7 月 10 日初诊。

两个月前开始出现右侧腹痛、尿血，B 超检查提示，右侧输尿管有 0.5cm×0.3cm 结石阴影。

中医诊断：血淋。

西医诊断：输尿管结石。

治则：猪苓汤加减。

处方：猪苓 12g，茯苓 20g，泽泻 15g，滑石 20g（包煎），阿胶 9g（烊化）。7 剂，日 1 剂，水煎服。

药后血尿减少，仍小便短赤、涩痛，伴腰痛。复查泌尿系 B 超见结石位置未变，舌红，苔稍黄腻，脉滑数。

更服下方：金钱草 60g，滑石 15g，石韦 15g，车前子 15g，海金沙 15g，泽泻 20g，茯苓 30g，路路通 20g。7 剂，日 1 剂，水煎服。

药后结石排出，诸症状消失，病愈。

按语：该患者初为血尿，以经方猪苓汤服后血尿缓解，但结石仍未排出，据证治以清热、利石、通淋后结石最终排出。本人经验以金钱草为主药，且剂量可逐渐加大，最大剂量可加至每剂 120g，这样效果更为明显。（鄂尔多斯市准格尔旗中蒙医院刘文壅医案）

第四章
下瘀血汤类方

第一节 桃核承气汤

1. 组成

桃仁（去皮尖）五十个，大黄四两，桂枝（去皮）二两，甘草（炙）二两，芒硝二两。

上五味，以水七升，煮取二升半，去滓，内芒硝，更上火微沸，下火，先食温服五合，日三服。当微利。

2. 方剂简介与条文

本方即调胃承气汤加桃仁、桂枝。载于106条之下。原文第106条："太阳病不解，热结膀胱，其人如狂，血自下，下者愈。其外不解者，尚未可攻，当先解其外，外解已，但少腹急结者，乃可攻之，宜桃核承气汤。"指出本方用于太阳蓄血轻症。方中桃仁活血化瘀为主药；桂枝温通经脉，辛散血结，助桃仁活血之功；大黄苦寒，清泄热邪，祛瘀生新；芒硝咸寒，软坚散结；炙甘草调和诸药，共为泄热逐瘀轻剂。全方体现了活血化瘀、通下祛瘀治法。

3. 研究进展

本方常用于：①流行性出血热少尿期，较多出现蓄血证，用本方清化郁热疗效较好。蓄血证见于急性盆腔炎、反复发作的慢性肾盂肾炎。②妇科各症：如产后发狂、产后阴道血肿、产后恶露不尽、胎盘残留、痛经、子宫肌瘤、亚急性盆腔炎等症。③内科疾病：多见于精神分裂症、脑外伤后遗症、实热性中风、粘连性肠梗阻、肺结核咯血、糖尿病、过敏性紫癜等症。本方不仅能治疗瘀血，也能治疗出血；不仅能治疗少腹部位的病证，也能治疗全身各处的病证；既能治疗慢性疾病，也能治疗急重病证；既能治疗郁热互结之证，也能治疗单纯的瘀血停留。异病同治，其基本病机为瘀血，出血一定由瘀血所致才能使用本方。

4. 医案选辑

经闭案

乔某，女，23 岁，2015 年 3 月 21 日就诊。

自述闭经 1 年余，伴小腹痛。时觉乏力，眠差，烦躁异常，大便时而干燥，经妇科相关检查未见异常。患者面色晦暗，口唇紫暗不润，舌淡暗，苔腻，脉沉弦。

中医诊断：闭经（瘀血结聚于胞宫）。

治则：活血化瘀通经。

处方：桃仁 15g，熟大黄 9g，甘草 3g，芒硝 9g，桂枝 12g，香附 12g，益母草 12g，败酱草 12g。4 剂，水煎服，日 1 剂。

二诊：药后月经来潮，嘱 25 天后再服 4 剂。

按上方服后月经又来潮，之后月经正常。

按语：患者月经停闭，小腹痛，便秘，神志异常，拟为膀胱蓄血证，用桃核承气汤加减。方中桃仁苦平，活血化瘀；大黄苦寒，泄热逐瘀；芒硝咸寒，直入血分，泄热软坚；桂枝既能温通血脉，又可辛温反佐，以防大黄、芒硝过寒凝血；甘草调和药物，保护胃气；佐以香附、益母草、败酱草活血化瘀。全方泄热化瘀，治疗蓄血证之轻症疗效显著。（内蒙古医科大学中医学院任存霞医案）

第二节　抵当汤（丸）

1．组成

抵当汤方：水蛭（熬）三十个，虻虫（去翅足，熬）三十个，桃仁（去皮尖）二十个，大黄（酒洗）三两。

上四味，以水五升，煮取三升，去滓，温服一升。不下，更服。

抵当丸方：水蛭（熬）二十个，虻虫（去翅足，熬）二十个，桃仁（去皮尖）二十五个，大黄三两。

上四味，捣分四丸，以水一升，煮一丸，取七合服之。晬时当下血，若不下者更服。

2．方剂简介与条文

抵当汤由水蛭、虻虫、桃仁、大黄4味药组成。载于第124条之下，并在第237条复出，全书共有4条原文论述本方的使用。第124条云："太阳病六七日，表证仍在，脉微而沉，反不结胸。其人发狂者，以热在下焦，少腹当硬满；小便自利者，下血乃愈。所以然者，以太阳随经，郁热在里故也，抵当汤主之。"第125条云："太阳病，身黄，脉沉结，少腹硬，小便不利者，为无血也；小便自利，其人如狂者，血证谛也，抵当汤主之。"指出本方可用于：①蓄血的急重症。②蓄血发黄证。方中大黄、桃仁为植物药，大黄可入血分，泄热逐瘀，推陈致新；桃仁活血化瘀以滑利。水蛭、虻虫为虫类药，药性峻猛，善破瘀积恶血。四物相合，可谓集活血化瘀之大成，为破血逐瘀之峻剂，体现了破血逐瘀的治法。

抵当丸即抵当汤改汤为丸。载于第126条之下。原文："伤寒有热少腹满，应小便不利，今反利者，为有血也，当下之，不可余药，宜抵当丸。"指出抵当丸用于蓄血缓证，体现了缓攻瘀血的治法。

3. 研究进展

根据抵当汤破血逐瘀的特点，现代多用此方治疗缺血性中风、栓塞性静脉炎、子宫肌瘤、增生性骨结核、肠息肉、慢性前列腺炎、急性尿潴留等，以少腹急结或硬满疼痛，如狂发狂或健忘、小便自利、舌紫暗、脉沉涩或沉结为辨证要点。

根据抵当丸破血逐瘀的特点，现代多用此方治疗晚期血吸虫病（伴肝脾大）、肝硬化、结核性胸膜炎、结核性腹膜炎、卵巢囊肿、子宫肌瘤等，以少腹硬满、小便利或发狂、舌质紫暗、脉沉涩或沉结为辨证要点。

4. 医案选辑

痛经案

赵某，女，42 岁，2016 年 2 月 12 日初诊。

自诉痛经 23 年，自有月经开始就痛经，但可以忍受。近 3 年每次来月经时伴右下腹剧烈疼痛，自行口服曲马多片止痛。近 3 个月月经时口服曲马多片等止痛效果常不佳，常常来月经后急诊，医院给予肌注杜冷丁止痛。两周前医院诊为子宫肌瘤，预约两周后宫腔镜治疗，但患者 3 日后就来月经，心中恐惧痛经，经朋友介绍来诊。自述因腹痛剧烈，经前常恐惧异常，有"抓狂"的感觉。每次月经色暗红、有块，周期正常，经后腹痛消失；伴口渴，喜冷饮，小便黄，时便秘，舌红，苔黄，脉沉涩有力。

中医诊断：痛经（抵当汤证）。

处方：烫水蛭 6g，酒大黄 9g，桃仁 9g，土鳖虫 6g，醋五灵脂 6g，当归 30g，红花 9g，牛膝 30g，川芎 9g，制没药 6g。

以上中药均为一方药业提取的中药颗粒。3 剂，开水冲后温服。

1 周后患者微信告知，上次来月经没有腹痛。

按语： 患者方中本应使用虻虫，但药房不备此药，故用土鳖虫＋醋五灵脂代替。《伤寒论》第 124 条云："太阳病六七日，表证仍在，脉微而沉，反不结胸。其人发狂者，以热在下焦，少腹当硬满；小便自利者，下血乃愈。所以然者，以太阳随经，郁热在里故也，抵当汤主之。" 从条文中我们知道，抵当汤证的临床表现应包括四个方面：①精神异常，狂躁不安。②下腹部急满硬痛，按之腹中有硬块。③大便秘结或下黑便，或身有黄疸，月经不调。④舌质紫绛，脉沉结或沉涩。该患者月经期腹痛剧烈且经色暗红、有块，经后腹痛结束，说明体内有瘀血存在；患者经前常恐惧，有"抓狂"的感觉，与经文中"其人发狂"类似，故用抵当汤加减治疗有效。（内蒙古 356 武警医院黄永凯医案）

第五章
泻心汤类方

第一节　大黄黄连泻心汤

1. 组成

大黄二两，黄连一两。

上二味，以麻沸汤二升渍之，须臾绞去滓。分温再服。

2. 方剂简介与条文

载于《伤寒论》第154条和164条。第154条："心下痞，按之濡，其脉关上浮者，大黄黄连泻心汤主之。"第164条："伤寒大下后，复发汗，心下痞，恶寒者，表未解也，不可攻痞，当先解表，表解乃可攻痞，解表宜桂枝汤，攻痞宜大黄黄连泻心汤。"指出本方可用于热痞的证治。《伤寒论》载本方仅大黄、黄连二味药，林亿于方后加注云："臣亿等看详大黄黄连泻心汤，诸本皆二味；又后附子泻心汤，用大黄、黄连、黄芩、附子，恐是前方中亦有黄芩，后但加附子也。故后云附子泻心汤。本云：加附子也。"又《千金翼方》注云："此方本有黄芩。"说明本方应有黄芩，以使其泄热消痞之力更强。本方又名三黄泻心汤。方中大黄泄热和胃；黄连泻心胃之火。黄芩泻中焦实火，三者合用，邪热得除，气机流畅，则痞闷自消。

3. 后世衍化之方

后世《外台秘要》所载黄连解毒汤，组成为黄连、黄芩、黄柏、栀子，用于治疗三焦火毒热盛证。大黄黄连泻心汤与黄连解毒汤同为泻火解毒之方，但黄连解毒汤中加入大黄以加强泄热降火之功，即所谓"以泻代清"；黄连解毒汤为苦寒直折火毒之剂，可导泻三焦火热下行。

4. 研究进展

大黄黄连泻心汤是一首清泻实火的方剂，历代医家应用甚广，凡属邪热实火诸症，无论各科均可应用。现代多用此方治疗口腔溃疡、急性咽炎、急性胃炎、胆囊炎、三叉神经痛等偏于阳明胃经有热者，血热引起的各种出血如咯血、吐血、衄血等，以及眼科疾患、皮肤病及亢奋性精神病等。脑出血、脑溢血发作之后，或发作后相当时间亦可用之。

5. 医案选辑

（1）眼衄案

吴某，男，61 岁，1987 年 3 月 9 日初诊。

患高血压病 10 余年，1986 年 11 月 3 日无明显外因下突然出现视物不清，当时没有头痛头晕等不适，视力下降后较稳定，第 6 天在 309 医院就诊，诊为视网膜动脉硬化，左眼底出血，给予止血敏、安络血、维生素 C、维生素 E、芦丁、安妥碘等药物治疗，症状未见明显改善。1986 年 12 月 29 日到中国中医科学院西苑医院就诊，查左眼视乳头边不清，视网膜大量出血，诊为高血压眼底动脉硬化、左眼中央静脉全阻塞。遂服中药十余剂，初服效果较好，又带方回家常服，观其方乃平肝潜阳、凉血止血、活血利湿之药组成（生地黄、丹皮、黄芩炭、当归、红花、地榆、川芎、丹参、茺蔚子、炒车前、泽泻、茯苓、钩藤、菊花、汉防己、石决明）。1987 年 2 月病情加重，自服西药降压片、止血药等不效，遂来本院五官科检查，诊断同前，于 3 月 9

日来我处治疗，同时停用西药。症见眼前视物不清，仅有手动感，头痛眩晕，心烦易怒，口干不渴，小便黄，大便正常，形体消瘦，面色不荣，神情急躁，舌红，苔白腻，两脉弦缓。血压170/110mmHg。

中医诊断：眼衄（阴虚阳亢，气血郁闭，脉络阻塞，虚实夹杂）。

西医诊断：原发性高血压病；眼底出血；左眼中央静脉全阻塞。

治则：凉血活血，平肝潜阳，益气止血，标本同治。

处方：大黄15g，栀子10g，黄连8g，天麻18g，钩藤30g，石决明20g（先煎），牛膝20g，益母草25g，杜仲20g，黄芪25g，茯苓15g，丹参20g，三七粉5g（冲服）。2剂，日1剂，水煎服。

二诊：药后血压降至130/80mmHg。视物清楚。守方服29剂。

5月6日查眼底出血已止，视乳头清楚可见，左眼视力上升开至0.2，血压正常，为巩固疗效，守方继服两个月。

按语： 眼底出血属目前眼科难治疾病之一。本例眼底出血达5个月之久，采用仲景泻心汤为主，配以减味天麻钩藤饮，佐以活血止血益气之品治疗。患者素有高血压动脉硬化史，乃阴虚阳亢之体，又突发中央静脉全阻塞，为气血郁闭，脉络阻塞，故治宜标本同治，方药主用泻心汤。其实受唐容川之启发，《血证论》将泻心汤列为诸方之首。其在"目衄门"又云："阳明之脉绕络于目，故凡治目，多治阳明。吾尝观《审视瑶函》外障目翳诸方，共一百零，而用大黄者七十余方，可知泻阳明胃经之热是治目疾一大法门，治目衄者可类推。"再辅以减味天麻钩藤饮，佐以活血止血益气之品，诸药合用，标本兼顾，则有凉血活血、平肝潜阳、益气止血之效，故疗效满意。（赤峰市阿鲁科尔沁旗中

医医院金广辉医案）

（2）呕血案

王某，女，14岁，1987年10月初诊。

家人代述，患者有胃痛病史3年，1986年6月14日因胃痛、上消化道出血，在门诊服中药治愈。此次发病始于1日前，因吃胡萝卜过多复发。初即胃痛，次日恶心呕血，每日2～3次，每次150mL左右，色暗，伴有胃内容物，时吐出漆黑色血块，当日排黑紫色便1次，在乡卫生院对症输液治疗两日不效，故求治于金老。刻诊：精神差，面色㿠白无华，恶心呕吐，吐出物为咖啡色胃内容物，日2～3次，每次约100mL，大便近两日未行，胃脘部压痛无反跳痛，未触及包块，舌淡，苔黄腻，脉弱。

中医诊断：呕血（食积化热，迫血妄行）。

西医诊断：上消化道出血。

治则：清胃泻火，凉血止血。

处方：大黄8g，黄连4g，白及8g，半夏4g，赤芍8g，乌贼骨6g。1剂，水煎，分3次服。针刺内关、中脘、天枢、足三里。

当晚服药未吐，次晨即解大便，便色漆黑。又守方继服5剂，症状皆消，便潜血阴性。后用保和丸、养胃汤加减善后调理，随访病痊愈。

按语： 泻心汤出自《伤寒论》，但《金匮要略·惊悸吐衄下血胸满瘀血病》亦有此汤，如第17条："心气不足，吐血、衄血，泻心汤主之。"方由大黄、黄连、黄芩三味药组成，两书中的煎熬及服法不同，可以互参，主要功能泻三焦之火，可用于邪火内炽、迫血妄行之吐血、衄血。现代研究显示，本方具有抑制血小板凝集、抗凝血作用。本案患者有胃痛史3年，此次发病因进食过多，难以消化，积于胃内，化热伤络，迫血妄行而致呕血、便血，病在中下二焦，用黄连之苦清中焦郁热，大黄通泻下焦之火，白及、半夏、乌贼骨、赤芍止血活血，降逆止呕，抑酸止痛。药后立竿见影，热去吐止而不留瘀。

金广辉认为，上消化道出血一症常因恣食生冷辛辣、香燥油腻及不易消化之品，或嗜酒无度，致燥热蕴积胃肠，造成热伤胃络，且来势较急；若劳倦过度或久病中气受损，致脾失统血之职，则来势较缓；亦有因胃病迁延日久屡治不愈者，致成瘀血阻滞。本人在治疗上均以泻心汤据症加减，胃热伤络者以泻心汤为主加茜草、地榆、赤芍、大贝母、甘草，或单服大黄粉 5g；脾失统血者加黄芪、白术、白及、乌贼骨；瘀血者加三七粉、当归、赤芍、大黄炭（制存性）。上消化道出血一症必有热有瘀，须早投大黄清热通腑，化瘀止血，切勿早投益气摄血之品，以免闭门留寇。我按上法治疗该病均获效验。（赤峰市阿鲁科尔沁旗中医医院金广辉医案，刘淑兰、米达辉整理）

第二节　附子泻心汤

1. 组成

大黄二两，黄连一两，黄芩一两，附子一枚（炮，去皮破，别煮取汁）。

上四味，切三味，以麻沸汤二升渍之，须臾绞去滓，内附子汁，分温再服。

2. 方剂简介与条文

本方载于《伤寒论》第 155 条。云"心下痞，而复恶寒汗出者，附子泻心汤主之"，是论述热痞兼阳虚的证治。方用大黄、黄连、黄芩之苦寒清泻上部之邪热，附子之辛热温经复阳固表。方中大温大热的附子与大苦大寒的大黄、黄连、黄芩相配，寒温并用，补泻兼施，是一种特殊的配伍方法，类似的配伍方剂还有《金匮要略》的大黄附子汤。其能泄热消痞，扶阳固表。有三黄泻心汤之证，以恶寒为主症者用之。

3. 研究进展

现代临床上，本方常用于治疗急慢性胃炎、肠炎、消化性溃疡、神经性头痛、各类出血等。研究者认为，只要临床表现为脘腹痞满甚者疼痛、形寒肢冷、恶心呕吐、大便不调、心烦口干、自汗出、食欲不振、神疲乏力、舌淡或红、苔白或黄、脉沉细数或沉弦，病机符合本虚标实、寒热错杂者，无论何种病证皆用之。

4. 医案选辑

喉痹案

患者，男，57 岁，2015 年 8 月 13 日初诊。

咽干痛，伴咽部异物感 3 月余。患者平素咽喉干痛，呈烧灼样，自服咽炎片、银黄含化片等乏效。症见咽痛、烧灼样感，眠差，易惊醒，口微苦，纳差，伴胃脘怕凉，温按痛减，便溏。查：咽后壁淋巴滤泡增生、充血。电子喉内镜示：会厌卷曲、抬举可，杓间区水肿，声带及室带呈慢性充血水肿，梨状窝未见新生物。舌淡，苔薄白，脉沉细。

中医诊断：喉痹（上热下寒证）。

西医诊断：慢性咽喉炎。

治则：清上温下，健脾补中。

处方：黄连 3g，干姜 12g，党参 12g，生白术 12g，炙甘草 9g，炮附子 9g，砂仁 12g（后下），补骨脂 18g。4 剂，每日 1 剂，水煎服。

8月19二诊：自诉当晚即安然入睡，未见惊醒，咽痛明显改善。服完4剂，大便基本成形、每日1～2次，胃部怕凉亦减轻，偶尔胃部反酸。

上方加吴茱萸6g（水洗），继服4剂，后未再复诊。

按语：慢性咽喉炎为咽部黏膜、黏膜下及淋巴组织的弥漫性炎症，具有病程长、症状顽固、较难治愈的特点，多因炎性分泌物反复刺激咽部引起。临证时注意观察咽喉黏膜色泽有利于明辨寒热。若咽黏膜水肿明显而无明显充血多为寒证；若咽黏膜充血红肿且干燥多为热证；若杓间区水肿多为脾胃虚寒。古人言："咽喉者，脾胃之候也。"本证患者咽部烧灼样疼痛，眠差，易惊，伴胃寒，溏泄，上热下寒证明了，故予附子泻心汤清上温下，合理中汤温中健脾而收全功。（内蒙古自治区中医医院郑伟医案）

第三节　半夏泻心汤

1. 组成

半夏（洗）半升，黄芩三两，干姜三两，人参三两，甘草（炙）三两，黄连一两，大枣（擘）十二枚。

上七味，以水一斗，煮取六升，去滓，再煎取三升，温服一升，日三服。

2. 方剂简介与条文

本方载于《伤寒论》第149条："伤寒五六日，呕而发热者，柴胡汤证具，而以他药下之，柴胡证仍在者，复与柴胡汤。此虽已下之，不为逆，必蒸蒸而振，却发热汗出而解。若心下满而鞕痛者，此为结胸也，大陷胸汤主之；但满而不痛者，此为痞，柴胡不中与之，宜半夏泻心汤。"本条主要论述少阳证、大结胸证和痞证的因果关系。半夏泻心汤以黄连为君，黄芩为臣，降阳而升阴也。半夏味辛温，干姜味辛热。散痞者必以辛为助，故以半夏、干姜为佐，以分阴而行阳也。甘草味甘平，大枣味甘温，人参味甘温，和中以消痞。全方寒温并用，辛开苦降，攻补兼施，阴阳并调，是为和解之剂。

3. 研究进展

本方寒热并用，升降协调，是治疗中焦脾胃升降失常之代表性方剂之一。现代研究显示，本方具有健胃止呕、抗菌消炎、抗病毒、解痉止痛、强壮身体等综合作用。本方临床运用最多者属消化系统疾病，如浅表性胃炎、消化性溃疡、肠源性紫癜、贲门痉挛、胃肠神经官能症、上消化道出血等，用本方化裁治疗，效果良好。有研究者总结本方治疗胃肠系统疾患的经验，对于胃肠道炎症和纠正胃肠功能紊乱等具有一定的价值。

4. 医案选辑

（1）胃脘痛案1

管某，男，55岁，2015年6月4日初诊。

1个月前饱食受凉后出现胃脘胀痛不适，间断服用奥美拉唑、藿香正气水等药，效果不显。5日前因天气变化，胃脘胀痛不适症状加重，特慕名来诊。发病以来精神一般，食欲差，小便尚可，大便完谷不化。刻下症：胃脘胀痛，上腹痞满，口干，干哕恶心，呕吐白沫，大便完谷不化，舌红，苔黄腻，脉缓。

中医诊断：胃脘痛（寒热错杂，痞塞不通）。

治则：辛开苦降，和胃止痛。

处方：半夏15g，党参15g，黄芩9g，黄连3g，干姜12g，枳实9g，苍术12g，瓦楞子15g，鸡内金15g，神曲12g，陈皮

30g，醋五灵脂9g，炙甘草6g，大枣9g。5剂，免煎剂。

6月10日二诊：药后症状明显好转，食欲、精神转佳。继服上药7剂，并嘱其注意精神、饮食调摄，以收全功。

按语：辨六经：患者因饱食受凉后出现胃脘胀痛不适，迁延日久不愈，造成里虚胃寒夹食。里虚胃寒故心下痞；里虚胃寒，水饮内生，故食欲差；水饮下注，则大便完谷不化；水饮郁而化热上泛，则干哕恶心，呕吐白沫；饮郁化热，津不上承，故口干；舌红、苔黄腻为上有热；脉缓为胃虚之脉。综观脉证，为厥阴病上热下寒证。辨方证：《伤寒论》第149条云："伤寒五六日，呕而发热者，柴胡汤证具，而以他药下之，柴胡证仍在者，复与柴胡汤。此虽已下之，不为逆，必蒸蒸而振，却发热汗出而解。若心下满而硬痛者，此为结胸也，大陷胸汤主之；但满而不痛者，此为痞，柴胡不中与之，宜半夏泻心汤。"《金匮要略·呕吐哕下利病》第10条云："呕而肠鸣，心下痞者，半夏泻心汤主之。"

半夏泻心汤主治厥阴病证。辨证要点：上热下寒因见呕而肠鸣、心下痞硬者。本患者兼有积食，且消化不良，符合鸡内金、神曲、枳实、瓦楞子的药征，故辨方证为半夏泻心汤加枳实瓦楞子鸡内金神曲证。半夏泻心汤方证常见于急慢性胃肠炎、肠功能紊乱等症。方中半夏、干姜温阳建中，逐饮止呕；黄芩、黄连解热而止利。饮留邪聚均因胃气不振，故补之以人参，和之以草、枣，治邪在半表半里阴证的上热下寒、寒热错杂证。本患者胃痛病程长，已呈寒热错杂、虚实夹杂之证，故用半夏泻心汤清上温下除痞；加枳实、苍术、陈皮，暗合枳术丸，理气消胀，健脾化饮；瓦楞子制胃酸；鸡内金、神曲健脾消食；因病久必瘀，故加五灵脂配党参，益气活血祛瘀，此为治疗胃病极好的药对。二诊时症状明显好转，继服上药善后。（乌拉特前旗蒙中医医院刘永

军医案，李俊明整理）

（2）胃脘痛案2

徐某，女，49岁，2011年7月5日初诊。

2年前出现胃脘部疼痛，伴嗳气、烧心、反酸等，经中医治疗后好转。近3个月因受凉，病情复发且加重，并伴腹泻，遂求治于米老。症见胃痛，嗳气，烧心，反酸，纳食不香，腹痛，腹泻，日大便3～4次，白带量多，神疲乏力，寐差，梦多。近日在医院做胃镜示：浅表性胃炎、胃窦炎、十二指肠球部溃疡、HP（＋）。妇科检查示：阴道炎。舌红、中裂、边齿痕，苔黄少津，脉沉细缓弦、寸关显。

中医诊断：胃脘痛；泄泻（脾胃虚弱，中焦寒热错杂，气机升降失司）。

西医诊断：浅表性胃炎；胃窦炎；十二指肠球部溃疡。

治则：健脾和胃，平调寒热。

处方：半夏10g，川黄连4g，太子参15g，炙甘草6g，白芍15g，代赭石15g，煅瓦楞子15g，乌梅12g，白术10g，焦三仙各15g，夜交藤25g，延胡索10g。7剂，水煎服，日1剂。

7月13日二诊：胃痛消失，嗳气、烧心、反酸明显减轻，饮食稍增加，仍腹痛、腹泻、寐差，近日白带量多。

上方加薏苡仁15g，白果10g，芡实15g。7剂，水煎服，日1剂。

7月21日三诊：嗳气、烧心、反酸消失，腹痛减轻，大便日2～3次，白带量减少，睡眠好转。

上方去代赭石、煅瓦楞。7剂，日1剂，水煎服。

8月9日四诊：药后诸症基本不显，仍服上方7剂巩固疗效。

按语：本例患者乃脾胃亏虚，中焦寒热错杂，痞塞气机致脾胃之升降失常而作。因脾胃虚弱，纳减运迟致饮食无味，神疲乏力；中焦郁热，胃气不降，气机失畅则胃痛、嗳气、烧心、反酸；脾虚受寒，清阳不升，运化失职，水谷不化，气机不畅则腹痛、腹泻；脾虚有湿则带下量多。脾胃虚，气血生化乏源，心失所养，神不安其宅，故寐差、梦多；舌红、中裂、边齿痕，苔黄少津乃中虚有热之象；脉沉细弦缓乃阳气不足、气血亏虚、气机不畅之征。治以半夏泻心汤加减。方中半夏辛开和胃；黄连苦寒降逆；太子参、白术、炙甘草健脾益气；白芍配炙甘草，缓急止痛；焦三仙健脾助运；加代赭石、煅瓦楞降逆制酸；乌梅止泻；延胡索理气止痛；夜交藤养心安神。二诊加薏苡仁、白果、芡实均为健脾除湿止泻、止带之品。全方温清并用，辛开苦降，使脾气得升，胃气得降，则湿浊得除，气机通畅。脾胃调和，升降有序，则胃痛、腹痛、腹泻等症状消失。（内蒙古医科大学中医学院米子良医案，麻春杰整理）

（3）胃脘痛案3

王某，男，44岁，2007年11月16日初诊。

两年前做生意操劳过度，以及饮食无规律和频繁饮酒，出现胃胀、胃痛、呃逆等症状。曾自服奥美拉唑、胃必治等胃药，症状减轻，但经常反复发作。曾去医院做胃镜检查示：浅表性胃炎伴萎缩性胃炎，HP（++）。经治疗，好转近半年。近日因天气转冷上述症状又现，并较前加重，经朋友介绍找米老求治。症见胃脘部胀痛、反酸、嗳气、食少纳差、体倦乏力，饮酒和进凉食后加重。舌淡、边有齿痕，苔薄白，脉沉细弦缓。

中医诊断：胃脘痛（脾胃虚弱，中焦寒热错杂）。

西医诊断：浅表性胃炎伴萎缩性胃炎。

治则：补气健脾和胃，平调寒热。

处方：半夏10g，黄连3g，干姜5g，太子参12g，炙甘草

6g，白术 10g，茯苓 15g，木香 8g，砂仁 6g，川厚朴 8g，延胡索 10g，煅瓦楞 15g，旋覆花 15g（包煎），焦三仙各 12g。6 剂，水煎服，每日 1 剂。

11 月 23 日二诊：药后胃痛、反酸、嗳气均减轻，饮食增加，仍感胃胀，以下午为甚。继服上方 6 剂。

11 月 30 日三诊：药后诸症悉平。上方去旋覆花，继服 6 剂巩固疗效。

按语： 脾胃同居中焦。胃主受纳以降为和，脾主运化以升为用，胃气不得和降则气机不畅，受纳无权，故出现胃痛、胃胀、嗳气、食少纳差、呕恶等症；脾气不能升清则运化无力，四肢不用而现体倦乏力，食入不消甚则泄泻。然脾为阴土得阳始运，而喜刚燥；胃为阳土得阴自安，"而喜柔润"。一脏一腑，一阴一阳，一升一降，二者相反相成，协同完成饮食的消化吸收，故脾胃同病常表现为寒热错杂、虚实并见、气机升降失常之症。

此患者操劳过度，饮食不节，伤及脾胃，致使脾胃虚弱运化无力，受纳功能下降，加之经常饮酒，湿热内生，阻滞气机，故诸症作矣。米子良以半夏泻心汤调其寒热升降；香砂六君子促进中焦运化，脾胃同治，寒热并施；并以煅瓦楞子、旋覆花、延胡索、川厚朴等治酸止痛，降气消积，故而获效。（内蒙古医科大学中医学院米子良医案，麻春杰整理）

（4）胃脘痛案 4

洪某，男，32 岁，2012 年 3 月 25 日初诊。

10 余年前因过食生冷出现胃脘部疼痛不适。其后每因受凉或食用辛辣食物诱发。近 3 个月来频繁发作并加重，疼痛以饭后或空腹为甚，间断服奥美拉唑可缓解，未予系统诊治。此次因饮酒、受凉后胃脘疼痛剧烈，自服上药缓解不明显，遂来就诊。症见胃脘灼痛拒按、饱胀，恶心泛酸，嘈杂纳呆，口干口苦，大便干结，小便黄，舌淡红，脉沉。胃镜检查：十二指肠壶腹部溃疡（A_1期），HP（++）。

中医诊断：胃脘痛（寒热错杂，胃气失和）。

西医诊断：十二指肠壶腹部溃疡。

治则：辛开苦降，和胃止痛。

处方：半夏6g，黄芩10g，黄连4g，党参15g，白芍10g，炙甘草5g，厚朴10g，焦三仙各10g，白及10g，煅瓦楞子12g，延胡索10g。7剂，水煎服，日2次，日1剂。嘱禁食辛辣，注意保暖。

4月6日二诊：药后胃痛次数减少，疼痛减轻，口干口苦不明显，饱胀感消失。上方去厚朴。7剂，水煎服，日2次，日1剂。

三诊：胃痛止，余症基本消失，纳食、二便正常。为巩固疗效，嘱继服上方7剂。随访半年未发。

按语：该患者胃脘部疼痛、不适10余年。就诊时胃脘部疼痛伴嘈杂、泛酸，饭后、空腹时为甚，有轻微压痛，便干，尿黄，舌淡红，脉沉。因病程较长，病理变化比较复杂，易形成虚实夹杂、寒热错杂之证。辨证中把握虚、实、寒、热并见的病理关键，饭后痛多属实，空腹痛多属虚，饭后或空腹时症状明显乃虚实并见；口干口苦、嘈杂、泛酸为胃有郁热；舌淡、苔薄白、脉象沉为脾胃有寒之象。故本案是因寒热错杂、胃气郁滞、失于和降、不通则痛而致。证属寒热错杂，治以辛开苦降，以平调寒热，燮理升降，和胃止痛。采用半夏泻心汤加减治疗。方中半夏辛开而温，以散脾气之寒；黄连、黄芩苦泻而寒，以降胃气之热郁；党参益气和中；厚朴理脾行气宽中，调畅气机，具有恢复中焦气机不利、升降失常之功；白及、煅瓦楞子收敛制酸，生肌愈瘀；甘草补中益气，与白芍相伍，缓急止痛；加延胡索增强理气活血止痛之效；用焦三仙促进消化，防积滞。诸药合用，共奏辛开苦降、和胃止痛之功。（内蒙古医科大学中医学院麻春杰医案）

（5）胃脘痛案5

茂某，男，44岁，2016年5月22日初诊。

自述近1周胃胀、食后不消化，时而烧心疼痛，大便三四天1次，苔略腻，脉滑。

中医诊断：胃脘痛（脾虚气滞）。

治法：辛开苦降，消痞除满。

处方：制半夏10g，黄连6g，黄芩10g，党参8g，丹参10g，生姜6片，大枣1枚（切），甘草4g，乌贼骨15g（先煎），煅瓦楞子15g（先煎），炒鸡内金10g，威灵仙15g，蒲公英15g，木香10g，苏梗10g，炒灵脂10g，炒蒲黄8g(包煎)。5剂，水煎服，日1剂。

5月29日二诊：药后胃胀减轻，进食不当则痛，无饥饿感，大便3天1次，晨起口苦，苔腻浊，脉滑弦。仍以半夏泻心汤加减。上方去乌贼骨、煅瓦楞、炒内金、威灵仙，加茵陈12g，柴胡8g，枳实10g。5剂，水煎服，日1剂。

6月26日三诊：药后胃痛胀、大便不畅等症缓解，苔白燥，脉弦滑沉。效不更方，二诊方制半夏改姜半夏，加炒白芍12g，焦神曲12g，再服5剂，巩固疗效。

按语：本病病机乃脾虚失运，气机阻滞，故胃胀、食不消化、烧心且苔腻，有热有寒，符合寒热错杂之痞证病机。药用半夏泻心汤加减。方中乌贼骨、煅瓦楞制酸止痛；威灵仙、炒内金健胃消食；木香、苏梗行气止痛；气为血帅，气滞必影响到血行，故用蒲黄、五灵脂即失笑散养心活血，化瘀止痛；现代研究显示，蒲公英有抑菌作用；用生姜乃生用发散，散体内停聚之饮。诸药配合，使气机调畅，脾复正常运化功能，诸症减轻。（内蒙古医科大学中医学院王乐平医案，丁鑫整理）

（6）泄泻案

梁某，男，63 岁，2006 年 2 月 13 日初诊。

自述胆结石术后大便稀、次数多 1 月余。症见大便稀、每日 4～6 次，肠鸣，腹胀，遇凉加重，纳少，腰困痛，汗出，舌红，苔黄厚，脉弦细关大。

中医诊断：泄泻（寒热错杂）。

西医诊断：胆结石术后泄泻。

治法：平调寒热，健脾助阳，化湿止泻。

处方：半夏 8g，川黄连 5g，黄芩 10g，太子参 10g，白芍 15g，炙甘草 10g，续断 15g，仙灵脾 15g，山茱萸 15g，防风 10g，焦三仙各 15g，马齿苋 15g，厚朴 10g，诃子 10g，蒲公英 6g。4 剂，水煎服，日 1 剂。

2 月 17 日二诊：药后诸症减轻。上方加木香 6g，乌梅 10g，厚肠止泻。3 剂，水煎服，日 1 剂。

2 月 20 日三诊：诸症缓解，日泻 2～3 次。守法，加葛根 10g。6 剂，水煎服，日 1 剂。

2 月 27 日四诊：大便每日 1 次、尚不成形，睡眠欠佳。三诊方去仙灵脾，加夜交藤 20g 以安神。4 剂，水煎服，日 1 剂。

3 月 3 日五诊：大便日 1 次、已成形，昨日肠鸣，余无不适。守方 6 剂，水煎服，日 1 剂。后反馈痊愈。

按语：胆结石术后引起的泄泻乃术后出现的功能紊乱性证候，与普通内科的泄泻略有不同。患者因术前多已有肝胆方面的疾患，如肝郁气滞、肝气犯脾等基本病机，术后人体正气受损，加之胆囊缺失，胆中精汁不足，影响脾胃运化，脾气更虚而致湿浊内盛，发生泄泻。初诊时腹泻重，纳少，肠鸣，腹胀月余，遇凉加重，腰困痛，汗出，证属素体阳虚，寒湿泄泻；但舌红、苔黄厚、脉弦细关大表明有热存在，故总属寒热错杂泄泻，治以平调寒热，健脾助阳，化湿止泻。方中半夏辛苦温燥，既能辛以散积，又能祛痰燥湿和胃；佐以厚朴，加强燥湿消痰之效。因邪已化热，川黄连、黄芩合用，清热燥湿止痢，在有寒湿的情况下，川黄连用量宜小，因其大苦大寒，过量易伤脾胃。用太子参代替人参，益气但不助热，生津而不助湿，扶正却不恋邪，补虚又不峻猛。芍药酸苦微寒，益阴养血；甘草甘温补中缓急，二药合用，酸甘化阴，缓急止痛。本方重用续断、仙灵脾、山茱萸滋补肝肾，温阳止泻。再加诃子、马齿苋、蒲公英解毒止痢；焦三仙消食和胃，减轻肠胃负担；防风胜湿止泻。二诊诸症减轻，加木香调气导滞厚肠，乌梅涩肠止泻。三诊加葛根升阳止泻，再次体现治疗大法。四诊、五诊随症加减，对症治疗，药后患者痊愈。（内蒙古医科大学中医学院麻春杰医案）

（7）胃脘痛案5

李某，男，46岁，1994年8月7日初诊。

胃脘部疼痛不适10余年，屡经中西药治疗，时轻时重，近期病情明显加重。胃镜检查示：慢性浅表性胃炎。其他检查未见异常。症见胃脘部痞满疼痛不适，纳食不香，喜热饮，厌凉物，反酸，偶尔恶心呕吐，自感口苦，腹中肠鸣，大便时干时稀，舌质红，苔黄腻，脉滑数。

中医诊断：胃脘痛；痞证（寒热错杂，阻于中焦，脾胃升降失常）。

西医诊断：慢性浅表性胃炎。

治则：辛开苦降，寒温并用。

处方：半夏 12g，黄芩、干姜、党参、甘草各 9g，黄连 3g，乌贼骨 12g，木香 10g，大枣 3 枚。7 剂，水煎服，日 1 剂。

二诊：药后肠鸣消失，仍反酸明显，纳食差，余症稍减轻。上方加鸡内金、吴茱萸各 10g。7 剂，水煎服，日 1 剂。

三诊：药后胃脘部痞满疼痛 3 天未发，泛酸量及泛酸次数明显减少，偶尔腹胀，能少食凉物，余症基本消失。舌淡红，苔少黄，脉滑。继服上方 4 剂。

四诊：药后胃脘部疼痛一直未发作，纳食佳，无反酸，口苦消失，无腹中肠鸣，大便正常、干稀适中，舌淡红，苔薄白，脉滑。继服 4 剂巩固疗效，随访半年未复发。

按语：此病多由饮食不节、六淫所伤、情志失调、劳倦内伤、季节变化等引起。病机以脾胃受损、升降功能失调为主。中医治疗方法虽多，但总的原则不外扶正祛邪、调和脾胃两大方面。半夏泻心汤是临床用于调理脾胃的常用方剂。方中半夏辛温，降逆止呕，消痞散结，具有较强的镇吐作用；干姜温阳，具有温和的刺激胃肠作用，可使肠张力、节律及蠕动增强，与半夏同用，辛温散寒而开；黄连、黄芩苦寒泄热而降，具有较广的抗病毒、杀菌作用，可健胃，促进消化腺的分泌，四药相伍，辛开苦降，调节脾胃升降功能；人参、党参为补虚要药，据近代研究，人参能增强人体抵抗力，提高免疫功能；党参对不同方法诱发的动物胃溃疡或损伤模型均有不同程度的愈合作用；甘草益气补中，缓解止痛，具有抗溃疡作用，其煎剂对胃肠运动有抑制作用；大枣甘温补中，三药同用，以补益脾胃之虚，复升降运化之职。诸药相合，为辛开苦降、补益脾胃、调节寒温之剂，具有消除痞满、降逆止呕、缓解疼痛等作用，能恢复脾胃的正常升降功

能，故具有显著效果。（内蒙古医科大学中医学院麻春杰医案）

（8）胃脘痛案6

董某，男，40岁，2012年11月7日初诊。

6年来反复胃部不适，隐痛，烧心反酸，呃逆，嗳气频发，进食有噎塞感。曾于2011年4月查胃镜示：慢性浅表性胃炎。长期服奥美拉唑等药治疗，症状无好转。症见胃脘隐痛，嘈杂反酸，嗳气频发，进食有噎塞感，二便调。舌红、边有齿痕，苔黄腻，脉沉、左关弦。查体无阳性体征，相关化验检查无异常。

中医诊断：胃脘痛；痞满（中阳虚损，邪热内侵，寒热错杂，虚实相兼，胃失和降）。

西医诊断：慢性浅表性胃炎。

治则：寒热平调，消痞散结。

处方：清半夏6g，黄连3g，黄芩10g，生甘草3g，干姜3g，人参10g，旋覆花6g，厚朴3g，附子3g，陈皮6g，三七粉3g，海螵蛸10g。14剂，免煎配方中药颗粒，每剂服1天，分3次服。

12月6日二诊：药后诸症明显减轻，时有烧心反酸等症。上方改为散剂。

处方：清半夏30g，黄连25g，黄芩20g，甘草40g，干姜20g，人参30g，旋覆花20g，厚朴30g，附子30g，陈皮20g，三七40g，海螵蛸50g，贝母50g，佛手10g，吴茱萸25g，高良姜10g，砂仁10g，沉香10g，没药10g。加工成粉末，每服8g，日3服。

后随访，药后症状完全消失，未再复发。

按语：此病寒热错杂，虚实相兼，为无形之邪致病。治法为寒热平调，消痞散结，以半夏泻心汤为主，合旋覆代赭汤之方意，合而成方。患者服上方后效果显著，诸症均减，但仍有烧心反酸之症。思及患者患病数年，气郁日久，化火犯胃，胃失和降而吞酸嘈杂之症明显，故又加理气之药；并合左金丸之吴茱萸、黄连，辛开苦降以降逆开郁。综合调理，最终诸症消失，病情痊愈。

金广辉认为，半夏泻心汤主要用于治疗消化系统疾病，并非拘于心下痞一症。凡属中焦寒热错杂，损伤脾胃，虚实相兼者，症见心下痞闷、按之柔软不痛，呕吐，肠鸣，下利，食欲不振者均可应用本方加减治疗。本患者在给药方式上，先汤后散，改变了半夏泻心汤的剂型，服散不仅更适合慢性胃病的治疗，还节约了药材。从多年的临床观察看，这种给药剂量相当于汤剂的十几分之一，但是仍能取得满意疗效，从给药的简便、价格低廉、携带方便上，充分显示了散剂的优越性。（赤峰市阿鲁科尔沁旗中医医院金广辉医案，米达辉、刘淑兰整理）

（9）脓耳案

患者，女，24岁，2014年11月17日初诊。

无明显诱因出现左耳痛，伴外耳道溢脓两天。平素胃脘胀痛，怕凉，口苦，口干，纳差，眠可，小便黄赤，饮食不慎则大便烂。查：左耳外耳道可见脓性分泌物，引流清理后见鼓膜充血、紧张部小穿孔。乳突压痛阴性。鼻腔通畅，无异常分泌物。舌红，苔薄腻，脉滑。

中医诊断：脓耳（湿热中阻）。

西医诊断：急性中耳炎。

治则：清上温下，燮理中焦。

处方：半夏12g，黄芩12g，黄连6g，党参12g，干姜10g，大枣10g，炙甘草9，砂仁12g（后下）。4剂，日1剂，水煎服。

2015年3月因咽痛就诊时自诉服药2剂后外耳道溢脓消失，尽剂后诸症若失，遂未复诊。查：左耳外耳道通畅，鼓膜完整、标志清晰。

按语：从西医学角度来看，患者有慢性胃肠炎，平素胃脘胀痛，怕凉，饮食不慎即腹泻，没有足够证据认为与急性中耳炎有关系，故西医学治疗亦是分而治之，即耳科管耳科的，内科管内科的，各不相干。但以中医整体观来看，人体是一个有机整体，其内在的各脏腑器官之间是紧密联系的，其生理病理都是相互影响的，故治疗上必须把握其内在联系而为之。故中医治病常常是一人身上各科不同之病，却能用一方而痊愈之。其关键就在于中医之整体辨证观。本案即是一例，半夏泻心汤本为太阳病误治后阳气内陷，阻于中焦，与胃中浊邪相结而成心下痞满为痛的病证。笔者临证之时凡见胃脘痞闷，兼见上热下寒之见证，则使用本方，均无往而不利。（内蒙古自治区中医医院郑伟医案）

（10）闭经案

朝某，女，44岁，2013年3月14日初诊。

月经量少，近4个月未来月经，期间有量少色淡月经，胃脘时有胀痛1月余，眼肿胀不适，腰以下凉，平素易上火，舌红，苔燥白，脉沉伏。胃镜示：十二指肠球炎。

中医诊断：闭经（脾虚血瘀）。

西医诊断：十二指肠球炎。

治则：健脾益气，活血化瘀。

处方：制半夏10g，黄连6g，黄芩10g，干姜6g，香附15g（后下），补骨脂15g，炒蒲黄10g（包煎），五灵脂15g，苏梗10g，当归15g，白芍15g，砂仁8g（后下），木香10g，蒲公英15g，甘草4g。5剂，水煎服，日1剂。

3月20日二诊：药后胃胀痛明显好转，便畅、1日1次，眼肿减轻，腰腿仍畏凉，腰困，舌暗淡，苔白腻，脉沉。继续以半夏泻心汤加减治疗。

上方减补骨脂，加厚朴 10g，陈皮 6g，黄芪 12g，神曲 12g。5 剂，水煎服，日 1 剂。

3 月 29 日三诊：药后胃舒，月经已来，量可。效不更方，继服 5 剂巩固疗效。

按语：《素问·经脉别论》云："中焦受气取汁，变化而赤，是谓血。"《女科经论·月经门》言："妇人经水与乳，俱由脾胃所生。"故脾胃健旺，气血生化才有源。本案患者脾胃运化不畅，气血生化乏源，气机阻滞，则胃胀痛，月经量少，甚至气滞血瘀出现暂时闭经的表现。气不能推动水液正常运行，停滞眼部，故眼肿。舌红苔燥、易上火且腰以下凉属上热下寒。药用半夏泻心汤平调寒热，补骨脂补肾助阳；失笑散活血祛瘀止痛，李时珍言"失笑散不独治妇人心痛腹痛……百药不效者，俱能奏效，屡用屡验，真近世神方也"；当归、白芍俱入肝经，活血祛瘀，养血调经；木香、砂仁、苏梗行气止痛；蒲公英具有抑菌作用。二诊加厚朴、陈皮增强理气除痞之效；加神曲健脾消食；加黄芪补气升阳，利水退肿。（内蒙古医科大学中医学院王乐平医案，丁鑫整理）

（11）不寐案

苗某，女，39 岁，2012 年 9 月 18 日初诊。

近半个月晚上入睡困难，寐而易醒，胃脘不适，时有胀痛感，纳呆，大便不畅，影响到情绪不佳，舌淡苔薄，脉细弦。

中医诊断：不寐（脾虚气滞）。

治则：健脾和胃，疏肝理气，佐以安神。

处方：制半夏 10g，黄芩 10g，黄连 6g，干姜 6g，木香 8g，柴胡 6g，厚朴 10g，郁金 15g，合欢花 12g，夜交藤 15g，川楝子

10g，甘草 4g，生麦芽 12g。6 剂，水煎服，日 1 剂。

9 月 25 日二诊：药后诸症明显缓解，效不更方，继进 7 剂以巩固疗效。

按语：《素问·逆调论》云："胃不和则卧不安。"纳呆、胃胀痛、大便不畅乃脾胃虚弱不能正常运化、气机阻滞之表现，故影响到睡眠和情绪。药用半夏泻心汤和胃降逆。方中柴胡、郁金、川楝子均入肝经，疏肝行气止痛；木香、厚朴辛行苦泄，温通脾胃之滞气；合欢花、夜交藤甘平，养心安神；生麦芽健脾消食。诸药相合，中焦脾胃气机调畅，人体阴阳平衡则神自安。（内蒙古医科大学中医学院王乐平医案，丁鑫整理）

（12）胁痛案（胆囊炎）

曹某，女，44 岁，2013 年 7 月 12 日初诊。

半年前右胁痛，偶尔背痛，近 1 周加重，并觉胃胀、时痛，时有烧心感，口苦，大便干，面暗，睡眠一般，急躁易怒，时汗出，舌红苔薄，脉细弦。B 超示：胆囊炎。胃镜示：慢性浅表性胃炎伴糜烂，HP（+）。

中医诊断：胁痛（寒热错杂）。

西医诊断：胆囊炎；慢性浅表性胃炎伴糜烂。

治则：辛开苦降，疏肝理脾。

处方：制半夏 10g，黄连 6g，黄芩 10g，干姜 6g，柴胡 7g，蒲公英 10g，吴茱萸 3g，乌贼骨 18g，白芍 15g，炒蒲黄 10g（包煎），五灵脂 15g，神曲 12g，木香 10g，香附 12g，苏梗 10g，茵陈 12g，金钱草 12g，甘草 5g，火麻仁 10g。5 剂，水煎服，日 1 剂。

7 月 17 日二诊：药后胃痛、烧心感、胁痛及大便干均好转，仍睡差，时口苦，舌暗红，苔薄，脉细滑。上方加夜交藤 15g，肉桂 3g，生麦芽 15g，炒枣仁 30g。5 剂，水煎服，日 1 剂。

7 月 25 日三诊：胃胀痛、口苦、背痛、胁痛缓解，汗多，舌红，苔薄，脉沉略滑。

上方加浮小麦 15g，生龙牡各 15g（先煎）。6 剂，以巩固疗效。

按语：本例患者病位主要在肝、胆、脾、胃，且因肝胆疏泄失职影响到脾胃运化功能。木不疏土，则脾虚不运；气滞血瘀，故导致以上诸症。药用半夏泻心汤辛开苦降，平调寒热；加木香、香附、苏梗增强行气止痛之功；失笑散活血化瘀；乌贼骨制酸止痛，可缓解烧心症状，促进溃疡面炎症吸收，临床用于治疗胃及十二指肠溃疡；少量吴茱萸温经通络止痛；茵陈、金钱草清热利湿利胆。诸药合用，疏肝利胆，调畅脾胃气机，对寒热错杂型胆囊炎、慢性浅表性胃炎疗效显著。（内蒙古医科大学中医学院王乐平医案，丁鑫整理）

（13）口疮案

王某，女，44 岁，2014 年 12 月 2 日初诊。

口腔溃疡 1 月余，近两天溃疡面痛明显。自述以前服维生素 C、维生素 B_2、维生素 B_6 有效，此次溃疡服之效果不显，有鼻涕，大便干，纳少，食多胃胀，形瘦，舌红苔白，脉细。血压 120/70mmHg。

中医诊断：口疮（阴虚湿热）。

治则：滋阴清热，理气健脾。

处方：制半夏 10g，黄连 7g，黄芩 10g，干姜 5g，石斛 15g，蒲公英 15g，甘草 10g，沙参 12g，枳实 10g，厚朴 8g，大黄 6g，大枣 2g，连翘 15g。5 剂，水煎服，日 1 剂。

12 月 7 日二诊：药后口疮基本痊愈，大便 1 日 1 次、时干，纳少，舌淡红，苔白，脉细略数。上方加焦三仙各 10g，乌药

15g，生龙牡各 15g（先煎）。5 剂，水煎服，日 1 剂。

12 月 13 日三诊：药后诸症缓解。效不更方，继进 5 剂，巩固疗效。

按语： 口疮与心火、胃火上熏和脾胃郁热化火有关，反复发作、日久不愈型口疮往往是诸邪相兼为病。火热伤阴，寒热错杂，影响脾胃之升降功能，《伤寒论》之半夏泻心汤正是平调寒热、辛开苦降之良方。《金匮要略·百合病狐惑阴阳毒篇》云："狐惑之为病……蚀于喉为惑，蚀于阴为狐……甘草泻心汤主之。"甘草泻心汤即半夏泻心汤加重炙甘草用量。半夏泻心汤虽非口疮所设，但若病机相符，临床效显。（内蒙古医科大学中医学院王乐平医案，丁鑫整理）

第四节　生姜泻心汤

1. 组成

生姜（切）四两，甘草（炙）三两，人参三两，干姜一两，黄芩三两，半夏（洗）半升，黄连一两，大枣（擘）十二枚。

上八味，以水一斗，煮取六升，去滓，再煎取三升，温服一升，日三服。

2. 方剂简介与条文

本方载于《伤寒论》第 157 条，"伤寒汗出解之后，胃中不和，心下痞鞕，干噫食臭，胁下有水气，腹中雷鸣下利者，生姜泻心汤主之"，是针对胃虚不化、水气致痞的证治。本方由半夏泻心汤减干姜用量，加生姜组成。生姜为君药，旨在温胃止呕，而散水气。其组方原则与半夏泻心汤一样，属辛开苦降甘调之法。

3．研究进展

本方临床主要用于消化系统疾病，有显著疗效。关于本方的运用标准，江西中医药大学陈瑞春教授认为，治疗胃肠道疾患时，只要抓住虚实夹杂、湿热并存的病机，见有脘腹胀满、呕吐、泄利、呃逆等症均可选择使用。

4．医案选辑

呕吐案

陈某，男，58岁，于2011年8月12日初诊。

5年前因饮食不节引起呕吐、吐酸，脘腹胀满。曾做胃镜，诊断为慢性浅表性胃炎，经治后呕吐消失，但经常口中泛酸，饮食稍不慎则呕吐发作，并逐渐加重。近日因餐后饮茶水稍多引起呕吐不止，1天呕吐7～8次，呕吐物多为清水，不能进食，口干舌燥，大便秘结、3日未行。呈慢性病容，精神不振，腹软无压痛，舌红，苔少黄，脉细弱。

中医诊断：呕吐（胃虚水停，寒热互结，胃气上逆）。

治则：辛开苦降，和胃降逆止呕。

处方：生姜12g，半夏12g，党参12g，黄芩6g，黄连3g，干姜6g，大枣5枚，甘草3g。水煎，少量多次服。

2剂尽，呕吐停止。又服3剂，诸症状基本消失。嘱服香砂养胃丸善后，随访半年未复发。

按语：呕吐是胃失和降、胃气上逆所导致的常见脾胃病之一，亦可见于多种疾病。特别是顽固性呕吐给患者带来很大痛苦。该患者属胃虚水气不化、胃失和降之呕吐，治以生姜泻心汤。方中生姜、半夏温化水饮，降逆止呕；干姜辛热祛寒；黄芩、黄连苦寒清热与姜、夏为伍，辛开苦降，恢复胃气之和降；党参、大枣、甘草补益脾胃，党参与半夏相伍，可使脾气升，胃气

降，而脾胃调和。诸药相合，寒热并用，苦辛并施，使升降复，肠胃和，则呕吐自除。（内蒙古医科大学中医学院麻春杰医案）

第五节　甘草泻心汤

1. 组成

甘草（炙）四两，人参三两，黄芩三两，干姜三两，半夏（洗）半升，大枣（擘）十二枚，黄连一两。

上七味，以水一斗，煮取六升，去滓，再煎取三升。温服一升，日三服。

2. 方剂简介与条文

本方载于《伤寒论》第 158 条："伤寒中风，医反下之，其人下利，日数十行，谷不化，腹中雷鸣，心下痞鞕而满，干呕心烦不得安。医见心下痞，谓病不尽，复下之，其痞益甚。此非结热，但以胃中虚，客气上逆，故使硬也，甘草泻心汤主之。"本条是针对胃气虚、痞利俱甚的证治，以炙甘草和中为主药，增强补脾益气、甘缓和中之力，适用于脾胃受损较重，症见小利日数十行、水谷不化、心烦不安等症。甘草泻心汤即半夏泻心汤加重炙甘草用量而成。重用炙甘草，并以之名方，取其甘温补中，健脾和胃，为方中主药；佐人参、大枣，更增补中之力；干姜、半夏温中散寒；黄芩、黄连清热消痞，合而使脾胃健而中州得复，阴阳调而升降协和，则痞利干呕诸症除。

3. 研究进展

甘草泻心汤补中调虚之功较半夏泻心汤和生姜泻心汤更强。临床常用于胃及十二指肠溃疡，急、慢性肠炎，肠道易激综合征、慢性胰腺炎等消化系统疾病，病机为寒热错杂，虚实并见为用药标准。根据《金匮要略》，本方用治狐惑病，现代用于白塞综合征、淋病、尖锐湿疣、口腔溃疡、慢性咽炎、药物过敏反应等均可获效。

4. 医案选辑

（1）口疮案

黄某，女，37 岁，2015 年 1 月 24 日初诊。

口腔内多处溃疡伴疼痛 1 周余。平素偶尔口腔溃疡发作，自服清热消炎药好转。此次因食辛辣诱发，自服清热消炎药未见好转，且逐渐加重，特急来诊治。发病以来，精神烦躁，食欲一般，小便次数多，大便可。症见口腔内多处溃疡，溃疡处疼痛明显，口干，嗳气，小便次数多但无淋沥涩痛感，舌淡苔白，脉弦滑。

中医诊断：口疮（肝胃郁热，错杂于中）。

治则：和中清热，理气降火。

处方：生甘草 12g，半夏 15g，黄芩 9g，黄连 3g，党参 15g，干姜 9g，莱菔子 15g，大枣 9g。3 剂，免煎剂。

1 月 28 日二诊：药后症状全无。嘱其注意饮食及情绪调摄，未开药。患者为本院职工，随访近半年，此病未再复发。

按语：本案来诊时显现的症状不多，利用胡希恕老的排除法，排除表证、里证，溃疡疼痛、口干为上热之症；嗳气为胃虚食滞，虚中夹实，也是心下痞；小便数为上虚不能制下所致，故辨为上热下寒之厥阴病。辨六经：无发热恶寒、颈项强等症状为无太阳表证；无发热恶寒、脉微细、但欲寐等症状为无少阴证；无大便不通或热结在里的症状为无阳明证；无腹满而呕、食不下、自利益甚等症状为无太阴证；表里证排除，则病在半表半里。患者口腔内多处溃疡，溃疡处疼痛明显，口干，嗳气为上有热；小便次数多但无淋沥涩痛感，为下焦虚寒；符合厥阴病上热下寒证。辨方证：《伤寒论》第158条："伤寒中风，医反下之，其人下利，日数十行，谷不化，腹中雷鸣，心下痞硬而满，干呕心烦不得安。医见心下痞，谓病不尽，复下之，其痞益甚。此非结热，但以胃中虚，客气上逆，故使硬也，甘草泻心汤主之。"从条文可知，甘草泻心汤是治厥阴证上热下寒之方。故辨方证为甘草泻心汤方证，方用甘草泻心汤。方中半夏、干姜温阳建中，逐饮止呕；黄芩、黄连解热而止利。饮留邪聚均因胃气不振，故补之以人参，和之以草、枣，重用甘草缓急安中。此治邪在半表半里阴证的上热下寒，症见口舌糜烂、肠鸣腹泻、心下痞硬、前后阴溃疡者，加莱菔子。《本草备要》云："主食，开痞降气、消痰导滞。"理气机，去积滞。二诊已无不适，调养为治。临床常遵胡希恕老之意，用甘草泻心汤治疗口腔溃疡，临证中根据并发症情况加用石膏或生地黄等药。（乌拉特前旗蒙中医医院刘永军医案，李俊明整理）

（2）狐惑病案1

冯某，女，42岁，1989年10月28日初诊。

5年来口腔、舌头、会阴处反复发作溃疡，多方求治无效，西医诊为白塞病。现口腔、舌部、会阴见多处溃烂、疼痛，烧灼感，伴胃脘疼痛，头晕，心悸，眠差，带下多、味臭。舌微红，苔腻，脉弦数。

中医诊断：狐惑病（湿热化生，虫毒腐蚀）。

西医诊断：白塞综合征。

治则：清热燥湿解毒。

处方：龙胆草10g，柴胡10g，车前子10g，木通8g，生地黄 10g，当归 10g，栀子 10g，茯苓 12g，甘草 8g，川黄连 6g，泽泻 10g，夜交藤 20g，陈皮 10g，牡蛎 15g。3 剂，水煎服，日 1 剂。

11 月 3 日二诊：诸症减轻，口舌溃疡明显，眠差，仍头晕。

处方：甘草 10g，川黄连 6g，黄芩 10g，生姜 6g，半夏 6g，党参 15g，大枣 5 枚，夜交藤 20g，钩藤 12g，琥珀 1.5g（冲），白芍 12g，合欢花 10g，菊花 15g。6 剂，水煎服，日 1 剂。

11 月 12 日三诊：诸症大减，续服 10 余剂而愈。

按语：本病病因尚未明了，一般认为与感染、过敏及人体免疫功能异常有关，治疗尚乏特效药物。中医学认为，本病系湿热浸淫、邪毒内盛引起，以咽喉、前后二阴溃疡为主要特征。"狐惑"最早见于《金匮要略·百合狐惑阴阳毒病脉证治第三》："狐惑之为病，状如伤寒，默默欲眠，目不得闭，卧起不安，蚀于喉为惑，蚀于阴为狐……"本病多因心胃之火炽盛，肝胆湿热蕴结，火毒湿热之邪上犯于目，浸淫于口腔，下注于外阴，而见眼、口、阴部溃疡之三联征。不少医家从肝脾湿热论治，以龙胆泻肝汤加减治疗而获良效。然金寿山教授曾指出："欲求根治，以用甘草泻心汤为佳。"因其病湿热上冲而复下注，上下交病须治其中。据此，米子良教授先以龙胆泻肝汤清肝经湿热，再以甘草泻心汤治其中而治本。本案患者 5 年来口腔、舌头、会阴处反复溃疡，治先清肝脾湿热，再治中焦，清热解毒，建中理气。甘草泻心汤以甘草甘平泻火解毒为君；伍以黄芩、黄连苦寒泄热，解毒除湿；半夏、干姜辛热燥湿，开阴凝而祛湿；党参、甘草、大枣健运中焦，以化湿邪；夜交藤、钩藤、菊花、合欢花清肝经湿热，安神以治失眠。诸药相合，苦寒泻邪而不峻，辛温温通而不散正气，甘药补而有序以和中固本。（内蒙古医科大学中医学

院米子良医案，任存霞整理）

（3）狐惑病案 2

雅某，女，10 岁，2010 年 8 月 2 日初诊。

口腔溃疡多处反复发作，经久不愈。伴肛周溃疡，时有咽痛。现症见左侧扁桃体肿大，鼻塞，前额头痛。舌淡红，苔白，脉细。

中医诊断：狐惑病；口疮（脾胃虚寒夹湿热）。

西医诊断：白塞病。

治则：祛寒热，调虚实。

处方：生姜 4g，炙甘草 6g，半夏 6g，黄芩 10g，川黄连 3g，干姜 3g，焦三仙各 12g，木蝴蝶 10g，升麻 10g，生地黄 15g，辛夷 8g，白芷 8g，丹皮 8g。7 剂，水煎服，日 1 剂。外用格木珠尔 3g，涂患处日 1 次。

8 月 16 日二诊：药后诸症减轻，肛门处只有一处溃疡，咽痛、前额痛已除，大便不畅。上法继续治疗。

8 月 23 日三诊：药后诸症大减，肛周溃疡已愈，鼻塞除。前方加元明粉 4g，去木蝴蝶、升麻、辛夷，继续治疗 7 剂，调理而愈。

按语：甘草泻心汤为治疗狐惑病的主方。狐惑病多认为是西医之白塞病。白塞病必具症状为口腔溃疡。本案口腔、肛周反复溃疡与本病临床表现有类似之处，故亦获效。时方治口疮、舌烂多用玉女煎、清胃散、泻黄散、导赤散。米子良认为，本症反复发作，往往本虚标实，寒热错杂。上述诸方，无一对证，唯经方甘草泻心汤与此相应。故米子良教授治疗本病常用甘草泻心汤加生地黄、升麻祛寒热，调虚实；外用蒙药格木珠尔清热凉血，敛疮生肌。甘草泻心汤祛湿热，调脾胃，标本兼治；加生地黄、丹皮凉血清热；升麻甘辛微寒，入肺、脾、胃经，能升举脾胃清阳，兼解湿毒，米老治疗口疮每多用之；焦三仙消食健脾；辛夷、白芷、木蝴蝶随症治疗鼻塞、头痛、咽痛。外用蒙药配合，迅速达到凉血敛疮生肌之效。诸药配伍，温健脾胃，提高免疫力，清湿热，祛火毒，敛疮生肌。（内蒙古医科大学中医学院米子良医案，任存霞整理）

（4）腹泻案

李某，女，38岁。

自诉腹泻、腹痛1年多。经结肠镜检查，西医诊断为慢性非特异性溃疡性结肠炎。曾服补脾益肠丸、固肠止泻丸等中西药治疗，病情时好时坏，近日明显加重。症见大便次数每日5～6次，便中夹黏液脓血，里急后重，泻后不爽，左下腹隐隐作痛，肛门不适，纳呆恶心，全身倦怠乏力，舌淡红，苔黄腻，脉细滑。

中医诊断：腹泻（湿热蕴结，气血壅滞，兼脾胃气虚）。

西医诊断：慢性非特异性溃疡性结肠炎。

治则：清肠化湿，调气和血，兼健脾益气。

处方：炙甘草15g，黄芩10g，黄连8g，半夏8g，党参10g，茯苓12g，枳壳10g，陈皮10g，白芍10g，当归10g，生黄芪15g，苦参10g。10剂，水煎服，日1剂。

药后腹胀、腹痛明显减轻，食欲好转，大便每日3～4次，便中已无脓血，但仍有少量黏液，余症基本同前。

继续服上药1个月，所有症状均消失，大便成形、每日1～2次。

随访1年未复发。

按语：溃疡性结肠炎是以直肠、结肠黏膜及黏膜下层炎症和溃疡形成为病理特点的慢性非特异性肠道疾病，临床以血性黏液便、腹痛、腹泻、里急后重为主要症状，属中医学"泄泻""久痢""休息痢""滞下"等范畴。中医学认为，溃疡性结肠炎多因感受外邪、饮食所伤、情志失调及脏腑虚弱所致。本案属本虚标实之证，脾虚为发病之本，湿热邪毒为致病之标且贯穿始终。湿热邪毒蕴结，壅滞肠中，传导失司，气机不通，气血壅滞，脉络失和，血败肉腐，内溃成疡是其局部病理变化。初发期和反复发作期以邪气盛为主兼见脾虚，治以清热利湿、调和气血为主，兼以健脾。本案采用甘草泻心汤加减治疗。方中炙甘草补中益脾胃，恢复脾胃健运之职；黄芩、黄连、苦参清热燥湿解毒，凉血行瘀；配以当归行血活血，体现了"行血则便脓自愈"之义；党参、茯苓、半夏健脾胜湿；枳壳、陈皮行肠胃气滞，"调气则后重自除"；生黄芪益气升阳，托毒生肌；白芍配甘草又能养血和营，缓急止痛。全方具有显著的清热化湿、健脾理气之效，可使湿祛热清，气血调和，泻痢自除。（内蒙古医科大学中医学院麻春杰医案）

第六节　黄连阿胶汤

1. 组成

黄连四两，黄芩二两，芍药二两，鸡子黄二枚，阿胶三两。

上五味，以水六升，先煮三物，取二升，去滓；内胶烊尽，小冷；内鸡子黄，搅令相得。温服七合，日三服。

2. 方剂简介与条文

本方载于《伤寒论》第 303 条："少阴病，得之二三日以上，心中烦、不得卧，黄连阿胶汤主之。"此为论述少阴病阴虚阳亢的证治。本方的主要作用是清心火，滋肾阴。方中重用黄连、黄芩泻心火，正所谓"阳有余，以苦除之"；芍药、阿胶、鸡子黄滋肾阴，亦即"阴不足，以甘补之"。值得注意的是，方中鸡子黄为血肉有情之品，擅长养心滋肾，需生用。成无己曰："阳有余以苦除之，黄芩黄连之苦以除热；阴不足以甘补之，鸡黄阿胶之甘以补血；酸，收也，泄也，芍药之酸，收阴气而泄邪热。"本方苦寒与咸寒并用，降火与滋阴兼施，邪正兼顾，为泻火滋水、交通心肾之要剂。

3. 研究进展

本方主要用于神经衰弱、焦虑性神经官能症，还常用于血小板减少症、功能性子宫出血、舌炎等病属阴虚火旺者。

4. 医案选辑

（1）消渴案

朱某，男，65岁，2010年8月2日初诊。

近半年来烦渴多饮，消食善饥，头晕，全身乏力，心烦失眠，近来加重，舌质偏红，苔薄白，脉滑数。经呼市某医院检查：空腹血糖18.1mmol/L，尿糖（++++），血压90/60mmHg。

中医诊断：消渴（阴虚火旺，心肾不交）。

西医诊断：糖尿病。

治则：滋阴降火。

处方：黄连12g，黄芩12g，阿胶15g（烊化），鸡子黄2枚（冲），白芍30g，乌梅10g，甘草6g，熟地黄10g，生地黄10g，葛根12g。水煎，日1剂，分2次服。嘱控制饮食。

二诊：上方20剂后，睡眠良好，心烦除，自觉症状好转，全身觉有力，"三多"症状明显减轻。近来但觉畏寒怕冷，腰膝酸软，空腹血糖13.8mmol/L，尿糖（++++），血压100/70mmHg。患者年老体衰，阴损及阳，阳气虚衰之症已现，改施阴阳双补法，金匮肾气丸加减。

处方：附子 10g（先煎），桂枝 12g，熟地黄 10g，山茱萸 12g，山药 30g，茯苓 12g，泽泻 12g，丹皮 12g，葛根 15g，天花粉 15g，五味子 15g，杜仲 15g，益智仁 12g，仙灵脾 30g，黄芪 30g。

上方继服 50 剂，病情稳定，血糖 8.2mmol/L，尿糖（－）。改服金匮肾气丸调理。

按语：糖尿病是一组常见的代谢内分泌病，主要分为胰岛素依赖型（IDDM，1 型）和胰岛素非依赖型（NDDM，2 型），临床所见约 90% 为 2 型。本病中医属"消渴"范畴，《黄帝内经》称"消渴""脾瘅""消瘅""肺消""膈消""消中"等。因恣食肥甘，或情志过极、房事不节、热病之后等，郁热内蕴，气化失常，津液精微不能正常输布而下泄，以阴虚燥热为主。有些患者属心肾阴虚、心火独亢型，主诉往往以心烦、失眠为主，症见渴欲冷饮，烦热急躁，口舌生疮，心烦失眠，心悸怔忡，小便短赤，大便秘结，舌红苔黄，脉数或细数。治用泻南补北法，黄连阿胶汤加减。糖尿病因热邪伤津致阴虚火旺，虚火扰心，药用黄连、黄芩之苦寒以折之，芍药苦平以降之，又以鸡子黄补离中之气，阿胶补坎中之精。俾气血有情之物，交通水火，共奏泻南补北、交通心肾之妙用。临床老年糖尿病患者病久阴损及阳，常见肾阳虚衰和阴阳俱虚。症见小便清利而数，入夜尤甚，腰膝酸软，四末清冷，精神萎靡，尿有余淋，体重减轻，舌淡苔滑，脉沉微弱。治疗用金匮肾气丸阴阳双补。张仲景在《金匮要略》中指出："男子消渴，小便反多，以饮一斗，小便亦一斗，肾气丸主之。"肾气丸既用地黄、山茱萸、山药补阴之虚以生，又用桂枝、附子助阳化气，使阴阳并补，阴津上承。温肾治消渴源于仲景，后世医家亦论述颇多。隋唐时期巢元方的《诸病源候论》、甄立言的《古今录验》都指出消渴病的多饮多尿症状均为肾气不足，治疗上应用八味肾气丸补益肾气，阴阳双补。喻嘉言称八味丸为治消渴之圣药。经过诸多医家长期大量的临床实践，肾气丸治疗糖尿病确有疗效。（内蒙古医科大学中医学院任存霞医案）

（2）不寐案

乔某，女，49岁，2014年9月5日初诊。

自诉间断失眠两年余，夜间心烦不易入睡，或入睡后多梦，已停经半年。伴潮热汗出、耳鸣，心烦急躁易怒，口干喜饮，饮食可，便秘，舌红少苔，脉细弦。

中医诊断：不寐（肾阴亏虚，心火上炎）。

西医诊断：更年期综合征。

治则：滋阴泻火，清心安神。

处方：黄连6g，黄芩6g，白芍12g，阿胶15g（烊化），鸡子黄1枚（冲服），炒枣仁15g，生地黄15g，川芎10g。3剂，水煎服，日1剂。

二诊：服第1剂后，当晚睡眠即有明显改善。

嘱予原方续服，9剂后诸症消失，现每晚能连续睡眠7～9小时，至今未复发。

按语：黄连阿胶汤出自《伤寒论》，是经方中治疗少阴病心肾阴虚导致的失眠代表性方剂之一。方中黄连苦寒，可直泻心火；阿胶为血肉有情之品，滋阴润燥；白芍酸寒，养营敛阴；黄芩助黄连泻火，鸡子黄养心安神。本病例的治疗在黄连阿胶汤的基础上，加炒枣仁、生地黄、川芎，取《金匮要略》酸枣仁汤之意，以增强黄连阿胶汤滋阴敛营、养血安神的作用。（内蒙古医科大学中医学院白雅雯医案）

（3）瘿病案

木某，女，38岁，2016年5月26日初诊。

心慌、失眠5日。5月初渐觉颈部甲状腺部位隐痛不适，5月15日去旗医院检查。彩超示：甲状腺弥漫性改变，回声增粗，峡部0.6cm，多个低回声结节，右侧结节最大1.3cm×0.4cm，界清，示桥本病、甲状腺结节。5月18日去某学院附属医院内分泌科诊治，甲功：FT_3 1.17pmol/L（3.1～6.8pmol/L），FT_4 2.42pmol/L（0.42～22pmol/L），TSH＞100UIU/mL（0.27～4.2UIU/mL），A-TG 1019UIU/mL（0～115UIU/mL），A-TPO 280.5UIU/mL（0～34UIU/mL）。诊为甲减。嘱每日早餐前半小时服优甲乐50μg，芪草颗粒1袋。服药第2天即出现心慌，时失眠，心跳，易怒；第5天症状加重，彻夜不眠，遂来诊。刻诊：神情抑郁，表情淡漠，体倦乏力，面色不华，两颧部红丝隐隐，平素急躁易怒，头痛，颈部隐痛，甲状腺Ⅲ度肿大，心肺、血压正常，舌淡红，苔薄白微滑，脉沉弦缓。

中医诊断：瘿病；不寐（阴虚阳亢，气郁痰结）。

西医诊断：慢性淋巴细胞性甲状腺炎（桥本病）；甲状腺功能减退；甲状腺肿大Ⅲ度；甲状腺结节。

治则：滋阴潜阳，开郁化痰散结。

处方：黄连15g，阿胶15g（烊化），黄芩15g，西洋参6g（另煎），枣仁40g，茯苓30g，夜交藤20g，龟板15g，龙骨30g（先煎），蔓荆子20g，延胡索15g，灵芝15g，绞股蓝20g，夏枯草30g，三七粉4g（冲服）。水煎，日3服，停用原药。

6月2日二诊：服完1剂，打电话说仍不能入睡。告知勿急，继服有效。服完5剂来诊，自觉诸症皆减。已能正常入睡，心慌、易怒略有好转，仍乏力、身痛。

上方加附子 10g，穿山龙 30g，仙灵脾 20g，夏枯草改为 40g。

6 月 20 日三诊：诸症大减，甲状腺 Ⅱ 度肿大。甲功：FT_3 1.54pmol/L，FT_4 3.05pmol/L，TSH ＞100UIU/mL，A–TG 1105UIU/mL，A–TPO 259UIU/mL。守前方药继服，加服左旋甲状腺片。

7 月 8 日四诊：症状均消失，甲状腺 Ⅰ 度肿大，继服上药维持。

按语：甲状腺功能减退的基本病机是阴盛阳虚，但要注意阴阳两虚、阴虚阳亢型也时有发生。本案乃阴阳两虚，阴虚偏重。阴虚则阳亢，若按常规治疗，使用甲状腺制剂本可见效，何以不效？原因在于首诊医师只是看病未看人，看指标先入为主，结果疗效不佳。甲状腺疾病是一个全身性疾病，必须功检合参。甲状腺制剂属中医温阳药范畴，而该患所表现的症状基本是高代谢征，属于交感神经兴奋，是阴虚阳盛，故用药后出现急躁易怒、心悸失眠。施治时停用前药，改用滋阴潜阳养阴、清热化痰散结之品而获效，使症状得到有效控制。（赤峰市阿鲁科尔沁旗中医医院金广辉医案）

第七节　葛根芩连汤

1. 组成

葛根半斤，甘草（炙）二两，黄芩三两，黄连三两。

上四味，以水八升，先煮葛根，减二升，内诸药，煮取二升，去滓，分温再服。

2. 方剂简介与条文

本方载于《伤寒论》第 34 条："太阳病，桂枝证，医反下之，利遂不止，脉促者，表未解也；喘而汗出者，葛根黄芩黄连汤主之。"本条是论述太阳病误下、里热夹表邪下利的两种证治，分别是太阳病误下而致下利，以表邪为主的证治和太阳病误下，病邪入里化热，邪热下迫肠道的证治。其中，邪热下迫大肠用葛根芩连汤治疗。方中重用葛根为君，其甘辛而凉，主入阳明经，既能解表退热，又能升阳脾胃之气而治下利。黄连、黄芩苦寒清热，厚肠止利，为臣药；甘草甘缓和中，调和诸药，为佐使药。汪昂在《医方集解》称此方为"万世治痢之祖方"。

3. 研究进展

本方虽为表里双解之剂，但侧重于清里热，止热痢。临床上常用于里热腹泻略兼表邪的热痢。近代多用本方治疗多种热性下痢，如急性肠炎、小儿腹泻、急性菌痢、慢性泄泻证属湿热者，疗效确切；亦用治多种热病，如流行性乙型脑炎、流行性脑脊髓膜炎、病毒性脑炎、肠伤寒、上呼吸道感染等，治疗中当权衡表里邪热之轻重及各种兼症进行加减。

4. 医案选辑

痤疮案

费某，女，21岁，2015年11月26日初诊。

面部痤疮满布3月余，胸部、后背亦有少许分布，瘙痒难忍，色红，月经前加重，月经提前，经期腹痛。大便干、三日一行，小便黄，脉缓，苔薄白，质绛。观患者面部痤疮满布，个别处化脓，瘙痒。

中医诊断：痤疮（湿热毒邪兼风，壅遏阳明经脉）。

西医诊断：粉刺。

治则：清热燥湿疏风。

处方：葛根30g，熟大黄3g，黄芩12g，黄连12g，白花蛇舌草 15g，当归 12g，川芎 15g，栀子 12g，豆豉 12g，徐长卿 12g，生石膏 20g（先煎），炙甘草 12g。7 剂，水煎服，日 1 剂。

12 月 6 日二诊：12 月 1 日月经来潮，腹痛减轻，行经 4 天。面部痤疮好转。

上方葛根加至 50g，继服 10 剂。其后上方略事加减，前后共服药 1 月余。

12 月 28 日三诊：面部痤疮吸收良好，未见新发，余无不适。续服原方两周，并嘱其勿使用化妆品。

药后症状大减，疗效满意。

按语：痤疮是由于饮食结构改变，导致湿热内蕴所致。尤其在塞北，气候比较干燥，如果饮水不足，大便干结，更易发生此病。颜面部系阳明经循行部位，若食辛辣炙煿、肥甘厚腻之品，可使湿热内生，气机不利，升降失调。湿热结于内，不能下达，反而循经上逆颜面，蕴阻肌肤而成本病，即"膏粱之变，足生大疔"。拓展葛根芩连汤之范围，用于治疗杂病，当以阳明经脉循行、阳明胃肠及其表里相关脏腑间的整体恒动联系为基石，准确把握阳明经（腑）热证和湿热证的主症、病机，灵活加减。本案拟葛根芩连汤合栀子豉汤加减治疗。葛根芩连汤以葛根为君药，乃阳明经脉方，而痤疮主要以额头多见，额头属阳明；"诸痛痒疮，皆属于心"，采用黄连清心火，利湿热；头面属上焦，配以栀子豉汤散上焦郁热，黄芩清上焦热，故投以升举脾胃清阳、清热燥湿解毒之葛根芩连汤合栀子豉汤极为合拍。根据临床表现随症加减，因热毒较甚，疮面发红者加白花蛇舌草、石膏，大便干结加大黄，月经不调加当归、川芎，伴瘙痒加徐长卿，故收效甚捷。（内蒙古医科大学中医学院任存霞医案）

第六章
栀子汤类方

第一节 栀子豉汤

1.组成

栀子（擘）十四个，香豉（绵裹）四合。

上二味，以水四升，先煮栀子得二升半，内豉，煮取一升半，去滓，分为二服，温进一服，得吐者，止后服。

2.方剂简介与条文

栀子豉汤由栀子、豆豉两味组成。载于《伤寒论》第76条之下，于第221、第375条下复出。另有第77、第78和第228条等。第76条云："发汗、吐、下后，虚烦不得眠，若剧者，必反复颠倒，心中懊憹，栀子豉汤主之；若少气者，栀子甘草汤主之；若呕者，栀子生姜汤主之。"第77条云："发汗，若下之，而烦热，胸中窒者，栀子豉汤主之。"第78条云："伤寒五六日，大下之后，身热不去，心中结痛者，未欲解也，栀子豉汤主之。"第221条云："阳明病，脉浮而紧，咽燥口苦，腹满而喘，发热汗出，不恶寒，反恶热，身重。若发汗，则躁，心愦愦，反谵语。若加温针，心怵惕，烦躁不得眠。若下之则胃中空虚，客气动膈，心中懊憹，舌上苔者，栀子豉汤主之。"第228条云："阳明病，下之，其外有热，手足温，不结胸，心中懊憹，饥不能食，但头汗出者，栀子豉汤主之。"指出本方用于热郁胸膈证。

方中栀子苦寒，清透郁热，解郁除烦；香豉气味轻薄，既能解表宣热，载栀子于上，又能和降胃气于中。两药相伍，清中有宣，宣中有降，为清宣胸中郁热、治虚烦懊侬之良方，体现了清热除烦的治法。

3. 研究进展

后世温病学派将本方用于热病卫分已罢，初入气分的轻证。近代本方推广用于中焦湿热之肠伤寒、副伤寒，肝胆湿热之黄疸，邪热内扰之病毒性心肌炎，以及郁热所致之食道炎、胃脘痛等。因本方药味简练，稍嫌力薄，故临床使用时可随症加味。

4. 医案选辑

郁证案

李某，女，41岁，2005年4月23日初诊。

半年前因某事受惊后每日惊悸不宁，心烦不安。多方诊治，各项理化检查未见异常。某精神病医院诊为轻度抑郁证，治疗无效。现胸腹满闷，心悸，眠差，多梦易醒，精神抑郁，心情苦闷，纳呆，小便黄，手足发凉，大便偏干，舌尖偏红，苔微黄，脉弦。

中医诊断：郁证（心胆郁热兼夹痰饮）。

西医诊断：抑郁症。

治则：疏泄肝胆，清宣郁火，化痰宽胸。

处方：柴胡12g，黄芩9g，半夏24g，党参25g，龙骨20g（打碎，先煎），牡蛎12g（打碎，先煎），桂枝15g，炙甘草12g，茯苓15g，全瓜蒌20g，黄连5g，当归12g，白芍9g，枳壳9g，栀子9g，豆豉12g，大黄3g，炒干姜6g，5剂，水煎服，日1剂。

4月29日二诊：药后睡眠、胸闷、心悸均好转，情绪悲观仍时而复发，舌质淡红，苔微黄，脉弦。

上方增减治疗：龙骨、牡蛎改为30g。15剂，水煎服，日1剂。

5月16日三诊：药后睡眠佳，精神大好，恐惧感消失，体力增强，舌质淡红，苔薄润，脉象缓，继以上方调治而愈。

按语： 抑郁症归属情志病范畴，散见于中医古籍"癫狂""脏躁""百合病""郁证""惊悸""怔忡""头痛""奔豚气""不寐"中。中医学认为，肝为刚脏，五行属木，肝主疏泄，喜条达舒畅，恶憎恨恼怒。若情志不遂，郁怒不解，可致肝失条达。气机不畅而致肝气郁结，形成气郁。《伤寒论》六经辨证中，少阳主枢，与肝胆的正常疏泄密切相关。若邪犯少阳，枢机不利，肝胆郁结就会出现气郁表现。《伤寒论》以柴胡名方的一共有六方，可称为柴胡类方，均可治疗以气郁病机为主的病证。柴胡加龙骨牡蛎汤见于《伤寒论》第107条。柴胡加龙骨牡蛎汤具有和解少阳、通阳泄热、重镇安神之功，据原文"胸满，烦惊，谵语"之旨，临床治疗精神情志类疾病，如心烦、失眠、抑郁证，属邪在少阳，扰动少阴心神，致心胆不宁常获良效；以头昏、头痛、胸满、太息、烦躁易怒、心悸不寐或多梦纷纭为主要症状；或以易惊吓、易悲伤哭笑、语无伦次、便秘尿黄为主要症状。《伤寒论》第76条云："发汗、吐、下后，虚烦不得眠……心中懊憹，栀子豉汤主之。"火郁的病理特点是火邪闭郁，而使气机阻塞不利，病位在胸膈，可以兼见"胸中窒""心中结痛""心烦腹满"等气血瘀滞不利的病证。此患者患病半年余，精神抑郁，心情苦闷，心烦焦虑，惊悸不宁，属心胆郁热兼夹痰饮，用柴胡龙骨牡蛎汤合栀子豉汤、小陷胸汤疏泄肝胆，清宣郁火，化痰利水，前后共服30余剂而愈，现精神状态一直良好。（内蒙古医科大学中医学院米子良医案，任存霞整理）

第二节　栀子厚朴汤

1. 组成

栀子（擘）十四个，厚朴（炙，去皮）四两，枳实（水浸，炙令黄）四枚。

上三味，以水三升半，煮取一升半，去滓，分二服，温进一服，得吐者，止后服。

2. 方剂简介与条文

栀子厚朴汤由栀子、厚朴、枳实组成。载于《伤寒论》第79条下。原文："伤寒下后，心烦腹满，卧起不安者，栀子厚朴汤主之。"指出本方用于伤寒下后热郁胸膈、心烦腹满的证治。方中栀子苦寒，清热除烦；厚朴苦温，行气除满；枳实苦寒，破结消痞。其取栀子清热除烦，而不用豆豉者，是本证邪热较栀子豉汤为甚，非豆豉之宣透所能及。又因未至阳明腑实，则勿需大黄之攻下。然毕竟已入里及腹，故用厚朴、枳实利气除满。全方体现了清热除烦、宽中消满之法。

3. 研究进展

近代多用于急性胃肠炎、肠伤寒、肝胆疾病、消化不良、神经官能症、菌痢、脱肛、疝气、子宫脱垂等有热郁气滞证者。

4. 医案选辑

胃痛案

王某，女，52岁，2013年12月5日初诊。

自述胃脘部疼痛反复发作数年，多方医治不效，反增大便秘结，腹胀，伴胸中满闷不舒，心烦欲呕，神疲食少，遂来就诊。舌红，苔浊腻，脉沉滑。

中医诊断：胃痛。

处方：栀子 12g，厚朴 12g，生姜 10g，淡豆豉 10g，制半夏 10g，生薏苡仁 30g，枳实 10g。3 剂，水煎服，日 1 剂。

二诊：药后胃脘疼痛、胸中满闷不适、腹胀明显缓解，食欲好转，且能安然入睡。效不更方，继服上方 5 剂。

药后告愈。

按语： 该患者胃脘疼痛数年，经多方诊治不效。观前医诸方，多用桂枝、附子、制香附、砂仁等药。该病迁延多日，为夹食致虚，纯用补泻之法颇为不适，察其有"心中懊侬，欲呕"之症，故投栀子厚朴汤加生姜加减获效。（鄂尔多斯市准格尔旗中蒙医院刘文壅医案）

第三节　茵陈蒿汤

1. 组成

茵陈蒿六两，栀子（擘）十四枚，大黄（去皮）二两。

上三味，以水一斗二升，先煮茵陈，减六升，内二味，煮取三升，去滓，分三服。小便当利，尿如皂荚汁状，色正赤，一宿腹减，黄从小便去也。

2. 方剂简介与条文

茵陈蒿汤由茵陈、栀子、大黄组成。载于《伤寒论》第 236 条之下，第 260 条亦有论本方的使用。第 236 条云："阳明病，发热汗出者，此为热越，不能发黄也。但头汗出，身无汗，齐颈而还，小便不利，渴饮水浆者，此为郁热在里，身必发黄，茵陈蒿汤主之。"第 260 条云："伤寒七八日，身黄如橘子色，小便不利，腹微满者，茵陈蒿汤主之。"指出本方用于阳明湿热发黄兼腑气壅滞之证。方中茵陈蒿为主药，味苦寒，清热利湿，并有疏利肝胆退黄作用；栀子苦寒，清泄三焦而利小便；大黄苦寒，泄热行瘀，兼有利胆退黄作用。三药合用，使大小便通利，湿热尽去，体现了清利湿热、通腑退黄之法。

3. 研究进展

本方常用于各种原因引起的黄疸，如急慢性肝炎、重症肝炎、小儿肝炎、钩端螺旋体病、胆囊炎、胆石症、胆道蛔虫症、急性胰腺炎等病机为湿热内阻肝胆者。

4. 医案选辑

（1）妊娠重度黄疸案

朝某，女，24岁，1996年11月17日初诊。

妊娠7个月，乏力、腹胀5天，皮肤黄染2天。既往健康，妊娠期无明显不适感，已孕28周，诊前5天无诱因出现乏力、腹胀、纳呆、恶心、时呕吐，吐出物为胃内容物，未加注意。11月2日前出现双目发黄，次日全身发黄，尿如浓茶色，大便灰白，腹胀、恶心加重。肝功：总胆红素68μmol/L，谷丙转氨酶480U/L，血液离子、肾功能检查正常，血象正常。B超提示：肝内回声增强，胆囊水肿，脾不大。查胎心率170次/分，心电图正常。用西药能量合剂、促肝细胞生长素、抗生素、激素等静点4天无效。妇科会诊：孕妇病情较重，可引起早产儿宫内窘迫、孕妇大出血、肝坏死、多脏器功能衰竭等危险，特邀金老会诊。诊见精神萎靡，身目俱黄，呕恶不止，腹胀，小便深黄，大便灰白，舌淡，苔黄腻，脉沉虚数。

中医诊断：妊娠重度黄疸（阳黄，湿热互结）。

西医诊断：妊娠期重度脂肪肝。

治则：清热利湿，利胆退黄，益气护胎。

处方：茵陈 50g，栀子 10g，大黄 5g，蒲公英 20g，当归 10g，黄芪 15g，柴胡 10g。5 剂，水煎服，日 1 剂。

11 月 23 日二诊：药后药效不佳，病情较前加重，大便 4 日未行，血压 80/50mmHg，脉虚数，肝功：总胆红素 226.9μmol/L，谷丙转氨酶 230.6U/L。据症分析，此等重症只有攻邪为务，邪去母婴才能平安。拟凉血活血，清利湿热。药用茵陈 100g（先煎），大黄 25g（后下），赤芍 50g，丹参 20g，芒硝 10g（化冲）。4 剂，水煎服，日 1 剂。

11 月 26 日三诊：服药 4 日症大减，神清，但大便不畅，小便黄，25 日晨有羊水流出，当晚顺产 1 女活婴，产妇正常。仍用当前药治疗，去芒硝，加当归 20g，黄芪 20g。3 剂，水煎服，日 1 剂。

11 月 30 日四诊：诸症减轻，转危为安，饮食尚可，面目、皮肤稍黄，小便清长，大便溏泻。肝功：总胆红素 47.9μmol/L，谷丙转氨酶 70U/L，其余正常。舌淡，苔白腻，脉弦缓。此乃肝瘀血热、气血亏虚之证。宗前方意又拟用补益气血之品。

处方：柴胡 20g，黄芩 15g，大黄 10g，蒲公英 10g，丹皮 10g，赤芍 30g，栀子 10g，甘草 10g，丹参 20g，当归 15g，黄芪 30g，葛根 30g，茵陈 20g。10 剂，水煎服，日 1 剂。

12 月 9 日五诊：病情稳定，饮食正常，巩膜稍黄染，乏力倦怠，恶露、二便正常，舌淡，苔薄脉缓，总胆红素 38μmol/L，属产后气血俱虚，湿邪瘀血未尽，守原方，加补益气血之品。

处方：当归 15g，黄芪 20g，川芎 10g，丹参 20g，赤芍 20g，大黄 10g，柴胡 15g，蒲公英 20g，焦三仙各 5g，枳实 15g，茵陈 20g，猪苓 20g，甘草 20g，鸡内金 10g。

　　前后加减化裁又服1个月,1997年1月8日患者复查结果回报,甲肝、丙肝抗体,乙肝表面抗原均阴性,肝功正常,病告愈。

　　按语: 从本病演变过程分析,发病之初应按中医"急黄"论治,不应视为普通的黄疸,后查产科有关资料,此病妇科诊为妊娠期重度脂肪肝,母婴死亡率分别为75%和85%,而发病率只有1/2万～1/3万或3/100万,极易误诊,尤其在基层,死亡率更高。此在患者初诊时诊断为肝胃湿热,用茵陈蒿汤加减清利湿热,再辅以益气护胎之品治疗,经服5剂不效后,据症观察有血瘀血热之象,乃瘀热互结发黄。金老果断应用活血凉血、泄热利湿法,药用开泻行破之品,力挽狂澜,使病情逆转,转危为安。虽早产,但绝非药物所系,乃疾病使然。方中茵陈为利胆退黄之要药,用于各种黄疸。二诊时茵陈用到100g;大黄、芒硝通腑泄热,引邪外出;赤芍、丹参凉血活血。只用了5味药物,但每味药物的剂量都非常大,可谓药专力宏,用在一个孕妇身上,非有识之人是不会承担此风险的。用经方治疗急危重症更需有胆有识,方能取力起沉疴、祛邪务尽之功。(赤峰市阿鲁科尔沁旗中医医院金广辉医案,刘淑兰、米达辉整理)

　　(2)急黄案

　　刘某,女,31岁,2009年7月30日初诊。

　　怀孕6个月,两周前无明显诱因出现皮肤、黏膜黄染,市传染病医院诊为急性重症黄疸性肝炎,治疗20余天效果不佳,报病危,转来我院。住院后急请金广辉老师会诊。诊见全身黄染、浮肿,神识不清,掷手抛足,循衣摸床,语无伦次(谵语),发热(体温39℃),渴不欲饮,大便5日未行,小便不利,尿黄如茶色,舌暗红干涩,苔黄燥,脉沉数。查肝功:总胆红素309.4μmol/L(3.2～26μmol/L),直接胆红素213.8μmol/L

（0～16μmol/L），间接胆红素 95.6μmol/L（0.2～16μmol/L），rGG 57.4（0～30），ALT 57.3（45～132）。此示总胆红素明显升高，转氨酶降低，胆酶分离，蛋白 30.7g/L（35～55g/L）。血常规：白细胞 37.6×10⁹/L，红细胞 3.42×10¹²/L，血红蛋白 106g/L，血小板 209×10⁹/L，乙肝表面抗原、甲肝抗体、丙肝抗体阴性，乙肝表面抗体阳性；血凝四项正常。腹部超声：肝大小形态正常，表面光滑，外观饱满，肝实质回声低且欠均匀，肝左叶长约 9.43cm、厚约 6.37cm、右叶斜径 13.0cm，肝静脉显示清，门脉胆管不扩张，脾肋间厚 5.3cm，脾静脉内径 0.8cm，腹腔肝肾间隙可见 0.9cm 的无回声区，腹腔肠间见 1.4cm 的液性回声，子宫体积增大，大小 13.6cm×12.1cm×5.8cm，宫腔内可见胎儿，双顶径 6.0cm，胎心、胎动良好，羊水最大深度 5.5cm。超声提示：①脾大，腹水。②中期妊娠，单活胎。

中医诊断：急黄（阳明腑实，郁热发黄，气营两燔，弥漫三焦）。

西医诊断：妊娠期急性脂肪肝；急性肝衰竭。

治则：通腑泄热解毒，利胆退黄开窍。

本着"急则治标"原则，入院后立即静脉点滴美能注射液、促肝细胞生长素、六合氨基酸、能量合剂、维生素 C、维生素 B₆ 等药物保肝对症治疗，同时给予中药汤剂口服，以大承气汤、茵陈蒿汤、麻黄连轺赤小豆汤为主加减。

处方：茵陈 80g，大黄 30g，栀子 12g，麻黄 15g，连轺 20g，赤芍 30g，葛根 20g，苦参 10g，甘草 20g，丹皮 15g，枳实 12g，芒硝 12g（纳药汤内温化）。分 4～5 次服，日 1 剂，瓜蒂散粉鼻吸流黄水为度。同时灌服安宫牛黄丸，每日 1 丸，连用 3 天。

用药至第 2 天，排出臭秽稀便 1 次。第 3 天躁动消失，神志转清，尿量 24 小时 1500～1800mL、外观颜色变淡，水肿减轻，欲进食。

加减服药至第 6 天，皮肤黄染明显好转，化验总胆红素降至 232.1μmol/L，间接胆红素 130.21μmol/L，直接胆红素 102.0μmol/L，谷氨酰转肽酶 86.7U/L，谷丙转氨酶 154.6U/L，碱性磷酸酶 161.7μmol/L。血常规：白细胞 16.7×10^9/L，红细胞 3.52×10^{12}/L，血红蛋白 111g/L，血小板 213×10^9/L。腹部超声提示胎死宫内，请产科会诊，引出一女性死婴。

综合治疗 30 余天，化验肝功正常，临床症状消失出院。出院后继续中药扶正健脾汤剂，服用 1 个月而愈。

按语： 妊娠期急性脂肪肝，又称产科急性假性黄色肝萎缩，是妊娠晚期特有的致命性少见疾病。起病急骤，病情变化迅速，临床表现与爆发性肝炎相似，母婴死亡率分别为 75% 和 85%。根据发病特点和临床表现，本病后期应辨为"阳明腑实，毒热充斥，弥漫三焦，扰乱心神，灼伤津液，迫胆汁不寻常道"，故临床多出现皮肤、黏膜重度黄染，高热，躁动谵语，口渴，尿少，大便不行，舌干红，苔黄厚燥，脉数等一派毒热内盛之象，病情凶险，危在旦夕，需救危急于顷刻，给邪以出路。治疗应"利"字当头，"五利"开路，"一保"护驾。五利有：一利胆，首用芒硝（硫酸镁）；二利大便（大黄），三利小便（茯苓、猪苓、茵陈），四利汗腺（麻黄连轺赤小豆汤，麻黄、浮萍、干姜、甘草），五利窍（瓜蒂、安宫牛黄等），可分可合，对证施药。"一保"是保肝输液药及时跟上，以保驾护航。一旦好转或扶正或健脾胃或通利要以症为据。《伤寒论》中的"急下之""急温之"等，提示古人在治疗急性病的紧要关头所采取的措施。"急"之包含"胆"，"下之""温之"应有"识"的含义。如《伤寒论》中的大承气汤、四逆汤等都是猛剂竣剂，应用时须认准证候，把握分寸，方能恰到好处。所谓"桂枝下咽阳盛则毙，承气下咽阴盛则亡"，是告诫医生治疗急性病时必须高度警惕，否则会误人、杀人。方中大黄解毒泄热通便；芒硝泄热通便，兼能利胆；麻黄、浮萍、葛根解表发汗，五药合用，表里双解，驱邪引路，逼邪外出；茵陈、栀子、苦参、茯苓、猪苓清热利尿，保肝退黄，泻火除烦；安宫牛黄清热解毒，镇静开窍。纵观全方，首选通（通大便）、利（利小便）、清（清毒热）、开（开孔窍）治法，急下存阴，排毒回生，且大黄、麻黄用量较大。提醒同道，救孕妇于生死之间，非有识之士，难以遣方用药。面对急危重症患者时一定不能丢掉中医，要想尽办法"一心赴救"。只要明识病机，用药精准，就一定能够收到意想不到的效果。

金广辉认为，黄疸的病因病机自《内经》始，皆责之脾胃肝胆湿热，依汪承柏所见，重症黄疸初始在气，继则及血。肝脏郁热，必暗伤营血，郁热日久，必有血瘀之症。郁热互结，必然导致肝细胞破坏、毛细胆管阻塞，周围水肿可使胆汁瘀滞加重，黄疸加深。因此，肝胆血热血瘀乃黄疸的基本病机，早期必须重用凉血活血，行气破血，兼清化湿邪。然吾体会，用此方药要掌握病机演变，攻伐勿过。

以上两案相比，案1初诊虽病情较轻，但因未接诊过妊娠期急性脂肪肝患者，对病情估计不够，药机欠符，致病情加重；刘氏患者来诊时病情危重，但有治疗朝某经验，故药到病除，事半功倍。在此提醒学者，学用经方时必须与西医学理论相结合，既要知晓方证要领、体现中医时代特色，又要懂得西医学的诊断和发病机理，这样方能将仲景的医理应用到现今的医疗实践中，再现经方活力。（赤峰市阿鲁科尔沁旗中医医院金广辉医案，刘淑兰、米达辉整理）

第四节　栀子柏皮汤

1. 组成

肥栀子（擘）十五个，甘草（炙）一两，黄柏二两。

上三味，以水四升，煮取一升半，去滓，分温再服。

2. 方剂简介与条文

栀子柏皮汤由栀子、黄柏和炙甘草三味药组成。载于《伤寒论》第 261 条下。原文："伤寒，身黄发热，栀子柏皮汤主之。"指出本方用于阳明热重于湿发黄证。方中栀子为主药，性味苦寒，能清泄三焦之热，通利水道，因其性滑利又有通腑功能，然剂量较小，且不配大黄，故泻下力不强。黄柏苦寒，善清下焦湿热。甘草甘温和中。三药相配，清热利湿，轻剂去实。

3. 研究进展

本方常用于急、慢性肝炎，菌痢，胆囊炎，胆石症，变应性皮炎等疾病的治疗。

4. 医案选辑

心悸案

李某，女，34 岁。

有 3 年病毒性心肌炎病史。近几天心悸加重而就诊。症见心悸、心痛，夜间加重，手足不温，乏力，口苦，口渴，胸闷自觉烦热，舌淡，苔腻，脉沉弱涩。

中医诊断：心悸（湿热兼心阳虚）。

治则：清热燥湿，温补心阳。

处方：桂枝 12g，白芍 12g，生姜 10g，大枣 12g，制附子 6g（先煎），栀子 15g，黄柏 9g，姜半夏 12g，炙甘草 12g，生龙骨

12g（先煎），生牡蛎 12g（先煎），党参 15g。6 剂，水煎服，日 1 剂。

二诊：心痛减轻，心悸次数减少。效不更方，继服 10 剂。

三诊：诸症减除，仍轻微心痛。上方桂枝加至 15g。继服 7 剂。药后病愈。

按语：手足不温、舌质淡辨为寒，口苦口腻辨为湿热，倦怠乏力辨为气虚，因心痛夜间加重、脉沉弱涩辨为夹瘀，故辨为湿热兼心阳虚证。方以桂枝加附子汤加龙骨、牡蛎温补心阳，以栀子柏皮汤清热燥湿，姜半夏燥湿化痰。方药相互为用，故而取效。（内蒙古医科大学中医学院任存霞医案）

第七章
白虎汤类方

第一节　白虎汤

1. 组成

知母六两，石膏（碎）一斤，甘草（炙）二两，粳米六合。

上四味，以水一斗，煮米熟，汤成去滓，温服一升，日三服。

2. 方剂简介与条文

本方载于《伤寒论》第 176 条、第 219 条和第 350 条。第 176 条云："伤寒脉浮滑，此以表有热、里有寒，白虎汤主之。"第 219 条云："三阳合病，腹满、身重，难以转侧，口不仁、面垢、谵语、遗尿。发汗，则谵语；下之，则额上生汗、手足逆冷；若自汗出者，白虎汤主之。"第 350 条云："伤寒脉滑而厥者，里有热，白虎汤主之。"白虎汤是治疗阳明病表里俱热的方药。方中石膏辛甘大寒清热，知母辛苦寒滑而润，二药同用，可清阳明独盛之热。炙甘草、粳米益气和中，并可避免寒凉药伤胃之弊。全方以清透、滋养、护中并用为配伍要点。

3. 后世衍化之方

后世《类证活人书》所载的白虎加苍术汤，临床应用也较广泛。白虎加苍术汤是在白虎汤的基础上加一味苍术，功用清热祛湿，主治湿温病热重于湿，以及风湿热痹见身热、关节肿痛等。

4.研究进展

临床常用于感染性疾病，如大叶性肺炎、流行性乙型脑炎、流行性出血热、牙龈炎，以及小儿夏季热、牙龈炎等属阳明里热盛者。现代研究证实，白虎汤有退热、抗感染、增强免疫系统功能等作用。

5.医案选辑

妊娠发热案

张某，女，25岁，1985年8月19日初诊。

妊娠7个月，发烧月余。患者1个月前无明显诱因出现发热，体温38.5～39.3℃，伴腹胀、胁痛，在旗医院住院治疗，诊为泌尿系感染，给予抗感染治疗10余天，症状稍好转，但高热不退，每日发热，今来求治。症见发热（39.3℃），口渴唇干，头痛目赤，纳呆，恶心呕吐，时昏睡，腰腹疼痛，舌红少津，苔白兼黄腻，脉洪数。血常规：白细胞 17.6×10^9/L，中性粒细胞82%，淋巴细胞8%；尿常规：白细胞（＋），余无异常。

中医诊断：妊娠发热（阳明暑热）。

治则：清暑利湿，疏肝泄热。

处方：石膏30g（先煎），知母8g，金银花20g，连翘10g，陈皮10g，猪苓10g，柴胡15g，黄芩15g，白术5g。2剂，日1剂，水煎服。

服药2剂后症状减轻，体温36℃，脉滑，仍感恶心欲吐。

上方加砂仁3g（后下），藿香、黄连各5g。6剂，日1剂，水煎服。

药后症状消失，血尿常规、肝功化验均正常。

按语：此患者属妊娠高热。病在三伏时节，暑气当令，暑为阳邪，其性火热。叶天士说："夏暑发自阳明。"故临床见高热、口渴、脉洪等阳明热盛之证，遂投以白虎汤加味而效。此等热邪壅盛

之症，若以滋腻清热安胎之药投之，则反会助长热邪，反损胎元。（赤峰市阿鲁科尔沁旗中医医院金广辉医案，刘淑兰、米达辉整理）

（2）高热案

李某，男，46岁，2011年5月20日初诊。高热1周余不退，面赤，头上汗出，右关实大而数，舌质红，苔薄腻。患者身大热、汗大出、口大渴、脉洪大，符合白虎汤之四大症，虽大便5日未解，没有痞、满、燥、实之症。

中医诊断：高热（阳明经热）。

治则：清热泻火。

处方：生石膏50g（先煎），知母10g，生甘草6g，天花粉15g，芦根30g，金银花30g，连翘15g，瓜蒌皮12g。5剂，水煎服，日1剂。

6月2日二诊：服白虎汤4剂热退，右关大，左脉平，舌苔薄腻。白虎加苍术汤以善其后。

处方：生石膏30g（先煎），知母6g，生甘草5g，天花粉20g，芦根30g，金银花30g，苍术12g。7剂，水煎服，日1剂。

药后病瘥。

按语：患者面赤，头汗出，右关脉实大而数，舌质红，苔薄腻，考虑身大热、汗大出、口大渴、脉洪大系白虎汤四大症。大便五日未解，是用白虎汤还是承气汤？思其腹不胀，无痞满燥实之症可循，可证明患者为阳明经证，而非阳明腑证，故用白虎汤加减。方中重用石膏至50g，又加芦根、天花粉清热生津，金银花、连翘清热解毒。二诊诉药4剂后热退身凉，然右关脉仍实大，舌苔薄腻，病机仍为阳明热盛，兼夹湿邪，故仍需清热为主，佐以燥湿，药用白虎加苍术汤加减，并嘱少食以防食复。白虎加苍术汤出自宋代朱肱《类证活人书》，是在白虎汤基础上加味而成。（鄂尔多斯市准格尔旗中蒙医院刘二亮医案）

第二节 白虎加人参汤

1. 组成

知母六两,石膏(碎)一斤,甘草(炙)二两,人参二两,粳米六合。

上五味,以水一斗,煮米熟,汤成去滓,温服一升,日三服。

2. 方剂简介与条文

本方载于《伤寒论》第 26 条、第 168 条、第 169 条、第 170 条和第 222 条。第 26 条云:"服桂枝汤,大汗出后,大烦渴不解,脉洪大者,白虎加人参汤主之。"第 168 条云:"伤寒若吐若下后,七八日不解,热结在里,表里俱热,时时恶风、大渴、舌上干燥而烦、欲饮水数升者,白虎加人参汤主之。"第 169 条云:"伤寒无大热、口燥渴、心烦、背微恶寒者,白虎加人参汤主之。"第 170 条云:"伤寒脉浮、发热、无汗,其表不解,不可与白虎汤。渴欲饮水,无表证者,白虎加人参汤主之。"第 222 条云:"若渴欲饮水,口干舌燥者,白虎加人参汤主之。"本方是治疗白虎汤证,但见汗多而脉大无力,属气津两伤者;以及暑病气津两伤,见汗出背微恶风寒、身热而渴等症。本方组成是在白虎汤的基础上加人参以益气生津,并扶正以助祛邪。

3. 研究进展

本方现代常用于暑热、流行性感冒、急性脑脊髓膜炎、乙型脑炎等急性热病,证属阳明里热证、气津两伤者。此外,还用于消渴(糖尿病、尿崩症、神经性多尿症)等内伤杂病,证属肺胃热盛、气津两伤者。

4. 医案选辑

腹胀案

蔚某，女，25 岁，1991 年 5 月 31 日初诊。

腹胀两年，下午腹胀较重，大便干，食欲欠佳，身潮热，面部发红每月 1～2 次，面红后皮肤发疹、瘙痒，失眠，手足心汗出，午睡醒后，胃中不舒，口干苦，喜饮，经常心慌，舌淡，苔薄白，脉弦数。

中医诊断：腹胀（肝旺脾亏，肝疏泄太过）。

治则：滋脾润燥通腑。

处方：柴胡 15g，白芍 12g，陈皮 12g，半夏 12g，花粉 12g，麦冬 12g，石膏 18g，知母 9g，党参 12g，麻仁 15g，杏仁 12g，枳实 9g，厚朴 9g，川大黄 6g，炙甘草 6g，生姜 3 片。6 剂，日 1 剂，水煎服。

6 月 7 日二诊：药后半小时腹中鸣响，大便已不干燥，便次增加，睡眠较前好转，胃胀减轻，但仍腹胀，午睡时腹中较舒畅，尿频量少、色黄，白带多，颜面、双颊及额部均有粟粒性小疹，刺痒特甚，已三四月之久，时轻时重，行经前即出现，经后渐消。两手寒冷明显，今年 2 月曾流产 1 次。舌红偏淡，右侧微暗，苔薄白，眼睑亦淡，甲晕浅，脉浮而短、左弱右弦。此为荣血亏虚、血不养气、虚寒腹胀之证。

处方：厚朴 12g，陈皮 12g，茯苓 9g，良姜 9g，香附 9g，木香 9g，党参 12g，白术 9g，当归 15g，白芍 12g，熟地黄 9g，远志 9g，五味子 9g，肉桂 6g，炙甘草 6g，砂仁 9g，白芷 9g，蝉蜕 9g。6 剂，日 1 剂，水煎服。

药后症状明显向好。

按语： 腹胀较重，大便干，消化不良，身潮热，面部发红每月1～2次，面红后，皮肤发疹，瘙痒，失眠，手足心汗出，午睡醒后，胃中不舒，口干苦，喜饮，经常心慌，脉弦数，为肝旺脾亏、肝疏泄太过使脾运化力不佳所致。初诊方以大柴胡汤、白虎加人参汤、麻子仁丸三方去黄芩、粳米，加花粉、麦冬、陈皮而成。此方以大柴胡汤清少阳内郁之热；白虎加人参汤清阳明上热；麻子仁丸滋脾润燥通腑。二诊大便通，诸症减，仍腹胀、尿频、白带多、手冷，脉症合参，为荣血亏虚、血不养气、虚寒腹胀之证。方用厚朴温中汤、人参养荣汤、良附丸（高良姜、香附）三方去干姜、生姜、草豆蔻、黄芪、大枣，加砂仁以益气养血，温中消胀；加白芷、蝉衣兼治白带及面疹。本案从初诊病证看应为少阳阳明合病，又因流产而气虚血弱，感寒腹胀，故二诊人参养荣，厚朴温中，良、附等主要从太阴论治，使其气血津液充足，化生有源。本案为少阳阳明太阴合病。（内蒙古医科大学中医学院张斌医案，韩世明、麻春杰整理）

第三节 竹叶石膏汤

1. 组成

竹叶二把，石膏一斤，半夏（洗）半升，麦门冬（去心）一升，人参二两，甘草（炙）二两，粳米半升。

上七味，以水一斗，煮取六升，去滓；内粳米，煮米熟，汤成去米，温服一升，日三服。

2. 方剂简介与条文

本方载于《伤寒论》第397条。云："伤寒解后，虚羸少气，气逆欲吐，竹叶石膏汤主之。"本方用于伤寒解后，余热不清，气液两伤者。张隐庵说："此言瘥后而里气虚热也。伤寒解后，津液内竭，故虚羸，中气不足，故少气虚热上炎，故气逆欲吐，竹叶石膏汤主之。"方中竹叶、石膏清透气分余热，除烦止呕为君药。人参配麦冬，补气养阴生津，为臣药。半夏和胃降逆止呕，为佐药。甘草、粳米和脾养胃，为使药。本方由白虎汤衍化而来，即白虎汤去知母，加人参、麦冬、竹叶、半夏组成。与白虎汤相比，正如《医宗金鉴》所言："以大寒之剂，易为清补之方。"

3. 研究进展

现代常用于流脑后期、夏季热、中暑等余热未清、气津两伤者。

4. 医案选辑

暑温案

曾遇一五十岁老翁，素日阴虚多劳，身瘦而肌肤枯焦不荣，常服温补药。一日因琐事心急，又奔驰烈日之下，致受暑气，遂头痛壮热，心胸烦闷，口鼻干，小便黄赤，苔黄。延医诊治，投清暑益气汤2剂，更加谵语、便结、不食。邀余往诊。诊其脉关尺细弱，寸口洪长。此乃体内浊热，尽为升补药提升于上，不能下行外达，已成有升无降、上实下虚之坏症。所幸尚无大汗，知其阴阳二气尚未至分离时期。急用竹叶石膏汤之意，大剂甘寒，尽4剂，热退神爽。仍小便短赤不能食，前方又服3剂而愈。

按语：此患者素日阴虚体瘦，肤焦多劳，常服温补药饵，则内热已盛。一经情志之激，又加暑热之侵，表里俱炽，故头痛壮热，心胸烦热，鼻干，口渴，便黄。医者未明此理，反用抱薪投火之芪、术、半夏，用提升鼓煽之升葛，以举下部之浊秽而上逆，故更增谵语、便结不食。且半夏味辛温有毒，虽有开郁止呕之功，但渴家、汗家、血家，推而至于阴虚热盛者，纵有郁呕，忌用半夏，古有明训。鉴此，本病之用半夏，尤为不宜也。（内蒙古乌兰察布市医院马毅青医案，任存霞整理）

第八章
承气汤类方

第一节　调胃承气汤
（附小承气汤、大承气汤）

1. 组成

甘草（炙）二两，芒硝半斤，大黄（清酒洗）四两。

上三味，切，以水三升，煮二物至一升，去滓；内芒硝，更上微火一二沸，温顿服之，以调胃气。

附小承气汤方：大黄（酒洗）四两，厚朴（去皮，炙）二两，枳实（炙）大者三枚。

上三味，以水四升，煮取一升二合；去滓，分温二服，初服汤当更衣，不尔者尽饮之；若更衣者，勿服之。

大承气汤方：大黄（酒洗）四两，厚朴（炙，去皮）半斤，枳实（炙）五枚，芒硝三合。

上四味，以水一斗，先煮二物，取五升，去滓；内大黄，更煮取二升，去滓；内芒硝，更上微火一两沸，分温再服。得下，余勿服。

2. 方剂简介与条文

《伤寒论》论述调胃承气汤的条文共有9条，其中第248条云："太阳病三日，发汗不解，蒸蒸发热者，属胃也，调胃承气汤主之。"调胃承气汤是治疗阳明燥热内结的方剂。方中大黄苦寒泄热去实，推陈致新；芒硝咸寒，润燥软坚，通利大便；炙甘草甘平和中。三物相合，为泻下阳明燥热结实而不损伤胃气之剂。

《伤寒论》中论述小承气汤的条文共 7 条，如第 213 条云："阳明病，其人多汗，以津液外出，胃中燥，大便必硬，硬则谵语，小承气汤主之，若一服谵语止者，更莫复服。"小承气汤主要用于治疗痞、满、实而燥证不明显的阳明腑实轻证。组方不用芒硝，且三味药物同煎，枳实、厚朴的用量亦减，故攻下之力较轻，具有轻下热结的作用。

《伤寒论》涉及大承气汤的条文共 18 条。大承气汤用治阳明燥热结实之重症，其痞满燥坚程度均非调胃承气汤证和小承气汤证可比，故大承气汤攻下之力最为峻猛。方中大黄苦寒泄热通便，荡涤肠胃为君药，且生用、后下乃增强攻下作用；芒硝咸寒，助大黄泄热，又能润燥软坚；厚朴、枳实行气散满，消痞破结。四药合用，具有峻下热结功用。

3. 研究进展

由于本方祛邪而不伤正，临床应用较为广泛，如急性胰腺炎、急性胆囊炎、慢性胆囊炎急性发作、急性梗阻性化脓性胆管炎等。对于急性肺炎伴大便秘结者，采用调胃承气汤通腑泄热常可获效。

4. 医案选辑

（1）高热案

张某，男，81 岁，2010 年 6 月 18 日晚 10 点多其子急叩我门，说他父亲高热昏迷不醒，邀我去他家急救。患者近 10 日胸痛、咳嗽，当地医生以扩冠、抗感染治疗，效果不显。近两日高烧不退，体温高达 40.5℃。今日神志不清，神昏谵语，脉洪大，15 日未行大便，家属已为其准备后事。急则治其标，15 日未大便，因考虑年高体弱，故用调胃承气汤给予先通便。

中医诊断：高热。

治则：通腑泄热。

处方：大黄 56g，炙甘草 28g，芒硝 120g。先煮大黄、炙甘草 15 分钟，再放芒硝煮 10 分钟，将药液适温后用鼻饲管一夜分 5 次注入。次日晨 5 点 30 分左右，便出十几枚坚硬粪蛋。便后高热消退，神志清醒，嘱其饮小米粥调养。方用麻瑞亭下气汤加减。

处方：茯苓 10g，半夏 10g，炙甘草 10g，白芍 20g，制首乌 20g，丹皮 10g，橘红 10g，炒杏仁 10g，黄芩 10g，大黄 10g（后下），芒硝 10g（后下），川芎 10g，丹参 30g，白术 20g，砂仁 6g。1 剂，水煎服，分 2 次早晚分服。忌油腻、生冷、辛辣食物。

药后烧退，稍咳嗽，有痰，胸仍憋，能在院内自行活动。

处方：茯苓 10g，半夏 10g，炙甘草 10g，白芍 15g，制首乌 15g，丹皮 10g，橘红 10g，炒杏仁 10g，黄芩 6g，川芎 10g，延胡索 10g，丹参 20g，白术 10g，砂仁 10g，瓜蒌 10g，浙贝母 10g。5 剂，水煎服，日 1 剂，早晚分服，以巩固疗效。

两年后随访，仍健在。

按语：该患者如果按《药典》规定剂量使用，必定回生无望。若按仲景之方，则超出《药典》规定药量，很好地传承仲景之学实乃医门之所必须。（呼和浩特市新城区东风路社区卫生服务中心杨剑峰医案，杨冠琼、李兆惠、张晓剑、胡静整理）

（2）**妊娠腹痛案**

潘某，女，22 岁，1990 年 8 月 2 日初诊。

曾有腹部手术史 10 余年。妊娠 3 个月，近两天腹痛、腹泻，泻下清水样稀便，今日又感腹胀满、呕吐。诊见痛苦病容，舌红，苔白腻，脉数，腹痛拒按，可见肠型，腹内有明显气过水声。

中医诊断：妊娠腹痛（热结旁流）。

西医诊断：粘连性肠梗阻（重症）。

治则：通腑泄热，消滞除满。

处方：大黄 3g，厚朴 20g，番泻叶 10g，蒲公英 25g，当归 15g。1 剂，水煎服。

次日，其母告之利止呕停，病已愈。后顺产一女婴。

按语：本病属阳明腑实证。因热实内结，阻滞胃肠，腑气不通，故心下脘腹疼痛；热迫胃肠灼伤真阴，肠道传导紊乱，肠中积液下泄，故自利清水稀便，属热结旁流之类。此案亦寓有"通因通用"之意，鉴于患者是孕妇，故选择泄热、通腑之力较缓的小承气汤治疗。（赤峰市阿鲁科尔沁旗中医医院金广辉医案，刘淑兰、米达辉整理）

（3）胃石症案

白某，男，4 岁，体重 18kg，2012 年 11 月 7 日初诊。

呕吐、腹痛 7 天，加重 1 天。其祖父代述，7 天前过生日时吃饭过多（一餐中曾吃蛋糕、鸡肉、果冻、大红枣），饭后即感腹胀，但不痛，晚饭时又饱食一顿，同时吃红枣、果冻等，次日感全腹疼痛，纳呆，食则疼痛加剧，下午呕吐不止，吐出物为胃内容物，有酸腐味，腹胀，不排便，不排气。当地医生给予补液，口服助消化药物，治疗 6 天，未能愈，遂来诊治。诊见神情疲惫，面色㿠白，口干不欲饮，胸脘满闷，厌食，时而呕吐，腹痛不排气，小便黄。腹部轻压痛，叩诊呈鼓音，肠鸣音弱，舌苔白厚腻，指纹紫暗，达风气两关。立位腹平片：胃肠间积气较多，未见气液平面。

中医诊断：胃石症，食积（热结阳明，食积气阻）。

西医诊断：呕吐；腹痛。

治则：通腑泄热，理气消食。

处方：先给免煎颗粒枳实、厚朴、大黄各 10g，芒硝 5g 溶化冲服，再用柴胡、木香、莱菔子、麦芽、山楂、建曲各 10g，干姜 5g，甘草 6g。水煎服，日 3 服。

服药后 8 小时排气，并排少量黏液便，19 小时后腹泻大量块状粪便，夹有枣皮状物。继续服原方 1 日，又泻出果冻样黏液便，服至第 3 剂时，腹泻止，气色佳，进食良好，病愈返乡。为巩固疗效，带我院自制参苓白术散继续口服，嘱进食清淡易消化之品。

按语：患者主要发病原因是暴饮暴食。蛋糕、鸡肉、果冻、大枣等多种大量食物进入胃腑，超出了阳明胃腑的功能负荷，胃失和降，气机被阻，食积化热，则出现呕吐、腹胀、腹痛、口干、尿黄诸症，治以大承气汤通腑泄热，佐保和丸消食导滞，用药后食消热除，气顺便通，诸症消除。

金广辉认为，根据患者发病原因和"痛、吐、胀、闭"的临床表现，拟诊为"肠梗阻"也在情理中，但是患者病程长达 6 天，来我处就诊时没有明显的脱水、酸中毒、肠坏死等表现，且其泻下物初为粪块，并夹有枣皮，继则为果冻样黏液便，诊为胃石症更准确，治疗上加保和丸的用意也在于此，消食导滞除满。

个人体会，中药免煎颗粒在治疗急重症时，用药方便灵活，具有很大的优势，即不用等待煎药时间，还可以随时加减，也能与汤剂混合应用，如果此患者服药两次仍未排便，可再加免煎颗粒大黄、郁李仁等。提醒同道，临证时要灵活使用。（赤峰市阿鲁科尔沁旗中医医院金广辉医案，刘淑兰、米达辉整理）

（4）关格案

巴某，男，32 岁，2006 年 6 月 27 日初诊。

胸腹胀痛，恶心呕吐，尿少两天。10 天前因外感风寒发热，到私人诊所就治，用青霉素、头孢哌酮舒巴坦钠加地塞米松输液、庆大霉素加氟哌酸口服 8 日，当天下午热退，但烦渴、多饮，喝两瓶啤酒，未排尿。第 2 天口渴加重，喝奶茶（带盐）8000mL，吃咸菜疙瘩 1 个。当晚 9 时许，即感全腹胀满疼痛，腰痛，尿频急而少，24 小时尿量约 300mL，下午出现呕吐，无尿，病情加重，遂来我院门诊就医。刻诊：面目及全身浮肿，口干渴，不欲饮水，胸闷，喘急不舒，胃脘胀满、疼痛，腹部膨隆，腰部肿胀，尿少，大便两日未行，体温 37℃，血压 120/70mmHg，舌胖淡红，苔白腻，脉沉缓。心肺正常，腹部压痛，肝脾正常，叩诊上腹部鼓音，下腹有移动浊音，肠音减弱。6 月 28 日晨检查，血常规：WBC 13×10^9/L，Hb 107g/L。尿常规：蛋白（++），管形大量，比重 1.010。血肌酐 236.7μmol/L，尿素氮 14.82mmol/L，二氧化碳结合率 10mmol/L。彩超示：肝、胆、胰、脾形态正常，双肾回声异常，形态改变，腹腔积液，深度约 10cm；胸腹部 X 射线平片示：胸腹腔积液较严重。

中医诊断：关格（大承气汤证。湿毒浊邪内蕴，阳明腑实，肾阳衰竭）。

西医诊断：急性肾衰。

治法：通腑降浊，祛瘀解毒，佐以温阳。

此等重症须遵《黄帝内经》"开鬼门，洁净府，去菀陈莝"之旨，综合施治。

常规予速尿、能量合剂、丹参酮、黄芪注射液、右旋糖酐等静点，免煎大黄粉 4 袋（16g）灌肠，1 天多仍不泻，腹胀疼痛加剧，呕吐，无尿。下午急煎汤药。

处方：大黄 20g，厚朴 20g，枳实 20g，芒硝 8g，附子 6g

（先煎1小时），蒲公英20g，牡蛎20g（先煎），川芎10g，丹参10g。水煎，每6小时1服，芒硝纳汤中溶化服。

6月29日下午，病治已两天，效不显，时值夏季阴雨连绵，因道路不通，无法再转市医院，只好留观。目前，仍尿少，呕吐，面目、全身肿胀，腹部较前胀大，不排气排便，肠音极弱。腹平片示：腹内肠管液平较多，系麻痹性肠梗阻使然。

上方加芒硝10g，以汤药溶化顿服，再行推拿颠簸疗法，一则散结，二则运药排便。推拿颠簸多以逆时针方向进行施术。患者取膝胸位，或仰卧位（视情况定），术者由右下腹→左下腹→左上腹→右上腹，重复推拿按揉，或两手颠簸患者腹部，每次30分钟到1小时，间隔1～2小时可再行按摩，直至排气。效果较好，可视病情用之（天津市南开医院.中西医结合治疗急腹症.人民卫生出版社，1972）。上法坚持1小时后，转矢气，腹部胀痛骤减，排出干便数块。

6月30日，治疗至第5天，继服上述中药，每日泻稀水便1次，尿量增加，日尿量约2000mL，诸症大减。

7月1日，病至第6天，尿量每日增至4000～5000mL，系肾衰进入多尿期；7月3日，日尿量7500mL，继服原方，加黄芪40g，附子15g（先煎1小时），以温肾回阳。

7月6日，近几天尿量逐渐减少，已达正常，各项肾功检查指标正常，症状消失，痊愈出院。

按语： 该患者初因外感发热，使用大量西药，又暴饮酒水，使病情加重。实乃药毒、食毒、水毒为患，湿毒浊邪内蕴，阳明腑实，阻塞三焦，脾肾阳衰，气化不行。中医诊为关格，西医诊为急性肾功能衰竭，其应先与癃闭等鉴别，再从西医发病机理上细分，是属肾前性、肾实质性还是肾后性。从主症看，患者腹胀满，喘憋不宁，尿少，呕恶，无大便，脉沉迟乃外感误治，造成坏病。邪毒传里入腑，病入阳明，属胃家实。仲景云："观其脉症，知犯何逆，随证治之。"故从阳明求之。《伤寒论》第 255 条云："腹满不减，减不足言，当下之，宜大承气汤。"第 242 条云："患者小便不利，大便乍难乍易，时有微热，喘冒不能卧者有燥屎也，宜大承气汤。"第 232 条云："脉但浮，无余症者，与麻黄汤。若不尿，腹满加哕者不治。"第 245 条和第 255 条只是治则，第 232 条告诫此证属关格，预后不佳。

　　诊疗思路至此应明确，"谨守病机，各司其属"。需首辨阴阳，次分寒热。阴阳中应分辨是脾肾阳虚还是肝肾阴虚，寒热中应分寒湿、湿热之不同。浊为阴邪，易伤阳气，浊不去，阳不复，浊邪瘀久成毒，应尽快祛除；祛浊又分降化之别，降浊使邪从大便而去，化湿乃利尿法较慢。面对此等肾衰、"小大都不利"怎么办，还是《素问·标本病论传》说得好，"病小大不利治其标"。此治标是先通大便为务，因此，随即采用综合措施，初用常规疗法不效，遂加服重剂通腑降浊药。大承气汤为君，臣以川芎、丹参、蒲公英化瘀清热；佐附子温阳化气；使以牡蛎潜阳，味咸走肾。牡蛎与附子、大黄配伍，有降尿素氮、肌酐，纠正酸中毒之效。当症见肠麻痹时，再加重承气之法，伍用腹部推拿颠簸之法，以截断病势。此法实宗《黄帝内经》之理。《素问·阴阳应象大论》曰："天地者，万物之上下也……左右者，阴阳之道路也，阴阳者，万物之能始也。"明示天为阳，地为阴，天体自东向西旋转，而后有昼夜四时，人体亦应之。人乃一小天地，与天相应，即天人相应观。此言阴阳概指日月，如人面南而立，日月总是左东右西升降，而人体气机也是左升右降，所以说左右者，阴阳之道路也。钟表指针，以日出计算，也是左升右降。推拿颠簸疗法即取阴阳升降之理。可见古人之与今人研究的问题可谓异曲同工，只有谨道如法，方可万举万全。

治疗中虽用了右旋糖酐、丹参酮、黄芪、利尿剂等中西药，但只是常法。本例用药重用经方，药少量大，功专力宏，宗"间者并行，甚者独行"之旨而效，经随访病未复发，一切正常。

以上案例施治方法实在发人深省，乃正本清源，启迪人智之奇案也。此循升降之理，大胆截断病势，故肾衰得救。（赤峰市阿鲁科尔沁旗中医医院金广辉医案）

第二节　麻子仁丸

1. 组成

麻子仁二升，芍药半斤，枳实（炙）半斤，大黄（去皮）一斤，厚朴（炙，去皮）一尺，杏仁（去皮尖，熬，别作脂）一升。

上六味，蜜和丸，如梧桐子大。饮服十丸，日三服，渐加，以知为度。

2. 方剂简介与条文

麻子仁丸载于《伤寒论》第247条："跌阳脉浮而涩，浮则胃气强，涩则小便数，浮涩相搏，大便则硬，其脾为约，麻子仁丸主之。"麻子仁丸是治疗脾约便秘证的方剂。方中麻子仁味甘性平，质润多脂，入脾、胃、大肠经，益脾胃之阴，尤能润肠通便，为君药。杏仁甘平润燥，入肺与大肠经，上肃肺气，下润大肠；芍药苦酸微寒，养血敛阴，缓急和里，共为臣药。大黄泄热，枳实破结，厚朴除满，此三味即小承气汤，以轻下热结，除胃肠燥热，为佐药。蜂蜜甘润，助麻仁润肠，缓小承气攻下，使下不伤正，为佐使。

3. 研究进展

本方主要用于习惯性便秘、痔疮便秘、老人与产后便秘等证属肠胃燥热者。热伤血络，肛门出血者，加槐角、地榆凉血止血；燥热津伤较重，口干舌燥者，加玄参、地榆以滋阴通便。

4. 医案选辑

口疮、痹病案

善某，女，42岁，1990年10月12日初诊。

口腔溃疡数年，隔数日发病1次，头晕，双下肢浮肿，月经正常，大便干燥，午后小便次数多，颈椎骨质增生，右肘弯部痛，不易伸展，舌淡，苔白微黄、中裂津少，舌尖有溃疡，脉沉弱。

中医诊断：口疮；痹病（津液内伤，阴虚火旺）。

治则：滋阴养液，清热生津。

处方：天冬15g，麦冬15g，生地黄18g，熟地黄18g，黄芩12g，枳壳12g，石斛15g，茵陈15g，生甘草9g，火麻仁15g，白芍12g，杏仁12g，川大黄6g，连翘15g，竹叶9g。6剂，水煎服，日1剂。

10月19日二诊：药后口腔溃疡愈，大便正常，但风湿关节炎仍重，两膝痛明显，仍喜饮，两脚寒凉，手心热，后颈遇风寒则痛，舌偏淡，苔白微腻，脉浮细微弦。为风寒感伤、风邪久留不散之象，当疏风通痹为治。

处方：秦艽12g，羌活9g，独活9g，防风9g，防己9g，当归12g，川芎9g，白芍12g，牛膝12g，地龙12g，桂枝9g，威灵仙12g，海风藤12g，枳实12g，蕲蛇12g，炙甘草6g。6剂，水煎服，日1剂。

后依二诊方加减前后治疗8次，全身痹痛消除。

按语：口腔溃疡数年，为津液内伤、阴虚火旺所致，故初诊以《局方》甘露饮（枇杷叶、生地黄、熟地黄、天冬、麦冬、枳壳、茵陈、石斛、炙甘草、黄芩）合《伤寒论》麻子仁丸（麻子仁、芍药、枳实、大黄、厚朴、杏仁）加减。此为阳明经腑阴伤燥热之证，所以为阳明病。二诊时口腔溃疡愈，大便干燥去，但风湿性关节炎较重，两膝痛明显，两脚寒凉，两肩周疼痛，故以大秦艽汤加减，养阴血，祛风湿，通络止痛。此风湿痹病涉及厥阴少阴虚弱，风湿不仅在肌肉，更涉及筋骨，故为厥阴少阴外证。（内蒙古医科大学中医学院张斌医案，韩世明、麻春杰整理）

第三节　小陷胸汤

1. 组成

黄连一两，半夏（洗）半升，栝楼实大者一枚。

上三味，以水六升，先煮栝楼，取三升，去滓；内诸药，煮取二升，去滓，分温三服。

2. 方剂简介与条文

小陷胸汤载于《伤寒论》第 138 条："小结胸病，正在心下，按之则痛，脉浮滑者，小陷胸汤主之。"本方用于痰热互结之小结胸病。方中全瓜蒌甘寒，清热涤痰，宽胸散结且具润燥滑肠之功；臣以黄连苦寒泄热除痞，半夏辛温化痰散结。全方三味相合，涤痰泄热，开畅气机，使郁结得开，痰火下行，结胸自除。

3. 后世衍化之方

柴胡陷胸汤（《重订通俗伤寒论》），即小柴胡汤与小陷胸汤两方加减而成。小柴胡汤去人参、甘草、大枣等扶正之品，合小陷胸汤并加桔梗、枳实等清热化痰、宽胸利气之药，共奏和解少阳、清化痰热、宽胸散结之效。

4. 研究进展

本方现代临床运用相当广泛，涉及消化、呼吸、循环等系统。消化系统用治急慢性胃炎、食道炎、十二指肠炎、消化性溃疡、胆囊炎、急慢性肝炎、肠梗阻、急性胰腺炎、伤寒、痢疾、胃肠官能症等；循环系统用治高血压、冠状动脉粥样硬化性心脏病、心绞痛、心肌梗死、肺源性心脏病等；呼吸系统用治急慢性支气管炎、支气管肺炎、肺脓疡、肺不张、渗出性胸膜炎等；神经系统用治精神分裂症、植物神经功能紊乱、肋间神经痛等，亦可用治流行性出血热、慢性咽炎、麻疹等。本方常与他方合用，以扩展适用范围，增强治疗效果。据报道，本方常与麻杏石甘汤、小柴胡汤、大柴胡汤、四逆散、瓜蒌薤白汤、调胃承气汤、银翘散、礞石滚痰丸等合用。

5. 医案选辑

（1）结胸案

史某，男，30岁，1991年1月29日初诊。

半年前患急性胸膜炎入院治疗，现除有胸腔积液反复难愈外，余查无异常，特来求治中医。现患者右侧胸胁时有疼痛，偶尔咳嗽，胸脘痞满，食少纳呆，口苦口臭，烦躁，便干，眠差，舌质偏红，苔黄白相间，脉沉弦。

中医诊断：结胸（痰热互结胸胁）。

西医诊断：胸腔积液。

治则：清热涤痰，宽胸散结。

处方：黄连6g，瓜蒌18g，半夏8g，白芍15g，陈皮12g，夜交藤 30g，郁金 10g，远志 10g，芦根 15g，白术 8g，枳实 6g。水煎服，6 剂，日 1 剂。

2 月 5 日二诊：服上方后胸胁疼痛、睡眠均好转，自觉乏力，上方加太子参 12g，白芥子 12g。继服调理 10 余剂，胸透示痊愈。

按语： 胸腔积液可归属为中医的"悬饮""结胸"范畴。其发病因外邪滞于体内，损伤正气，脏腑功能失调，致气血津液运行不利，导致痰浊聚结，邪流胸胁，阻滞三焦，水饮积结，发为胸水。《金匮要略》云："水流在肋下，咳唾引痛谓之悬饮。"胸腔积液的病位、病证均符合"悬饮"。小陷胸汤出自《伤寒论·辨太阳病脉证并治太阳病变证篇》。云："小结胸病，正在心下，按之则痛，脉浮滑者，小陷胸汤主之。"药用"黄连一两，半夏半升（洗），栝楼实大者一枚"。方中瓜蒌甘寒，清热涤痰，宽胸散结；半夏辛温化痰散结，两者相伍，润燥相得，是为清热化痰、散结开痞的常用组合。米子良教授在本案治疗中注重健脾。肺为贮痰之器，脾为生痰之源。脾主运化，脾虚失其健运，水谷精微输布障碍，致湿生痰留于肺，此为治病求本；如未出现脾虚的症状，运用健脾药则可未病先防。所以本方用白术、陈皮、枳实健脾除湿。久病在胸腔，难免肺虚，补肺当补肺之气阴，故方中应用芦根、太子参补肺之气阴，夜交藤、远志、郁金乃随症施治针对失眠，全方共达清热涤痰、宽胸散结之效。（内蒙古医科大学中医学院米子良医案，任存霞整理）

（2）高热案

刘某，女，35 岁，2015 年 8 月初诊。

发热 3 天，热势高达 38.5℃，口渴欲饮，无恶寒，胃脘部痞塞不适，按之则痛，饮水欲呕，大便干燥，小便短赤，舌红，苔薄黄，脉洪滑而数。

中医诊断：高热（水饮互结心下）。

处方：黄连 6g，全瓜蒌 12g，炒枳实 9g，制半夏 10g，茯苓 12g。日 1 剂，分 2 次服。服药 3 剂，诸症愈，只觉精神不爽，纳差，调理脾胃后康复。

按语：《温病条辨》第 38 条云："脉洪滑，面赤身热头晕，不恶寒，但热，舌上黄滑苔，渴欲凉饮，饮不解渴，得水则呕，按之胸不痛，小便短，大便闭者，阳明暑温，水结在胸也，小陷胸加枳实主之。"本案时值盛夏，一派暑温之象，胃脘痞塞，水结所致，上则逆而渴呕，下则胃气不降而便闭，故以小陷胸汤加枳实、茯苓清热化痰而病愈。（鄂尔多斯市准旗中蒙医院刘文壅医案）

第九章
柴胡汤类方

第一节 小柴胡汤

1. 组成

柴胡半斤，黄芩三两，人参三两，半夏（洗）半斤，甘草（炙）三两，生姜（切）三两，大枣（擘）十二枚。

上七味，以水一斗二升，煮取六升；去滓，再煎取三升。温服一升，日三服。

2. 方剂简介与条文

方由七味药组成。载于第 37 条之下，并在第 96 条、第 144 条、第 229 条、第 226 条、第 379 条、第 394 等条下复出。书中有 10 条原文论述本方的使用。少阳病本证第 96 条云："伤寒五六日中风，往来寒热，胸胁苦满，嘿嘿不欲饮食，心烦喜呕，或胸中烦而不呕，或渴，或腹中痛，或胁下痞硬，或心下悸、小便不利，或不渴、身有微热，或咳者，小柴胡汤主之。"少阳合并阳明病，第 229 条原文："阳明病，发潮热，大便溏，小便自可，胸胁满不去者，与小柴胡汤。"三阳合病，少阳病证突出，第 231 条原文："阳明中风，脉弦浮大而短气，腹胀满，胁下及心痛，久按之气不通，鼻干不得汗，嗜卧，一身及目悉黄，小便难，有潮热，时时哕，耳前后肿，刺之小差，外不解，病过十日，脉续浮者，与小柴胡汤。"指出本方用于和解少阳。方中柴胡气质轻清，味苦微寒，可疏解少阳；黄芩苦寒，气味较重，清泄邪热，可使少阳胆腑邪热内消。柴胡、黄芩合用，外透内泄，可以疏解少阳半表半里之邪。按柴胡、黄芩剂量分析，柴胡重于黄芩，其外透之力强于内泄之功。半夏、生姜调和胃气，降逆止呕。人参、炙甘草、大枣益气和中，扶正祛邪，使中土健旺，不受木邪之害。方中既有柴、芩苦寒清降；又有姜、夏辛开散邪，复有参、枣、草之甘补调中。药共七味，相辅相成，寒温并用，升降协调，攻补兼施，体现了疏利三焦、调达上下、宣通内外、和畅气机之治法。

《备急千金要方》的黄龙汤、《十便良方》的人参饮子等，其组成均与本方相同。

3. 后世衍化之方

柴胡半夏汤（《伤寒活人书》）：即本方加白术、麦冬。增损柴胡汤（《素问病机气宜保命集》）：即本方加石膏、知母、黄芪。三元汤：即本方合四物汤。三合汤：即本方合四物汤加白术、茯苓、黄芪。驱瘴汤（《寿世保元》）：即本方加大黄、枳壳。小柴胡加桔梗石膏汤（《皇汉医学》）：即本方加桔梗、石膏。小柴胡加地黄汤（《东医宝鉴》）：即本方加生地黄。柴平汤（《医方考》）：即本方合平胃散。

4. 研究进展

本方临床应用极为广泛，应用于临床各科多系统疾病，只要病理机制符合胆热内郁、枢机不利者，皆能获效。如应用于：①消化系统：急慢性胃炎、肝炎、胆石症、胰腺炎等。②呼吸系统：支气管炎、肺炎、哮喘等。③循环系统：病毒性心肌炎、冠心病、肺心病、风心病等。④神经系统：神经官能症、梅尼埃综合征、癫痫、坐骨神经痛、顽固性失眠等。⑤泌尿系统：慢性肾炎、肾盂肾炎、肾病综合征、尿路感染、尿毒症等。⑥内分泌系统：甲亢、糖尿病等。尚可用血液系统、免疫系统疾病及防治肿瘤等。

5. 医案选辑

（1）头晕头痛案

梁某，女，36岁。

头晕，身软，自汗，头目空痛。胃口连及右胁下痛、不能受压，恶心，食欲不振，喜饮，口苦。大便3～5日一行。月经后期4～5日。经前左侧乳房憋胀疼痛，有结肿，按之痛剧。白带量多清稀。舌偏淡，苔白厚腻，脉沉小数。

中医诊断：头晕头痛（肝郁气滞，气郁化火）。

处方：柴胡15g，黄芩9g，半夏12g，白芍12g，郁金12g，木香9g，延胡索9g，川楝子9g，桃仁12g，三棱9g（醋炒），莪术9g（醋炒），郁李仁15g，炮山甲12g，夏枯草30g。嘱服3剂即愈。

按语：张斌认为，风为百病之长，气为百病之源。气机调畅，气行血行，脏腑功能通达。气有怫郁，百病纷生。凡治气机不畅之证，柴胡、黄芩、半夏、延胡索、川楝子每多合用，屡用效佳。通过多年的临床实践，张斌认为，气滞者多见弦、沉、小脉。柴胡、黄芩、半夏在调理气机方面起主导作用，三药协同，能疏利三焦，调和胆胃，宣通内外，和畅气机。气机畅达，则有助于调节整体功能。（内蒙古医科大学中医学院张斌医案，韩世明、任存霞整理）

（2）咽痛案

韩某，女，24岁，2015年5月20日初诊。

8天前无明显诱因出现咽喉肿痛，吞咽时更甚，即在当地医院求治，医院以化脓性扁桃体炎收住院，给予抗生素输液对症治疗。用药 7 天后，症状改善不明显，且精神困倦，睡眠不实，手肿胀，浑身难受。患者自觉无效，遂出院，即从上海飞回我院求治。发病以来，精神差，食欲差，大便干，小便尚可。刻下症：咽喉肿痛，咽部暗红，扁桃体上有多个脓点，吞咽时疼痛更甚，咳嗽有痰，口干口苦，食欲差，睡觉不实，手肿胀，大便干，舌红，苔黄腻，脉数。

中医诊断：咽痛（邪热郁结，咽喉生疮）。

治则：清热消肿，利咽止痛。

处方：柴胡 18g，黄芩 9g，党参 15g，半夏 15g，生姜 12g，炙甘草 6g，大枣 9g，石膏 45g，桔梗 12g。2 剂，免煎剂。

5 月 22 日二诊：症状明显改善，痰量增多，食后腹胀，加陈皮 30g，继服 5 剂。

5 月 27 日三诊：精神转好，咽部已无不适，纳食好，二便可，其母亲怕女儿一人在外就医不便，要求带药，其症已愈，嘱注意生活调节、调养，不用再服药。返工作岗位。

按语：经方大家胡希恕先生研究少阳病提纲指出，《伤寒论》第 263 条云："少阳之为病，口苦、咽干、目眩也。"口、眼、耳、鼻、咽等诸孔窍疾患属于少阳病，临床上采用小柴胡汤加味治疗都有非常好的疗效。辨六经：患者口苦口干，为病在少阳；食欲差、睡觉不实此为少阳证"嘿嘿不欲饮食"的一种状态；咽喉肿痛、咽部暗红，扁桃体上有多个脓点，吞咽时疼痛更甚；咳嗽有痰，大便干，为病在阳明。综观脉证，为少阳阳明合病证。辨方证：《伤寒论》第 96 条云："伤寒五六日中风，往来寒热、胸胁苦满、嘿嘿不欲饮食、心烦喜呕……小柴胡汤主之。"患者的少阳症状符合小柴胡汤方证。石膏有清阳明里热、解凝生津作用，符合患者阳明里热兼咽部暗红的症状。《伤寒论》第 311 条云："少阴病二三日，咽痛者，可与甘草汤；不差者，与桔梗汤。"胡希恕据方证六经辨证知识认为此条少阴病应改为少阳病。桔梗汤有清咽排脓作用，故辨方证为小柴胡汤加石膏桔梗汤。本案用小柴胡汤和解少阳，以大量生石膏清阳明热，解凝消肿，桔梗《本经》谓："味辛，微温。主治胸胁痛如刀刺，腹满，肠鸣幽幽，惊恐悸气，"为排脓、利咽、宽胸药，治胸痛如刺，吐脓血痰，或咽中肿痛者，全方和解少阳，清热消肿，利咽排脓。二诊根据症状加大量陈皮理气健胃，化痰止咳。三诊已无不适，调养善后。（乌拉特前旗蒙中医医院刘永军医案，李俊明整理）

（3）眩晕案

李某，男，63岁，2015年3月17日初诊。

素有头晕病史，劳累、情绪激动后易发。近半年晨起气短、乏力，20日前头晕，气短加重，恶心呕吐，身体不能活动，动则头晕、呕吐更甚，给予输液对症治疗好转。过了5日，上述症状突然加重，入我旗某院，诊为腔隙性脑梗死。住院治疗后，气短、乏力明显改善，好转出院。刻下症：气短、乏力晨起甚，精神不振，食后腹胀，口苦口干，心烦，耳聋，夜间小便频数，大便可，口唇发暗，舌暗红，苔白腻，脉缓。

中医诊断：眩晕（胆火上炎，夹瘀夹饮）。

治则：和解少阳，活血化饮。

处方：柴胡15g，黄芩10g，半夏12g，党参15g，生姜9g，大枣9g，炙甘草8g，桂枝12g，茯苓12g，桃仁10g，白芍12g，丹皮10g，川芎10g。5剂，水煎服，日1剂。

3月22日二诊：服药期间，矢气次数明显增多且臭秽难闻，诸症明显好转。

上方又服5剂。2015年3月30日电话随访，精神可，无气短、乏力等。嘱注意调摄饮食及情绪，给予脑梗死二级预防。

按语：此案之眩晕或由腔隙性脑梗死所致，但经方辨治时西医诊断仅为参考，根据现有症状辨为少阳太阴合病夹瘀。《伤寒论》治疗少阳病的方剂为数不少，该患者之眩晕遇劳加重或易发，且伴精神不振、乏力等，已现虚象。大便可，知无可下之征，因此为典型的小柴胡汤证。眩晕兼气短、乏力、夜间小便频数、口唇发暗、舌暗红、苔白腻、脉缓及 CT 诊断，是为虚、饮、瘀所致。辨六经：《伤寒论》第 263 条云："少阳之为病，口苦咽干、目眩也。"第 264 条云："少阳中风，两耳无所闻，目赤，胸中满而烦者。"口苦口干、心烦、耳聋、食后腹胀为病在少阳；口唇发暗、舌暗红为内有瘀血；气短、乏力晨起甚，苔白腻，脉缓为内有水饮所致，故辨为少阳太阴合病夹瘀。辨方证：患者有典型的少阳证，符合小柴胡汤方证。有瘀血证，并内有水饮证符合桂枝茯苓丸方证。桂枝茯苓丸见于《金匮要略·妇女妊娠病》第 2 条："妇人宿有癥病，经断未及三月，而得漏下不止，胎动在脐上者，为癥痼害。妊娠六月动者，前三月经水利时，胎也。下血者，后断三月（血不）也。所以下血不止者，其癥不去故也，当下其癥，桂枝茯苓丸主之。"桂枝、茯苓镇气冲，扶阳化饮，治眩晕心悸；桃仁、丹皮、芍药祛瘀血，治腹满痛，故治瘀血证、气冲心悸而腹满痛者，为祛饮降冲、活血化瘀之良方；川芎为强壮性补血活血药，以加强活血化瘀之力。二诊诸症好转，腹气已通，继以原方巩固。（乌拉特前旗蒙中医医院李俊明医案，刘永军整理）

（4）胁痛案 1

邸某，女，21 岁，1991 年 12 月 10 日初诊。

自诉近半年来胁痛、恶心，西医诊为乙型肝炎活动期，特求中医配合治疗。现自觉右胁胀痛，乏力，善叹息，心悸，嗜睡，纳差，大便略溏，舌淡，苔薄白，脉缓。

中医诊断：胁痛（湿郁肝胆，枢机不利）。

西医诊断：乙型肝炎。

治则：和解枢机，疏肝利胆，扶正祛邪。

处方：柴胡 10g，半夏 6g，黄芩 10g，太子参 12g，炙甘草 10g，生姜 6g，大枣 4 枚，茯苓 12g，麦冬 12g，当归 12g，五味子 10g，郁金 10g，水煎服，6 剂，日 1 剂。

12 月 21 日二诊：药后症状有所减轻。上方加茵陈 10g 继服。

用小柴胡汤加茵陈加减方加减治疗 1 个月，已无胁痛、恶心，食欲明显好转，体力增。后上方加减调理两月而愈。

按语：中医学根据乙肝的临床表现及其危害，将其归为"黄疸""胁痛""肝郁"等范畴，认为其病机是"本虚标实"，治疗原则"扶正祛邪"，方用小柴胡汤。

小柴胡汤源于《伤寒论》，具有和解少阳、扶正祛邪、疏利枢机功效。邪在少阳胆经，症见往来寒热，胸胁苦满，心烦喜呕，默默不欲饮食，口苦，咽干，目眩，舌薄白，脉弦。肝胆相表里，两经均以条达为常，一旦受邪郁而不畅，自然病连祸结。临床所见肝病以湿郁居多。证由湿郁肝胆经，逐渐累及脏腑。张仲景云："诸黄，腹痛而呕者，宜柴胡汤。"或黄或隐黄，无黄或腹痛，或往来寒热，或胸胁苦满，病因总由湿邪郁阻。小柴胡汤主要用于邪郁少阳之半表半里证，以和解少阳为治疗目的。和解亦可理解为解郁调和之意，因此小柴胡汤又以解郁为主要功效之一。肝病无论何种类型，多以邪郁肝胆、失去条达而成，故以小柴胡汤治疗多可收到理想效果。

本案患者以脾虚湿郁肝胆为病机，故见胁痛、乏力、便溏、脉缓。患者形成本病之初，肝气郁结，气郁则化热伤阴伤气，导致气阴不足。心气阴不足，则心悸乏力；肝气阴不足，则胁痛反复难愈，故加麦冬、五味子合太子参补气益阴，含生脉散之意。目前小柴胡汤的相关研究已证实，其具有抗炎、抗纤维化作用。临床研究显示，小柴胡汤对慢性肝病，如乙型和丙型肝炎有多种功效。小柴胡汤防止肝炎向肝细胞癌发展在日本汉方研究中非常引人关注。（内蒙古医科大学中医学院米子良医案，任存霞整理）

（5）胁痛案2

左某，女，75岁，2013年3月7日初诊。

左胁下痛发作连及背痛两天，伴短气、心下胀满、嗳气、吞酸、口干甚、口苦，平日需吃芦荟通便。舌暗，苔白腻中剥，脉细弦。患冠心病30年，有胃溃疡病史。

中医诊断：胁痛。

治疗：小柴胡汤合橘枳姜汤、桂枝茯苓丸。

处方：柴胡12g，黄芩10g，清半夏15g，党参10g，枳实10g，陈皮30g，生姜12g，大枣4枚，桂枝10g，茯苓10g，白芍10g，桃仁10g，红花10g，炙甘草6g，7剂，日1剂，水煎服。

3月14日二诊：胁下痛发作明显减少，程度亦轻，短气、嗳气、时吞酸好转，舌暗淡，苔少，仍口干苦，大便日一行，不需再吃芦荟通便。此饮瘀祛而里津虚亦显。

上方加白术18g，7剂。药后胁痛消失仅有吞酸，继续调理。

按语： 此患者为不典型心绞痛，左胁下痛、嗳气、口干甚、口苦、脉细弦符合少阳七症；心下满、吞酸、苔白腻为饮逆；舌暗、病久见胁痛为瘀血；胁痛连背应是冠心病心绞痛不典型表现。未服西药及其他中成药，只因辨证准确，二诊便将病情控制。此案再现了辨证是中医之魂。二诊见苔腻减、少苔、舌偏

淡、口干、常大便不畅属里虚津亏，故予白术生津利饮。（鄂尔多斯市准格尔旗中蒙医院刘二亮医案）

（6）乳癖案

白某，女，37岁，2011年4月4日初诊。

患者经当地医院B超诊为双乳腺增生（纤维瘤约3cm×2.6cm）；甲状腺多发结节。症见乳房时胀痛，两乳房外侧可扪及肿块，质较硬，表面光滑，边缘不清，皮色不变，无热感，推之可移。心烦易怒，眠差梦多，胸闷善叹息，月经提前四五天、量中，行经四五天。舌淡红，苔薄黄少津，脉沉细弦。

中医诊断：乳癖（肝郁气滞，脾湿痰凝，痰气结聚乳络）。

西医诊断：乳腺增生。

治则：疏肝解郁散结，健脾化痰软坚。

处方：生地黄15g，柴胡10g，赤芍15g，丹参12g，枳壳10g，生牡蛎20g（先煎），夏枯草15g，昆布12g，海藻12g，山慈菇10g，元参15g，半夏8g，黄芩10g，白术10g。水煎服，日1剂。

6月27日二诊：患者因在外地，服用30剂。

药后诸症大减，随症加减继服50余剂，调理而愈。

按语：乳癖乃中医病名，是以乳房有形状大小不一肿块、疼痛、与月经周期相关为主要表现的乳腺组织良性增生性疾病。其以乳房肿块和胀痛为主症，常见于中青年妇女。阳明胃经过乳房，足厥阴肝经至乳下，足太阴脾经行乳外。若情志内伤，忧思恼怒则肝脾郁结，气血逆乱，气不行津，津液凝聚成痰；复因肝木克土，致脾不能运湿，胃不能降浊，则痰浊内生；气滞痰浊阻于乳络则为肿块疼痛。正如《外科正宗》所云："忧郁伤肝，思虑伤脾，积想在心，所愿不得志者，致经络痞涩，聚结成核。"

八脉隶于肝肾，冲脉隶于阳明。若肝郁化火，耗损肝肾之阴，则冲任失调。故本病的基本病机为气滞痰凝，冲任失调，病在胃、肝、脾三经。米子良认为，乳腺疾病虽在体表，但与经络脏腑肝脾胃、冲任关系密切，肝气郁结为主要病机。女子乳头属肝，乳房属胃，脾与胃相表里，肝气宜疏泄条达。若嗔怒忧郁，思虑过度，肝脾受损，气滞痰凝及血瘀，则可出现乳房结块胀痛。米子良常从肝脾论治乳癖，疏肝理气，调畅气机；活血化瘀，疏通乳络；化痰软坚，消肿散结，并结合肿块的性质、疼痛的特点、病情的虚实、体质的强弱，灵活应用攻补消散诸法，调补元气，扶正除积，随症加减。米子良常用小柴胡汤合四逆散调肝脾，化痰软坚。方中柴胡、黄芩、半夏取小柴胡汤之意，配以四逆散用枳壳、赤芍，合白术疏肝健脾；生地黄、丹参活血化瘀散结；牡蛎、夏枯草、海藻、昆布、山慈菇化痰软坚散结；元参清无名火毒。米子良善于吸取现代研究精华，如海藻、昆布等含碘药可调节机体内分泌功能，有助于刺激促黄体生成素的分泌，改善黄体功能，并可促使病态组织的崩溃和溶解；丹参可抑制胶原纤维合成，促进纤维吸收，故临证特意选用这些药物以提高疗效。（内蒙古医科大学中医学院米子良医案，任存霞整理）

（7）小儿心痹案

王某，女，9岁，2004年5月9日初诊。

半月前感冒后自觉心悸，胸闷，心前区隐痛。西医检测：心肌酶异常。ECG示：窦性心率；心肌缺血。

中医诊断：心痹（感受邪热之毒，心脉瘀阻）。

西医诊断：病毒性心肌炎。

治则：疏肝理气，活血通脉。

处方：柴胡9g，黄芩5g，半夏5g，桂枝5g，党参9g，当归

10g，川芎 10g，丹参 10g，生姜 3 片，大枣 4 枚。7 剂，日 1 剂，水煎服。

药后诸症好转。继服 1 个月，ECG 恢复正常。

按语：少阳包括手少阳三焦、足少阳胆经。胆气疏泄正常则水火气机可以自由升降，"上焦如雾，中焦如沤，下焦如渎"功能发挥，方能取得效果。少阳具有调节五脏六腑功能的作用。先哲曾云："宁治十男子，莫治一妇人；宁治十妇人，莫治一小儿。"小儿生理病理之特点明显，其发病及论治均有异于成人，但也有一定规律。小儿疾病的论治宜重少阳。刘弼臣就极力倡导和推动"少阳学说"为中医儿科的基础理论，并用其阐述小儿的生理病理特点。小柴胡汤是和解少阳的首选方，亦是应用范围较广的方剂。方中柴胡配黄芩清解半表半里，共为主药。柴胡《本经》云："主心腹肠胃中结气，饮食积聚，寒热邪气，推陈致新。"黄芩《滇南本草》载："上行治肺火，下行泻膀胱火，除六经实火实热。"半夏、生姜辅助主药健胃止呕；党参补气，扶正祛邪；炙甘草、大枣健脾和胃，使小儿脾胃得以固护。小儿病毒性心肌炎属中医"心痹"范畴，多由热毒之邪侵及心脉、气滞血瘀、心脉瘀阻所致。治疗有别于成人，应以调理心气兼以祛邪为主。小柴胡汤是理气解郁祛邪之剂，加川芎、当归、丹参等活血化瘀之品，寓理血于行气之中，为治疗小儿心血瘀阻之心痹病的理想方剂。（内蒙古医科大学中医学院任存霞医案）

（8）小儿咳喘案

乔某，女，5 岁，2007 年 12 月 19 日初诊。

发病 1 月余，咳嗽喘促，喉中痰鸣音，呼吸中有笛音，右肺上野听诊有水泡音，白细胞 12×10^9/L，中性 67％，淋巴 30％，X 光胸透右肺上野可见片状阴影，西医诊为病毒性肺炎，经抗病毒、抗菌治疗无效，来中医求诊。舌白滑，脉象滑，不发热。

中医诊断：咳喘（风寒犯肺，肺气不宣，气机上逆）。

西医诊断：病毒性肺炎。

治则：辛温宣肺，和胃化痰。

处方：柴胡15g，半夏10g，黄芩10g，桔梗15g，荆芥10g，紫苏15g，薄荷15g，牛蒡子15g，川贝母10g，甘草10g。6剂，水煎，分两次服。

12月27日二诊：药后咳嗽大减，痰鸣音亦减。继用上方治疗而愈。

按语： 小儿外感温邪，变化迅速，往往侵及肺脏，引起肺炎。小儿病毒性肺炎如属风热型，临床常用《温病条辨》之辛凉轻剂、辛凉平剂、辛凉重剂针对病邪轻重立方。但内蒙古地区气候寒凉，属风寒型者甚多，同是病毒性感染性疾病，不能拘于炎症，滥用苦寒，必须配以辛温发表之剂，临床采用小柴胡汤合杏苏散二方化裁多可取效。（内蒙古医科大学中医学院任存霞医案）

（9）外感发热案

患者，女，37岁，2015年1月12日初诊。

外出着凉后发热，忽冷忽热，周身疼痛，口干不苦，时而恶心，纳可，小便色黄，大便日行1次。舌淡，苔薄白，脉浮。

中医诊断：外感发热（太少两感）。

西医诊断：感冒。

治则：和解退热。

处方：柴胡12g，黄芩9g，半夏10g，党参12g，生姜12g，大枣9g，桂枝12g，炙甘草9g。3剂，水煎服，日1剂。

1月16日二诊：药后口干减轻，仍发热，忽冷忽热，恶心未吐，有汗，小便色黄，大便日行1次。桂枝去桂加茯苓白术汤，利水解表，1 剂热退身凉。无复发。

按语： 细细揣摸，膀胱主一身之表，废水不除，表必不解；少阳本证与太阳证兼水结证临证确实易混淆不清。少阳证之寒热往来、心烦喜呕与本证之翕翕发热、心下满微痛乍看有明显区别，实际临证时往往很难分清胃部不适之呕恶与微痛，全在医者细心揣摸，此时须详审细分方可无误。（内蒙古自治区中医医院郑伟医案）

（10）胃脘痛案

胡某，男，57 岁，2014 年 1 月 7 日初诊。

2013 年 6 月 17 日我院胃镜示：慢性浅表性胃炎伴糜烂。病理：慢性轻 - 中度浅表性胃炎，HP（－）。胆囊切除后。胃脘痛 1 周，半夜 1 点发作，舌红，苔白，脉左关弦、右缓。从少阳经治。

中医诊断：胃脘痛。

治则：缓急止痛。

处方：制半夏 10g，黄芩 6g，党参 20g，柴胡 10g，炙甘草 6g，生姜 3 片，大枣 15g，炒白芍 15g，制香附 6g，广郁金 10g，川楝子 5g，延胡索 10g。14 剂，水煎服，日 1 剂。

1 月 24 日二诊：胃脘痛好转，已二三日不痛，苔薄腻，质红，脉左关弦、右缓，守仲景法加减。上方去黄芩。14 剂，水煎服，日 1 剂。

3 月 25 日三诊：自 1 月份诊治后胃脘未再痛，现血小板减少，舌苔薄腻尖红，脉左关小弦、右缓，拟调和之。

处方：柴胡 5g，当归炭 6g，炒白芍 15g，炒白术 10g，茯苓 15g，炙甘草 5g，陈皮 6g，生地黄炭 20g，佛手片 6g，山药 20g，炙鸡内金 10g。14 剂，水煎服，日 1 剂。

按语： 患者脘痛于半夜 1 点发作，此时乃胆经当令之时，左关脉弦，故从少阳经论治，用小柴胡汤加减。仲景在小柴胡汤方后注云"腹痛，加芍药"，故加炒白芍缓急止痛。再以香附配郁金理气解郁，川楝子配延胡索理气止痛。二诊时胃脘已不痛，然左关脉仍弦、右脉缓，守方去黄芩，以防苦寒伤胃。仲景云"腹痛者，去黄芩"。三诊胃脘未再疼痛，左脉关小弦，说明肝胆之气仍不舒畅，右脉缓主脾胃虚弱，改用黑逍遥散加减。方中当归、生地黄用炭，乃去性存用，以防碍胃滑肠之弊；加佛手理气和胃；山药配鸡内金健脾和中。（鄂尔多斯市准格尔旗中蒙医院刘二亮医案）

（11）胁痛案 3

孙某，女，58 岁，2016 年 6 月 5 日初诊。

右胁肋痛半月余。现病史：面色暗，右胁、背及胃痛半月余，眠差，大便成形，舌淡苔薄，舌下有瘀点，脉细滑。

中医诊断：胁痛（气滞血瘀）。

治则：和解少阳，调畅气机，祛瘀止痛。

处方：柴胡 8g，黄芩 10g，姜半夏 10g，郁金 12g，川楝子 10g，制香附 10g，党参 10g，丹参 10g，茵陈 12g，干姜 7g，连翘 15g，大枣 4 枚，甘草 4g，威灵仙 12g。5 剂，水煎服，日 1 剂。

6 月 10 日二诊：药后胁痛、胃痛、眠差诸症明显好转，现大便失调，苔浮腻，脉细滑。

效不更方，原方加神曲 12g。5 剂，水煎服，日 1 剂。

按语：胁痛主要病变在肝胆，面色暗、舌下有瘀说明血瘀而致胁痛，故用小柴胡汤和解少阳，调畅气机；郁金行气解郁，祛瘀止痛；川楝子、香附增强行气止痛之效；丹参活血化瘀安神；茵陈利胆；连翘解毒；舌淡苔薄、胃痛，用干姜温胃散寒；威灵仙辛散温通，通行十二经脉，通经止痛。药症相符，故获良效。（内蒙古医科大学中医学院王乐平医案，丁鑫整理）

（12）瘾疹案

孟某，女，67 岁，2016 年 3 月 25 日初诊。

泛发性荨麻疹 1 周，疹红、痒甚，口苦，胃部时有不适，喜凉饮，舌暗红苔薄，脉弦滑。

中医诊断：瘾疹（肝经郁热）。

西医诊断：荨麻疹。

治则：清肝泄热，发表散风。

处方：柴胡 12g，黄芩 10g，制半夏 10g，党参 6g，丹参12g，干姜 6g，连翘 15g，生石膏 30g（先煎），荆芥 10g，防风10g，茵陈 15g。4 剂，水煎服，日 1 剂。

3 月 29 日二诊：药后未再起疹。

上方加生山楂 10g。5 剂，水煎服，日 1 剂。

按语：经方治病，重在辨证。《伤寒论》明确提出了辨各经病脉证并治。六经以表、里、半表半里为经，寒热、虚实为纬，将百病划分为六经病。本案口苦为半表半里热，属少阳病；喜凉饮为里实热，六经当为阳明病，故辨六经为少阳阳明合病。再细辨方证，为小柴胡汤加生石膏汤方证。加荆芥、防风祛风止痒，一入血分，一走气分，《本草求真》言"用防风必兼荆芥者，以其能入肌肤宣散故尔"；连翘清热解毒，丹参有缩短风团发作持续时间和减少风团发作数目的作用。以上因六经、方证辨证合拍，故二诊时皮疹明显好转，加生山楂活血化瘀散滞，调理而愈。（内蒙古医科大学中医学院王乐平医案，丁鑫整理）

（13）蛇串疮案

石某，女，69 岁，2016 年 3 月 4 日初诊。

右胁皮肤出现米粒大小疱疹 1 周、色红、簇状痒痛，肝功能异常，平素易上火，鼻衄，目赤，伴口疮，寐差，口苦，舌红绛少苔，左脉无力。

中医诊断：蛇串疮（阴虚湿热）。

西医诊断：带状疱疹。

治则：清泄少阳，凉营滋阴。

处方：柴胡 8g，黄芩 10g，姜半夏 8g，沙参 12g，连翘 15g，郁金 12g，川楝子 10g，龙胆草 6g，生地黄 10g，赤芍 12g，丹参 12g，天花粉 15g，茵陈 15g，金钱草 15g，甘草 4g。水煎服，日 1 剂，5 剂。配合火针外治，禁食辛辣刺激食物。

3 月 9 日二诊：疱疹大多结痂、散在、痛减，咽干，鼻塞、偶尔出血，口疮结痂，大便不畅，舌红绛少苔，脉弦滑。

上方去郁金、川楝子，加白茅根 15g，生石膏 15g（先煎），麦冬 15g，竹叶 10g。4 剂，水煎服，日 1 剂。

3 月 14 日三诊：疱疹向愈、减少，诸症缓解，夜寐安。效不更方，继进 5 剂而愈。

按语： 患者年老素体阴虚，又受毒邪，湿热毒邪互相搏结，瘀滞肌肤为患，故用小柴胡汤和解少阳，用天花粉、沙参养肺阴清燥热；生地黄、丹参凉血清热；连翘清热解毒。针对体质及证候治疗，效果较佳。（内蒙古医科大学中医学院王乐平医案，丁鑫整理）

（14）癌症感冒发热案

王某，女，58 岁，2015 年 12 月 27 日初诊。

膀胱癌病史多年，已发生肝、肺、皮肤转移。现感冒后发热达 39℃，持续 3 天，在家中自服退烧药、消炎药等体温暂时下降，夜间体温又高至 39℃。症见咳嗽有痰、色白，颈部淋巴结肿大，形体消瘦，面色无华，纳呆，口苦，便不畅，苔白燥，脉无力。

中医诊断：感冒发热（卫气同病）。

治则：解表清里，和解少阳。

处方：柴胡 15g，黄芩 10g，姜半夏 10g，太子参 10g，生姜 6 片，连翘 30g，金银花 15g，桔梗 10g，生石膏 15g（先煎），青蒿 12g，茵陈 12g，焦三仙各 12g，木香 8g，砂仁 5g（后下），甘草 4g。5 剂，水煎服，日 1 剂。

12 月 29 日二诊：丈夫代诉，服上方后体温正常，咳嗽减轻，大便可，仍纳呆。效不更方，继进 5 剂，发热未作。

按语：患者因膀胱癌实施手术及治疗数年，体质大衰，遇外感发热服西药无效。该患者属于正气虚衰，无力抗邪。用和解法扶正兼祛邪，即小柴胡汤加减治疗，加金银花、连翘、生石膏卫气两清；木香、砂仁行气导滞，助复脾胃运化；桔梗宣肺祛痰；焦三仙消积导滞。全方解表清里，外透内泄，和畅气机。（内蒙古医科大学中医学院王乐平医案，丁鑫整理）

（15）郁证案

郭某，女，52 岁，2015 年 6 月 20 日初诊。

平素生气后易出现胸胁胀满，头闷耳鸣，悲伤欲哭两年余，近日又因家庭琐事生气出现上述症状，伴口干，寐差，舌淡，苔白，脉滑略沉。

中医诊断：郁证（肝气郁结）。

治则：疏肝解郁。

处方：柴胡 10g，黄芩 10g，半夏 10g，太子参 10g，干姜 6g，川楝子 10g，郁金 15g，枳壳 10g，合欢皮 15g，香附 12g，川芎 6g，茯苓 15g，泽泻 15g，白蒺藜 15g，大枣 2 枚，甘草 4g。5 剂，水煎服，日 1 剂。嘱注意控制情绪，多户外活动，食清淡饮食。

6月25日二诊：药后自觉胸满闷减轻，头闷、耳鸣、悲伤欲哭、睡眠均好转。效不更方，再进5剂，诸症基本消失。

按语：《证治汇补·郁证》云："郁证虽多，皆因气不周流，法当顺气为先。"本患者因生气引起肝失疏泄，气机郁结不畅导致上述症状出现，故治以疏肝理气解郁。用小柴胡汤调畅三焦气机，加郁金、香附、川楝子、合欢皮疏肝解郁。药症相符，故疗效明显。（内蒙古医科大学中医学院王乐平医案，丁鑫整理）

（16）眩晕案

郭某，女，39岁，2015年10月27日初诊。

眩晕5天，加重1天。现眩晕，耳鸣，时悸，睡浅，形瘦，口苦，苔白略厚，脉滑无力。

中医诊断：眩晕（胆火上炎）。

治则：和解少阳，疏风散邪。

处方：柴胡10g，黄芩10g，制半夏10g，党参10g，丹参10g，生姜6g，大枣4g，白蒺藜12g，甘草4g，蔓荆子12g，羌活10g，茵陈10g，焦三仙各10g，连翘15g。水煎服，日1剂，5剂。

11月1日二诊：药后诸症减轻，现头顶时闷，口略苦，咽痒时咳，便干，睡可，苔化薄，脉滑细，正值经前3天，经量少。

处方：小柴胡汤加当归12g，熟地黄10g，川芎10g，郁金12g，制香附10g，蝉衣6g，川楝子10g，神曲12g，茯神15g，合欢皮12g，夜交藤15g。5剂，水煎服，日1剂。

11月6日三诊：药后眩晕止，诸症缓解。效不更方，继进3剂巩固疗效。

按语：《伤寒论》第263条曰："少阳之为病，口苦，咽干，目眩也。"眩晕为少阳病主症之一，故用小柴胡汤和解少阳；连翘、丹参味苦微寒，清心火，凉血安神；羌活、蔓荆子、白蒺藜味辛苦，辛以散风，苦以降火，共奏疏风热、平肝阳、利头目之效；茵陈苦寒，清热利胆；焦三仙助脾以生气血。服药5剂后诸症缓解。继用小柴胡汤加减治疗眩晕，加蝉衣利咽；当归、熟地黄、川芎、郁金、川楝子、香附补血行气；神曲助脾运以生气血；茯神、合欢皮、夜交藤养心安神，交通心肾。（内蒙古医科大学中医学院王乐平医案，丁鑫整理）

第二节　柴胡桂枝汤

1. 组成

桂枝（去皮）一两半，黄芩一两半，人参一两半，甘草（炙）一两，半夏二合半（洗），芍药一两半，大枣（擘）六枚，生姜（切）一两半，柴胡四两。

上九味，以水七升，煮取三升，去滓，温服一升。本云人参汤，作如桂枝法，加半夏、柴胡、黄芩。复如柴胡法，今用人参作半剂。

2. 方剂简介与条文

本方即桂枝汤与小柴胡汤各取半量的合方，药物组成为小柴胡汤方加桂枝、芍药。载于第146条。云："伤寒六七日，发热，微恶寒，支节烦痛，微呕，心下支结，外证未去者，柴胡桂枝汤主之。"指出本方用于太阳少阳合病或并病。本方取小柴胡汤、桂枝汤各用半量，合剂而成。以桂枝汤调和营卫，解肌辛散，以治太阳之表；以小柴胡汤和解少阳，宣展枢机，以治半表半里。当是太少表里双解之轻剂，体现了和解少阳、兼以解表的治法。

3. 研究进展

现代临床多用于：①外感或缠绵不愈之胸部疾患，即感冒、流感、肺炎、肺结核、胸膜炎等见有低热、时时寒热头痛、自汗出、微呕、食欲减退，全身乏力者。②胃肠或肝胆疾病：如胃酸过多症、十二指肠溃疡、胃溃疡、慢性阑尾炎、结肠炎、慢性肝炎、胆囊炎等见有心下支结、胃痛、腹痛、背部放射性疼痛、恶心呕吐、食欲不振者。③精神神经系统疾病：如神经官能症、神经衰弱、癫痫、癔病、更年期精神心理障碍等见有自觉身热、头痛、疲劳倦怠，并伴有食欲减退者。④肝胆疾患兼关节病变、肢节疼痛兼肝气郁结、神经官能症见全身窜痛，皆有佳效。又用其和温胆汤、《千金》定志丸合方化裁，名柴桂温胆定志汤，治疗精神抑郁症有效，轻者可单用此方，重者与抗抑郁西药同用，见效快，副作用小，不易复发。

4. 医案选辑

（1）头痛案（反复感冒）

赵某，女，66岁，2015年6月2日初诊。

反复感冒数年。平素体质弱，近几年自觉反复感冒，几乎天天服伤风感冒胶囊、Vc银翘片等。前几天因天气变冷又头痛、汗出、干哕、恶心、食欲不振等，自服感冒药效不显，特慕名来诊。症见头痛，颈项困痛，汗出，口苦口干，不喜饮，干哕、恶心，食欲不振，有心空感，脚凉，精神不振，二便尚可，睡眠不实，舌淡暗，苔白腻，脉缓。有胆结石切除术史。

中医诊断：头痛（太少合病）。

西医诊断：反复感冒。

治则：和解少阳，兼以解表。

处方：柴胡12g，黄芩9g，党参15g，半夏15g，生姜12g，大枣 9g，炙甘草 6g，桂枝 9g，白芍 9g，葛根 18g。5 剂，免煎剂。

6 月 7 日二诊：药后全身症状明显好转，唯大便干。加鸡内金 15g，健运脾胃，5 剂。

药后回访，已无不适。

按语： 本案尽管是普通感冒，但患者年老体衰，反复发作，不停使用疏风解表、清热解表剂治疗，却不知在误治之后伤正气，伤津液，最后没有一点卫外功能。经方治疗感冒也是一样，要先辨六经再辨方证。本案病程长，辨六经：其病在太阳少阳，且胃气已虚。头痛、颈项困痛、汗出，为病在太阳；口苦口干、干哕恶心，为病在少阳；不喜饮、食欲不振、有心空感、脚冰、舌淡暗、苔白腻、脉缓为太阴湿阻之症。综观脉证，辨为太阳少阳太阴合病。

辨方证：《伤寒论》第 146 条："伤寒六七日，发热，微恶寒，支节烦痛，微呕，心下支结，外证未去者，柴胡桂枝汤主之。"柴胡桂枝汤为小柴胡汤和桂枝汤的合方，主治二者同时并见的病证，及太阳少阳合病证。方中党参、半夏、生姜、枣、草兼有健脾祛湿之功；葛根舒筋生津，对失于濡荣的颈项困痛有良效，故辨为柴胡桂枝汤加葛根证。方用柴胡桂枝汤健胃生津，双解太阳少阳之邪；加葛根生津舒筋，以解颈项困痛。二诊诸症好转，但仍大便干，是由于脾胃虚、津不敷布所致，加鸡内金健运脾胃，继以善后为治。（乌拉特前旗蒙中医医院刘永军医案，李俊明整理）

（2）咳嗽案 1

张某，女，59 岁，2015 年 3 月 22 日初诊。

素有慢性支气管炎史，每于冬春季急性发作并加重，中西药治疗效果不显，长期咳嗽往往持续到天气变暖。3 日前受凉后出现咳嗽、咳痰、胸痛等症状，自服药无效，特来诊治。症见咳嗽咳痰，痰色黄白相间、量多，胸痛，鼻流清涕明显，咽痒必咳，口苦口干，面部官窍发痒，往来寒热，出汗，浑身酸痛，背寒冷如掌大，舌红，苔白腻，脉浮略滑。

中医诊断：咳嗽（外邪内饮，肺逆不降）。

治则：双解太少之邪，温化痰饮止咳。

处方：柴胡 15g，桂枝 12g，半夏 12g，黄芩 10g，党参 10g，白芍 12g，生姜 6g，大枣 6g，炙甘草 6g，茯苓 15g，白术 18g，厚朴 15g，苏叶 10g，苏子 10g。3 剂，水煎服。

3 月 25 日二诊：药后诸症大减，多年的背寒冷如掌大明显好转。效不更方，4 剂。

电话随访，全身无不适，咳嗽大减，不想服药，自行调养。

按语：本案老慢支由受凉引发，呈太阳少阳太阴合病，方用柴胡桂枝汤双解太阳少阳之邪。用半夏厚朴汤治疗咳嗽是胡希恕先生的经验，因咳嗽在《金匮要略》中与痰饮列为一专篇论述，是说痰饮与咳嗽有密切关系，许多咳嗽乃饮邪上犯、气逆不降而致。

辨六经：鼻流清涕明显、出汗、浑身酸痛为太阳伤寒表虚证，胸痛、口苦口干、面部官窍发痒、往来寒热为少阳证。胡希恕先生认为，官窍部位症状为少阳所主，咳痰量多、背寒冷如掌大为太阴证，饮郁化热、痰色黄白相间为阳明证，故辨为太阳少阳太阴合病。

辨方证：《伤寒论》第 146 条云："伤寒六七日，发热，微恶寒，支节烦痛，心下支结，外证未去者，柴胡桂枝汤主之。"患者太阳少阳证符合柴胡桂枝汤方证。《金匮要略·妇人杂病》第 5 条云："妇人咽中如有炙脔，半夏厚朴汤主之。"半夏厚朴汤用治外邪内饮所致胸满、胸痛、咽堵、咳逆之症。患者胸痛、咽痒必咳等，符合半夏厚朴汤方证。《伤寒论》背寒冷如掌大，由水饮所作，苓桂术甘汤主之。苓桂术甘汤有解外邪、逐水饮之功。辨方证为柴胡桂枝汤合半夏厚朴汤合苓桂术甘汤方证。

半夏厚朴汤是小半夏加茯苓汤加厚朴、苏叶而成，为温化痰饮、理气降逆之方。患者咳嗽多，有痰饮，故合苓桂术甘汤证，意在加强温中化饮。二诊时诸症大减，说明方证对应，继以原方巩固为治。（乌拉特前旗蒙中医医院刘永军医案，李俊明整理）

（3）咳嗽案2

郭某，男，58岁，2015年4月27日初诊。

1个月前受凉感冒后咳嗽，恶寒，经本地卫生院输液、服中药效不显，特慕名来诊。发病以来精神差，现天气明显转暖仍穿棉服，夜间咳嗽严重常常无法入睡，无欲貌，饮食一般，二便可。症见咳嗽胸闷，咽痒，有痰、色白，恶寒，后背发凉，出汗，头有沉重感，口苦，口干，喜饮，舌暗红，苔水滑，脉缓。

中医诊断：咳嗽（三阳合病，内有寒饮）。

治则：清解三阳，温化内饮。

处方：柴胡15g，黄芩9g，党参15g，炙甘草6g，白芍10g，桂枝10g，石膏45g（先煎），陈皮15g，杏仁10g，半夏15g，桔梗9g，细辛6g，生姜9g，大枣9g。4剂，水煎服。

4月30日二诊：药后胸闷、口苦、口干、喜饮消失，仍恶寒、汗出，咳嗽痰多。已无少阳阳明证，辨六经为太阳太阴合病，为小青龙汤方证。

处方：细辛6g，炙甘草6g，干姜9g，五味子9g，杏仁9g，桂枝9g，白芍9g，枇杷叶15g，半夏15g，桔梗9g，陈皮18g。4剂，水煎服。

5月4日三诊：药后症状改善明显，继服二诊方4剂。

按语：本案病程长，且受患者乱服药影响，造成病情错综复杂。辨六经：胸闷、咽痒、口苦为病在少阳；口干、喜饮为病在阳明；恶寒、出汗、后背发凉为病在太阳；有痰色白、头有沉重感、舌暗红、苔水滑、脉缓为病在太阴。综观脉症，为三阳兼太阴发病。辨方证：《伤寒论》第146条："伤寒六七日，发热，微恶寒，支节烦痛，微呕，心下支结，外证未去者，柴胡桂枝汤主之。"此方主治太阳少阳合病之证。石膏性寒解热，主治阳明有热；细辛温中化饮，主治里虚寒水饮证；杏仁发表润肺止咳，故辨方证为柴胡桂枝汤加石膏细辛桔梗杏仁汤方证。

一诊为太阳、少阳、阳明、太阴合病，故柴胡桂枝汤加石膏解三阳之疾。方中细辛、桔梗、陈皮、杏仁化湿祛饮，排痰止咳。二诊时已无少阳阳明证，恶寒、汗出病仍在太阳，咳嗽痰多为太阴病，外寒里饮用小青龙汤，但有汗出，小青龙汤杏仁易麻黄，减发汗解表之力，增宣肺止咳之功；枇杷叶、桔梗、陈皮止咳化痰排脓为治。三诊症状改善明显，继服原方4剂，调养收功。本症治疗抓住主症，按六经辨证，遣方用药，随症加减，收到良好效果。（乌拉特前旗蒙中医医院刘永军医案，李俊明整理）

（4）瘾疹案

韩某，男，48岁，2015年5月20日初诊。

荨麻疹反复发作多年，每次多因受凉或劳累诱发，此次亦因受凉而诱发，在家自服抗过敏药，见效不明显，特慕名来诊。发病以来精神一般，浑身有痒感，双腕关节部位有数个红色风团状皮疹，口苦口干，饮食尚可，二便正常。舌红，苔黄腻，脉浮。

中医诊断：瘾疹（腠理不固，外感风邪，内有蕴热）。

西医诊断：慢性荨麻疹急性发作。

治则：散风清热止痒。

处方：柴胡 12g，黄芩 9g，半夏 15g，党参 15g，生姜 9g，大枣 9g，桂枝 9g，白芍 9g，石膏 35g，荆芥 9g，炙甘草 6g，白蒺藜 15g。3 剂，免煎剂。

5 月 23 日二诊：浑身已无痒感，皮疹消失，略口干口苦，黄腻苔开始消退，脉浮。症状均改善，但方证未变。继服上方 3 剂，免煎剂。

按语： 荨麻疹是一种常见的过敏性皮肤病，传统以养血祛风止痒为治，中医学称"瘾疹"。辨六经：患者因受凉发病，浑身发痒、双腕关节部位数个红色风团状皮疹、脉浮为病在太阳；口苦、口干为病在少阳；皮疹色红、舌红、舌苔黄腻为病在阳明。综观脉证，为三阳合病。

辨方证：《伤寒论》第 146 条云："伤寒六七日，发热，微恶寒，肢节烦痛，微呕，心下支结，外证未去者，柴胡桂枝汤主之。"柴胡桂枝汤为小柴胡汤和桂枝汤的合方，主治太阳少阳合病；石膏清阳明里热，主治阳明里热引起的上述症状；加荆芥、白蒺藜祛风止痒。故拟方为柴胡桂枝汤加石膏、荆芥、白蒺藜汤。经方辨治根据症状辨为三阳合病，方用小柴胡汤和解少阳；桂枝汤加荆芥有桂枝麻黄各半汤之意，解在表之邪；白蒺藜祛风止痒，加石膏清在里之热。二诊皮疹渐消，诸症均缓，但病仍为三阳合病，故原方巩固。用六经辨证和方证相应的治疗方法，有是证用是药，故临床取得良好疗效。（乌拉特前旗蒙中医医院刘永军医案，李俊明整理）

（5）腹痛案

沈某，男，50 岁。

患者胆石症手术后两个月，因感冒引发右上腹疼痛，胃脘及腹部发凉发胀，口干口苦，食欲不振，神疲乏力，手足发热，午后低热近 10 天，舌暗，苔白腻，脉弦细。

中医诊断：腹痛。

治疗：柴胡桂枝汤加味。

处方：柴胡桂枝汤加枳壳、川厚朴各 10g，木香 9g，神曲 12g，砂仁 6g。3 剂，日 1 剂，水煎服。

药后午后发热、手足发热及纳差等症均好转，仍觉上腹痛，口苦口干。此方加减 20 剂，疼痛逐渐缓解，诸症消失，病情稳定。（内蒙古自治区人民医院寇琼医案）

（6）风心病兼外感案

任某，女，36 岁。

患风心病 7 年，近日因感冒诱发心衰，经用西药控制，心衰有所缓解，但仍感胸闷、心悸、气短，难以平卧，动辄心悸气短加重，午后低热，咳嗽，咳痰色白黏稠，胸胁胀满，不欲食，自汗出，舌紫暗，苔白腻，脉结代。查体：肝大肋下 2cm，双下肢轻度浮肿。

中医诊断：风心病兼外感。

治疗：柴胡桂枝汤加味。

处方：柴胡桂枝汤加杏仁、川贝母各 10g，麦冬、桔梗各 12g，茯苓 20g。7 剂，水煎服。

药后咳嗽、咳痰、胸闷气短均明显好转。

去杏仁、贝母、桔梗，加丹参 12g，牡蛎 25g，郁金 10g。

服上方 20 余剂，肝大消失，活动时亦不觉心悸，精神增加诸症缓解。（内蒙古自治区人民医院寇琼医案）

（7）体痛案

王某，男，42 岁，2014 年 3 月 14 日初诊。

3 个月前淋雨后出现恶寒、发热、周身关节疼痛，就诊于个体诊所，用中西药治疗后症状未见明显缓解，遂来诊。症见汗出恶风，四肢关节及周身疼痛，伴咽干，欲饮水，恶心，舌淡红，苔薄白，脉弦细。

中医诊断：体痛（太阳少阳合病）。

处方：柴胡 12g，黄芩 12g，桂枝 10g，炒白芍 12g，当归 12g，清半夏 10g，生姜 10g，大枣 5 枚，党参 12g。3 剂，水煎服，日 1 剂。

二诊：2 剂后汗出、恶风、恶心、四肢疼痛即缓解，病情向愈。

按语： 汗出恶风、四肢关节及周身疼痛为太阳中风证，伴咽干、恶心、脉弦细为少阳证。此案为典型的太阳少阳合病证，故用柴胡桂枝汤调和营卫，和解少阳，药后诸症向愈。提示治疗中只要认证准确，遣方用药合理，往往疗效明显。（鄂尔多斯市准格尔旗中蒙医院刘文壅医案）

（8）痹病案

白某，女，45 岁，2013 年 2 月 20 日初诊。

1 周前受凉后发热恶寒，全身关节疼痛，某医院急诊科用中西药治疗后仍觉不适，遂请刘二亮老师诊治。诊见汗出恶风，四肢关节疼痛，口干咽干，恶心，纳呆，二便调，无口渴欲饮，舌淡红，苔薄白，脉弦细。

中医诊断：痹病。

西医诊断：关节痛。

治则：解肌祛风，调和营卫；和解少阳，调理枢机。

处方：柴胡 12g，黄芩 10g，党参 10g，清半夏 15g，炙甘草 6g，生姜 15g，大枣 4 枚，桂枝 10g，白芍 10g。1 剂，水煎服。

二诊：药后汗出恶风、关节疼痛、恶心症状消失，四肢出现厥冷，大便偏干，伴口干咽干，舌淡红，苔薄白，脉弦细。改用柴胡桂枝干姜汤清上温下，重用辛温之干姜、桂枝以理微结。因患者津液损伤，大便干燥，故用白术温阳生津。

处方：柴胡 12g，黄芩 10g，生龙牡各 15g（先煎），天花粉 12g，干姜 6g，桂枝 10g，白术 18g，炙甘草 6g。1 剂，水煎服。

药后四肢厥逆、大便干、口干等症状消失，一切正常，病告痊愈。

按语： 患者汗出、恶风、四肢关节疼痛为营卫不和之太阳表虚证；口干、咽干、恶心、纳呆为邪陷少阳；辨证属太阳少阳合病。方证：柴胡桂枝汤。此案初诊时是较典型的太阳少阳合病，经治后病情发生了变化，但并非开始辨证错了，也并非方证的误治，而是疾病的发展变化，这在临床上很多疾病是这样的。一开始可以缓解一些症状，但病情还是发展的，只是没有那么汹涌了。患者服药 1 剂后，汗出恶风、关节疼痛、恶心症状消失，出现四肢厥冷、大便干的症状，是经上方治疗后津液丧失，由半表半里的阳证（少阳病）陷入半表半里的阴证（厥阴病）。《伤寒论》第 148 条云："伤寒五六日，头汗出，微恶寒，手足冷，心下满，口不欲食，大便硬，脉细者，此为阳微结。"此处的"阳微结"即指津液丧失后里实之轻证，与里实重证之大陷胸汤证相对而言。故用柴胡桂枝干姜汤清上温下，重用辛温之干姜、桂枝以理微结；因患者有津液损伤之大便干，故用白术温阳生津。（鄂尔多斯市准格尔旗中蒙医院刘二亮医案）

第三节　大柴胡汤

1. 组成

柴胡半斤，黄芩三两，芍药三两，半夏（洗）半升，生姜

（切）五两，枳实（炙）四枚，大枣（擘）十二枚。

上七味，以水一斗二升，煮取六升，去滓，再煎，取三升，温服一升，日三服。一方加大黄二两。若不加，恐不为大柴胡汤。

2. 方剂简介与条文

本方即小柴胡汤方去人参、炙甘草，加大黄、枳实、芍药。载于《伤寒论》第103条和第165条之下，并在第136条下复出。第103条原文："太阳病，过经十余日，反二三下之，后四五日，柴胡证仍在者，先与小柴胡。呕不止，心下急，郁郁微烦者，为未解也，与大柴胡汤，下之则愈。"第165条原文："伤寒，发热汗出不解，心中痞硬，呕吐而下利者，大柴胡汤主之。"第136条原文："伤寒十余日，热结在里，复往来寒热者，与大柴胡汤。"指出本方用于邪郁少阳兼阳明里实证治。本方为小柴胡汤与小承气汤合方加减而成。方中柴胡、黄芩疏利少阳，清泄郁热；芍药缓急止痛；半夏、生姜降逆止呕；枳实、大黄利气消痞，通下热结；大枣和中。诸药配合，共奏和解少阳、通下里实之功，实为少阳阳明双解之剂，体现了和解少阳、通下里实的治法。

3. 研究进展

本方用于多种消化系疾病，如肝炎、胆囊炎、胰腺炎、胃肠炎、胆道蛔虫、结石症、痢疾等，尤以急腹症治疗引人注目。临床以脘腹痛，或呕，或便秘、舌红苔黄、脉弦数为辨证要点。

本方在其他系统也得到广泛应用，如呼吸系统的化脓性扁桃体炎。有报道，本方以赤芍易白芍，甘草梢易姜、枣，加大青叶、蒲公英，用于急性化脓性扁桃体炎；循环系统的慢性肺源性心力衰竭、脑血管意外；精神神经系统的抑郁症。对急性精神病和非典型精神病也适用，但不是用于急性期，用于恢复期较多。在精神神经方面，作为抑郁症状的大柴胡汤证，其依据应为体质好、胸胁苦满较严重；泌尿生殖系统的前列腺炎、尿道狭窄、肾周围脓肿、闭经、急慢性盆腔炎；五官科的耳鸣；以及过敏性紫癜、荨麻疹、血管神经性头痛、流行性出血性结膜炎等，总以枢机不利、热结于里为审证要点。

有学者认为，肝胆气滞为流行性出血热少尿期之重要病机，采用大柴胡汤为主治疗 12 例，结果全部痊愈，并体会到采用本方治疗该病，宜尽早施用。

4. 医案选辑

（1）缠腰丹案

李某，男，63 岁，2015 年 5 月 7 日初诊。

20 多天前生气后出现呃逆，未在意；昨夜本地下雨且风大，患者半夜起来关窗户，不慎着凉，出现右侧胸胁胀痛难耐，今晨急来就诊。发病以来精神差，痛苦面容，食欲差，恶心，小便可，未大便两日余。B 超：右肾结石。心电图：完全性右束支传导阻滞。症见右侧胸胁胀痛难耐，局部皮肤发红，心烦，呃逆恶心，口苦口干，上腹胀满，食欲差，舌淡暗，苔黄腻，脉弦数。

中医诊断：缠腰丹（肝胆湿热，气滞血瘀）。

西医诊断：带状疱疹；肾结石；不完全性肠梗阻。

治则：清热疏肝，活血止痛。

处方：柴胡 15g，大黄 6g，枳实 10g，黄芩 10g，半夏 10g，白芍 30g，大枣 6g，生姜 9g，炙甘草 10g，瓜蒌 30g，红花 10g。2 剂，水煎服。

针灸：支沟、太冲针用泻法，皮损局部浅刺拔罐放血。

5 月 9 日二诊：药后自觉右少腹痛、右侧胸胁胀痛好转，皮损新增，皮损颜色变浅。现主要症状为呃逆，上腹胀满疼痛。立位腹平片示：不完全性肠梗阻，仍口苦口干，大便五日未行。辨六经为少阳阳明合病夹瘀；辨为大柴胡合桃核承气汤方证。

处方：柴胡 15g，大黄 12g，枳实 15g，黄芩 10g，半夏 10g，白芍 15g，大枣 6g，生姜 12g，炙甘草 10g，桃仁 12g，桂枝 10g，厚朴 15g。2 剂，免煎剂。

5 月 11 日三诊：当天服药后中午即大便两次，为黑色糊状臭秽物伴粪块，上腹胀痛觉舒。今晨来诊前在家小便时，有一小指头大小团状物随小便排出，小便呈鲜红色。口苦、口干减轻，右侧胸胁轻微疼痛。辨六经为少阳阳明太阴合病；辨为小柴胡汤加苓术仙鹤草赤小豆方证。

处方：柴胡 15g，黄芩 9g，党参 15g，半夏 15g，大枣 9g，炙甘草 6g，生姜 12g，白芍 15g，茯苓 15g，苍术 15g，仙鹤草 15g，赤小豆 18g。2 剂，免煎剂。

5 月 13 日四诊：小便颜色正常，略口苦口干，右侧胸胁轻微疼痛，纳食不香。辨六经为少阳太阴合病；辨为小柴胡汤合《外台秘要》茯苓饮方证。

处方：柴胡 12g，黄芩 9g，党参 15g，半夏 12g，生姜 12g，大枣 9g，茯苓 15g，炙甘草 6g，苍术 15g，枳壳 12g，陈皮 30g，鸡内金 15g。5 剂，免煎剂。

后随访，症状消失，精神转佳，电话表示感谢。

按语：本案三病可谓都是急症，但始终坚持先辨六经，再辨方证为治。辨六经：右侧胸胁胀痛难耐、呃逆恶心、口苦为病在少阳；口干、上腹胀满、心烦、局部皮肤发红、苔黄腻、脉弦数为病在阳明；舌淡暗为有瘀滞之证。综观脉证为少阳阳明合病兼瘀。辨方证：《伤寒论》第 103 条："太阳病，过经十余日，反二三下之，后四五日，柴胡证仍在者，先与小柴胡汤；呕不止、心下急、郁郁微烦者，为未解也，与大柴胡汤下之则愈。"大柴胡汤治疗少阳阳明合病，小柴胡汤证兼阳明里实证，患者的症状符合大柴胡汤方证；瓜蒌主治在阳明，大剂量对带状疱疹引起的神经痛有良效；患者有瘀滞之证，有用红花的药征，故辨为大柴胡汤加瓜蒌红花方证。一诊根据症状辨为少阳阳明合病兼瘀，治以大柴胡汤加瓜蒌红花方，兼以针浅刺拔罐放血，带状疱疹皮色改变，但病重药轻。二诊症状分析，腹痛加重且有肠不全梗阻，大便不行五六日，阳明腑实证明，急下之证显，辨六经为少阳阳明合病夹瘀。胡希恕先生言"小大不通治其标"，与大柴胡合桃核承气汤方，和解少阳，通腑泄热祛瘀。三诊药后大便两次，为黑色糊状臭秽物伴粪块，小便排出结石，腹中郁热去，整个人变舒爽，仍口干苦，尿中有血，邪热仍在少阳，辨六经为少阳阳明太阴合病，处小柴胡汤加苓术仙鹤草赤小豆方调理。四诊半表半里热已不甚，纳食不香，为邪祛胃虚，辨六经为少阳太阴合病，与小柴胡汤合《外台》茯苓饮方调理收功。（乌拉特前旗蒙中医医院刘永军医案，李俊明整理）

（2）腹痛案

杨某，女，39岁，1979年2月28日初诊。

5天前因生气，饭后即觉上腹部胀满疼痛，放散至左上腹及左肩胛处，腹痛如刀绞、拒按，伴恶心呕吐，进食后呕吐加重，初吐为胃内容物及黏液，继之吐苦水，无呕血，自觉发冷发热，但未测体温，伴气短、烦躁，尿短赤，大便秘结、四天未行，曾用阿托品、青霉素治疗未效，求治于金老。症见急性病容，恶心呕吐，腹痛，坐卧不安，上腹部特别是左上腹部按之痛剧，触诊肌紧张，压痛，反跳痛明显，听诊肠鸣音减弱，耳穴探查：左耳区压绿豆后即感疼痛减轻（治疗时配合此法）。发热，体温 38℃，舌干红，舌根及舌中部苔黄燥，脉弦数。白细胞 12×10^9/L，中性 86%，淋巴 14%。尿淀粉酶 164U，尿常规正常。

中医诊断：腹痛（肝胆气郁化火）。

西医诊断：急性胰腺炎。

治则：清肝泻火，通里攻下。

处方：柴胡 15g，黄芩 15g，半夏 10g，生白芍 10g，广木香 10g，生大黄 10g(后下)，甘遂面 3g(分冲)。2 剂，水煎，日 3 服。

服第 1 剂后半小时即腹泻便通，腹部压痛减轻，当晚安然入睡。服完两剂，发热、呕吐明显好转，但仍感上腹胀满隐痛，舌微红不干，苔薄白，脉弦。

前方去甘遂，加厚朴 15g，枳壳 10g。

2 剂后诸症大减，仅上腹微痛，纳呆，全身无力，舌淡红，苔薄白，脉沉缓无力。尿淀粉酶 16U。仍有脾运失调、邪气未尽之候。

处方：柴胡 15g，黄芩 15g，广木香 10g，半夏 10g，生白芍 10g，厚朴 15g，枳壳 10g，党参 15g，砂仁 4g，麦芽、山楂、神曲各 10g。5 剂而愈。

按语： 患者病因于生气，怒伤肝，疏泄失常，肝木乘克脾胃，消化腐熟水谷功能受损，气滞食阻，临床上出现腹痛、腹胀、呕吐等正盛邪实的表现，因而初始治疗以驱邪为主，柴胡、广木香、黄芩、白芍理气疏肝，清热泻火；半夏、生大黄、甘遂通便泄热，降逆止呕。药后邪祛热退，症状明显减轻。为巩固疗效，后期加厚朴、枳壳、党参、砂仁、三仙等健脾消食，理气和胃，治疗 1 周而愈。（赤峰市阿鲁科尔沁旗中医医院金广辉医案，刘淑兰、米达辉整理）

（3）腹满案

兰某，68岁，2014年5月7日初诊。

1周前进食油腻食物后感胃胀、发热，体温37.3℃，时伴恶心、呕吐胃内容物，心下烦闷，心难受，上腹隐痛，按之上腹疼痛。在旗医院查腹部超声未见异常，胸腹透视无异常。给予口服吗丁啉片，输液治疗3天，症状未减。自觉上腹胀满加重，大便三日未解。今到金老门诊就诊。再次查胸腹透视：提示不完全性肠梗阻。

中医诊断：腹满（肠道积聚，腑气不降）。

西医诊断：不完全性肠梗阻。

治则：清解郁热，调和胃气，通腑降气。

处方：柴胡25g，黄芩29g，厚朴30g，枳实15g，芒硝20g（后下），半夏15g，干姜10g。2剂，水煎服。

5月8日上午打电话问之，患者述当晚9～11点腹泻3次，便出大量粪块及稀水便。今日热退，身轻而愈。

按语： 该患者病机为饮食不节，损伤脾胃，运化失常，胃失和降，气机失调则见胃胀、恶心、呕吐，失治误治后邪热深入，热郁胃腑则潮热、心下烦闷、痞满、便结。《伤寒论》第103条云："太阳病，过经十余日，反二三下之，后四五日，柴胡证仍在者，先与小柴胡。呕不止，心下急，一云呕止小安。郁郁微烦者，为未解也，与大柴胡汤，下之则愈。"第381条云："伤寒，哕而腹满，视其前后，知何部不利，利之则愈。"金广辉认为，该患者病初为小柴胡汤证，因失治误治转为阳明病，故拟方大柴胡汤加芒硝疏解外邪，清下里结，通腑降气。方证对应，疗效显著，且1剂病愈。（赤峰市阿鲁科尔沁旗中医医院金广辉医案，刘淑兰、米达辉整理）

（4）术后发热案

李某，男，55岁，1991年1月26日初诊。

行胃底贲门癌根治术后第7天出现吻合口瘘，经保守治疗吻合口愈合，后又因进食不当，再度出现吻合口瘘，不能从食道进食，故于两周前做肠造瘘术，从空肠灌注营养物质。术后两周来每日午后低热，乏力神疲，会诊前1周又由午后低热转为高热（体温38～39.5℃），胸痛咳嗽，咳白黏痰，胸胁胀满，不知饥饿，恶心，腹痛腹胀，4天未大便，曾用开塞露后排出四五枚干燥粪块。查体：极度消瘦，面色萎黄，胸壁吻合口瘘处不断渗出黄色液体，腹痛拒按，肌肤热（体温39℃），舌红，苔黄腻，脉滑数。

中医诊断：术后发热（大柴胡汤证）。

治则：大柴胡汤加减。

处方：柴胡、黄芩、陈皮、枳实、半夏各10g，党参、赤芍、厚朴各15g，瓜蒌仁20g，茵陈30g，大黄6g。3剂，日1剂，水煎服。

药后大便通、日排1次，腹胀消，痛减，发热退，吻合口瘘处未再渗出黄色液体。后改投香砂六君子汤加减治疗。

按语：此案为胃癌出现恶病质，加之术后吻合口瘘长期不愈，不能正常进食，致体质更虚，又有胸胁苦满、呕恶、腹痛腹胀、不大便之大柴胡汤证，故在大柴胡汤中加党参，以加强扶正之功；又因腹部胀满较甚，故加厚朴寓小承气汤之意通下，正邪双方均照顾到，扶正不碍邪，祛邪不伤正，诸症得以缓解。（内蒙古自治区人民医院寇琼医案）

（5）水肿案

刘某，女，82岁，2011年8月14日初诊。

3个月来每天下午双下肢及足踝部轻度水肿，视其体型偏瘦，头发花白，精神状态很好。无耳聋、背驼，素来体健少疾。饮食、睡眠、二便均正常，舌正脉平，按之有力。局部无麻木、疼痛及腿抽筋，亦无冷感及灼热感，小腿皮肤略干燥，此前曾做检查，排除心脏疾患可能，服西药治疗无效。赴本县一名中医处治疗，亦无疗效。具体用药情况不明。既往有白内障、青光眼史，且均已分别动过手术。

中医诊断：水肿（气血瘀滞，枢机不利，水液潴留）。

治疗：大柴胡汤合桂枝茯苓丸加味。

处方：柴胡12g，黄芩6g，姜半夏10g，枳壳10g，赤芍12g，白芍12g，制大黄3g，桂枝10g，茯苓20g，丹皮10g，桃仁10g，怀牛膝20g，车前子20g（包煎），生姜、红枣为引，5剂，水煎服。

8月19日二诊：服药2剂，病情无变化。2剂尽，当天下午未出现水肿，直至目前未见反复。

效不更方，原方继服5剂，嘱隔日1剂。

按语：这个病例并不复杂，首先排除心脏疾患，无汗出、口渴及小便不利可排除五苓散证。无畏寒、肢冷、脉沉，再结合其精神状态又非真武汤证，下肢肿而不痛，体质偏瘦、腹肌偏紧，无明显疲劳感，亦非防己黄芪汤证。经过综合分析，当为气血瘀滞下肢，循环不良所致之疾，虽无明显腹征支持，如上腹部按之压痛等，但大便不稀，脉按之有力，不反对用大柴胡汤合桂枝茯苓丸。处方中加牛膝，因其可促进下肢血液循环且有增效之功；加车前子，因学习黄仕沛老师医案时曾见用五苓散加车前子治疗玻璃体混浊的经验。本例患者也有眼疾病史，且传统认为此药有利水明目之功，故加入方中，药到病除。（鄂尔多斯市准格尔旗中蒙医院刘二亮医案）

第四节　柴胡桂枝干姜汤

1.组成

柴胡半斤，桂枝（去皮）三两，干姜二两，栝楼根四两，黄芩三两，牡蛎（熬）二两，甘草（炙）二两。

上七味，以水一斗二升，煮取六升，去滓，再煎取三升，温服一升，日三服，初服微烦，复服汗出便愈。

2.方剂简介与条文

本方由柴胡、黄芩、桂枝、干姜、瓜蒌根、牡蛎、炙甘草等7味药组成，即小柴胡汤去半夏、人参、生姜、大枣加桂枝、干姜、瓜蒌根、牡蛎而成。载于《伤寒论》第147条。云："伤寒五六日，已发汗而复下之，胸胁满微结、小便不利、渴而不呕、但头汗出、往来寒热、心烦者，此为未解也，柴胡桂枝干姜汤主之。"指出本方用于少阳病兼水饮内结的证治。方中柴胡、黄芩合用，清解少阳之热；因不呕，故去半夏、生姜；胸胁满微结，水饮内结，故去人参、大枣之壅滞；方中瓜蒌根、牡蛎逐饮开结；桂枝、干姜通阳散寒，温化水饮；甘草调和诸药。是方寒温并用，攻补兼施，既可和解枢机，又可宣化寒饮，体现了和解少阳、温化水饮的证治。

3.研究进展

本方主要用于消化系统、呼吸系统、泌尿系统、神经系统、妇科疾病、急慢性中耳炎、结膜炎、湿疹、头部疖肿、美尼尔综合征、阳痿、糖尿病、放疗后味觉缺乏症等。

4.医案选辑

（1）痤疮案

唐某，女，32岁，2015年4月13日初诊。

　　面部痤疮数年，1个月前喝酒后痤疮症状加重，严重影响美观，且感面部不适，特慕名来诊。发病以来患者精神紧张，食欲减退，大便不爽。症见面部痤疮严重，以口唇周围为甚，往来寒热，头晕，自觉咽部有痰不适，口苦口干喜饮，干哕恶心，心慌，手脚凉，腿困，小腹痛，食欲减退，食后腹胀，大便不爽。舌淡红，苔薄白，脉弦。

　　中医诊断：痤疮（寒热错杂，饮邪上逆）。

　　西医诊断：粉刺。

　　治则：清上温下，健胃化饮。

　　处方：柴胡15g，黄芩9g，桂枝9g，天花粉9g，炙甘草6g，龙骨18g，牡蛎18g，党参15g，茯苓12g，白术18g，枳实12g，陈皮30g，半夏12g，白芍15g，赤小豆18g。5剂，水煎服，日1剂。

　　4月18日二诊：药后症状改善，改柴胡12g，继服5剂。

　　4月24日三诊：症状明显改善，继服上方7剂。

　　按语：现代生活安逸，人们贪凉饮冷，痤疮病寒热错杂，患者明显增多。往来寒热、口苦口干喜饮、面部痤疮严重以口唇周围为甚，为上热；手脚凉、腿困、小腹痛为下寒；脉弦为病位在半表半里之象，为上热下寒的厥阴证；头晕、自觉咽部有痰不适、干哕恶心、心慌、食欲减退、食后腹胀为里虚寒之太阴证兼饮邪上逆；总体辨为厥阴太阴合病。辨六经：为厥阴太阴合病证。辨为柴胡桂枝干姜汤合茯苓饮方证。治以清上热温下寒，健胃化饮。柴胡桂枝干姜汤见于《伤寒论》第147条。云："伤寒五六日，已发汗而复下之，胸胁满微结、小便不利、渴而不呕、但头汗出、往来寒热、心烦者，此为未解也，柴胡桂枝干姜汤主之。"本方是小柴胡去半夏加栝蒌汤的变剂。黄芩苦寒，伍干姜之辛温以理微结。栝蒌根之润得牡蛎之收，更能止渴。桂枝、甘草治气冲并兼和外。人参补中、大枣壅满均非微结所宜，故去之。临床见半表半里虚寒证而见四肢厥冷、口干或苦，心下微结者；茯苓饮见于《金匮要略·痰饮咳嗽病》附方。《外台》茯苓饮：治心胸中有停痰宿水，自吐出水后，心胸间虚，气满不能食，消痰气，令能食。本方是橘皮枳实生姜汤加健胃的人参，利尿的苓、术，故治橘枳姜汤证心下痞硬、小便不利或有停饮者。加白芍、赤小豆为赤小豆当归散的变方，用治湿热兼血虚血瘀证兼解痉止痛。方证对应，已收显效。二诊口不甚苦，上热之邪减，故减柴胡量。三诊有明显改善，用原方巩固收功。（乌拉特前旗蒙中医医院刘永军医案，李俊明整理）

（2）牛皮癣案

郑某，女，17 岁，初诊 2014 年 12 月 13 日。

1 个月前洗澡时发现后背及臀腰部有散在扁平丘疹，痒感，搔抓后表面有少许鳞屑、血痂，皮损渐增厚呈苔藓样，经皮肤科确诊为神经性皮炎（牛皮癣），予口服青黛丸、湿毒清胶囊及外用药（不详）效果不佳，皮疹反而增多。来诊要求服汤药。症见皮疹如前，手足冰冷，口苦口干，饮水少，纳少胃胀，月经量少，白带多，大便干，舌红，苔薄，脉细。

中医诊断：牛皮癣（寒热夹杂，水瘀互阻）。

西医诊断：神经性皮炎。

治则：清上温下，活血利水。

处方：柴胡 12g，黄芩 9g，干姜 9g，桂枝 9g，天花粉 12g，炙甘草 6g，牡蛎 18g，当归 9g，白芍 12g，川芎 6g，茯苓 12g，生白术 18g，山药 9g。免煎剂，7 剂。

12 月 24 日二诊：皮肤鳞屑脱落，现鲜嫩皮肤，手足冰冷缓减，白带仍多，余症减。辨证如前，继用上方，增干姜为12g，山药为12g。免煎剂，7剂。

药后回访，皮损复原，余无不适。

按语：该患者牛皮癣病程不长，但来势较快。初以清热解毒祛湿为治，皮疹不退反增，来诊时口苦口干为有上热之象；纳少胃胀、手足冰冷为下寒之征；饮水少、月经量少、白带多、大便干、舌红苔薄、脉细为血虚血瘀水盛。辨六经：为厥阴病血虚水盛；辨为柴胡桂枝干姜汤合当归芍药散方证。柴胡桂枝干姜汤出自《伤寒论》第147条。云："伤寒五六日，已发汗而复下之，胸胁满微结、小便不利、渴而不呕、但头汗出、往来寒热、心烦者，此为未解也，柴胡桂枝干姜汤主之。"这是小柴胡去半夏加瓜蒌汤的变剂，柴胡去半夏加瓜蒌汤证，半表半里虚寒证而见四肢厥冷、口干或苦，心下微结者。当归芍药散出自《金匮要略·妇人妊娠病》第5条。云："妇人怀妊，腹中疞痛，当归芍药散主之。"《金匮要略·妇人杂病》第17条："妇人腹中诸疾痛，当归芍药散主之。"芍药缓挛急而治腹痛，当归、川芎调经血并兼补虚，茯苓、白术、泽泻利小便而逐水气，故治血虚、血瘀及水湿停滞的腹中急痛症，其人或冒眩，或心下悸，或小便不利而有血虚水盛的表现者。方证相合，切中病机。二诊时已经见效，"手足冰冷缓减，白带仍多"增干姜、山药量，加大温中健胃祛湿之力。（乌拉特前旗蒙中医医院刘永军医案）

（3）胃痛案

苗某，女，63岁，2015年4月22日初诊。

患胃病数年，中西医多方治疗，病情时好时坏。1周前因饭后受凉，胃部胀痛，在家自服药物效不显。发病以来精神不振，食欲差，大小便尚可。有糖尿病数年。症见胃部胀痛，食欲差，食后腹胀，口苦口干，喜饮，手脚凉，腿困，全身发痒，汗出不多，舌淡红，苔薄白，脉弦。

中医诊断：胃痛（胆热脾寒，水饮内停）。

治则：清胆温脾，健脾化饮。

处方：柴胡 12g，黄芩 9g，桂枝 9g，干姜 12g，花粉 12g，炙甘草 6g，龙骨 18g（先煎），牡蛎 18g（先煎），党参 15g，茯苓 15g，苍术 15g，枳实 9g，陈皮 30g，鸡内金 15g。7 剂，水煎服。

4 月 30 日二诊：症状大减，多年的皮肤瘙痒明显改善，药后有反酸症状，加海螵蛸 15g，继服 5 剂善后。

按语： 根据症状，辨为上热下寒厥阴太阴合病，病程长，现虚象，寒热错杂。辨六经：口苦口干、喜饮、汗出不多为上有热；手脚凉、腿困为下有寒；脉弦为病在少阳。综上所述，为病在厥阴，上热下寒。胃部胀痛、食欲差、食后腹胀为脾失健运；内生水饮为病在太阴，故辨为厥阴太阴合病。辨方证：《伤寒论》第 147 条云："伤寒五六日，已发汗而复下之，胸胁满微结、小便不利、渴而不呕、但头汗出、心烦者，此为未解也，柴胡桂枝干姜汤主之。"此患者为厥阴证。脚手冰、腿困、口苦口干、喜饮、胃部胀痛为柴胡桂枝干姜汤方证。《金匮要略·痰饮咳嗽病篇》附方：《外台秘要》茯苓饮治心胸中有停痰宿水，自吐出水后心胸间虚，气满不能食，消痰气，令能食。此患者脾失健运，内生水饮，符合《外台秘要》茯苓饮方证。综合脉证，为柴胡桂枝干姜汤合茯苓饮方证。方用柴胡桂枝干姜汤，治疗半表半里虚寒证而见四肢厥冷、口干或苦、心下微结者；食欲差、食后腹胀为脾失健运，方合茯苓饮加鸡内金健胃消食，清上温下，健脾化饮。二诊诸症改善，皮肤瘙痒是水饮为患，饮去其症自会缓减。有反酸，加海螵蛸对症处理，继以上药善后。（乌拉特前旗蒙中

医医院刘永军医案，李俊明整理）

（4）胁痛案

董某，女，42 岁，2007 年 3 月 24 日初诊。

患肝炎 4 年，谷丙转氨酶经常波动在 150～250U 之间，因反复乏力、纳差、上腹部饱胀伴肝区隐痛，口干喜饮，于 2007 年 3 月 24 日来门诊要求中医治疗。既往无吸毒、酗酒、服损肝药物及输血制品史。当日检查：ALT 170U/L，AST 77U/L，TBil45.5μmol/L，γ–GT 43U/L，A/G 1.31。症见疲乏无力，下肢酸软，右胁疼痛，恶心嗳气，纳差，夜间肠鸣，口干口苦，喜饮，苔腻微黄，脉细弦。

中医诊断：胁痛（肝郁脾虚兼饮停）。

治则：清肝温脾化饮。

处方：柴胡 18g，黄芩 10g，天花粉 12g，生牡蛎 10g（先煎），桂枝 9g，干姜 6g，白芍 9g，茯苓 15g，白术 12g，薏苡仁 30g，炙甘草 10g。日 1 剂，水煎，分两次服。

5 月 15 日二诊：乏力明显改善，纳食尚可，大便日行一次、质软，苔黄腻，脉细弦。查：肝功能基本正常，ALT 35U/L，AST 40U/L。治疗宗原法。

此后在本方基础上加减出入，治疗 6 个月以上，AST、ALT、A/G 等实验室检查均已恢复正常。

按语：我国病毒性肝炎以乙肝为多见，目前乙肝病毒携带率为 7.18%，其中约 1/3 有反复肝损害，表现为活动性的乙型肝炎或者肝硬化。病毒性肝炎的治疗主要分为抗病毒、调节免疫功能、抗肝损伤（包括促肝细胞再生、抗肝纤维化等）三个方面。病毒性肝炎在中医学文献中无相应病名，其临床表现散见于"胁痛""虚劳""黄疸"等病证中。针对气血失调、肝胆络脉失和的

病机特点，调理肝脾、理气和络是治疗大法。柴胡桂枝干姜汤
（简称柴胡桂姜汤）出自《伤寒论·辨太阳病脉证并治下》第147
条，也见于《金匮要略·疟病脉证并治第四》的"附《外台秘要》
方"。本方临床报道治疗乙肝疗效佳。张仲景《金匮要略》云：
"见肝之病，知肝传脾，当先实脾。"现代研究亦提出健脾法贯穿
于肝病治疗的各个阶段。肝炎患者由于长期服用苦寒清利肝胆之
药，往往造成热毒未清，脾阳已伤，出现肝胆有热、脾胃有寒的
肝热脾寒证。清热则脾阳更伤，温脾阳又恐助热生毒，加重肝炎
症状，经方柴胡桂枝干姜汤恰合病机。

　　该方寒热并用，肝脾同治，化痰行瘀，用于乏力、纳差、腹
胀、便溏、肠鸣之脾胃虚寒之象，肝胆疫毒余热未清，伴口苦、
心烦、口渴等寒热错杂证的肝脾疾患疗效卓著。湿热阴虚明显者
慎用或忌用。《内经》有"厥阴不治，求之阳明"及厥阴应"调
其中气，使之和平"之论，故慢性肝炎每当出现木盛侮脾时，其
脾气必虚，故必须扶脾抑木。方中桂枝、干姜、茯苓、白术、薏
苡仁、甘草温中补脾，柴胡、黄芩清肝利胆，白芍柔肝，天花
粉、牡蛎配温药化痰散瘀。诸药合用，达疏肝、和脾、祛瘀之
效。（内蒙古医科大学中医学院任存霞医案）

第五节　柴胡加龙骨牡蛎汤

1. 组成

　　柴胡四两，半夏（洗）二合半，人参一两半，龙骨一两半，
牡蛎（熬）一两半，桂枝（去皮）一两半，大黄二两，铅丹一两
半，茯苓一两半，黄芩一两半，生姜（切）一两半，大枣（擘）

六枚。

上十二味，以水八升，煮取四升，内大黄，切如棋子，更煮一二沸，去滓，温服一升。本云柴胡汤，今加龙骨等。

2. 方剂简介与条文

本方即小柴胡汤方加桂枝、龙骨、牡蛎、铅丹、大黄、茯苓。载于《伤寒论》第 107 条。云："伤寒八九日，下之，胸满，烦惊，小便不利，谵语，不可转侧者，柴胡加龙骨牡蛎汤主之。"指出本方用于少阳病为主的表里虚实互见，兼水饮烦惊谵语证。以小柴胡汤治其胸胁苦满；加桂枝通阳且治其气上冲；加茯苓利其小便；加大黄泻其胃热而止谵语；加龙骨、牡蛎、铅丹镇静安神。全方体现了和解少阳兼化饮安神的治法。

3. 研究进展

柴胡加龙骨牡蛎汤临床应用广泛，用于神经精神系统及心血管疾患，包括精神分裂症、神经衰弱、癫痫、帕金森综合征、血管神经性头痛、三叉神经痛、更年期综合征、失眠、梅尼埃综合征、甲状腺功能亢进、原发性高血压、动脉硬化，辨证属肝胆郁热者。

4. 医案选辑

（1）绝经前后诸症案 1

路某，女，53 岁，2015 年 5 月 23 日初诊。

5 年前不明原因出现失眠，烦热汗出，心烦，双膝关节痛，两年前绝经。期间间断性中西医治疗效果不明显，近半个月加重，特慕名来诊。发病以来精神一般，心烦，饮食、二便尚可。现失眠，烦热汗出，心烦心慌，口苦口干，干哕恶心，右胁胀痛，身重，双膝关节痛，舌淡暗，苔薄白，脉弦。

中医诊断：绝经前后诸症（邪犯少阳，弥漫三焦，心神浮越）。

西医诊断：更年期综合征。

治则：和解少阳，通阳泄热，重镇安神。

处方：柴胡 12g，黄芩 10g，党参 15g，半夏 15g，桂枝 10g，茯苓 15g，大黄 6g，龙骨 24g（先煎），牡蛎 24g（先煎），生姜 10g，大枣 10g。5 剂，免煎剂。

5 月 28 日二诊：药后失眠、烦热汗出、心烦、心慌、口苦口干、干哕恶心等症状明显好转，唯双膝关节痛及右胁肋胀痛，缓解不明显，舌淡暗。此为瘀滞不通。

上方加桃仁 10g，丹皮 10g，白芍 10g，继服 7 剂。

后随访，除双膝关节轻微疼痛外，余症基本消失。

按语：更年期综合征也称围绝经期综合征。绝经是妇女生命进程中必然发生的生理过程，其到来提示卵巢功能衰退，生殖功能终止，并伴随多脏器功能失调。临床发病年龄在 45～55 岁，以月经紊乱或闭止或见烘热汗出、眩晕心悸、情绪易激动、抑郁、失眠甚或情志异常等为主症。传统治疗常用心理疏导、西医激素替代疗法和中药滋补肝肾等。

妇科疾病主要与女性生殖系统有关，其生理与病理变化有其特殊性。子宫附件是腹腔内器官，半表半里证相对多一些，而且同属腹腔间的器官，也会与其他脏腑器官的生理病理有密切联系。经方辨治，这类患者如果偏阳性则在半表半里之阳为少阳病，偏阴性则在半表半里之阴为厥阴病。本患者为三阳合病，治在少阳，此为定法。辨六经：身重、双膝关节痛、舌淡暗、苔薄白为病在太阳；口苦口干、干哕恶心、心烦、右胁肋胀痛、脉弦为病在少阳；失眠、烦热汗出、心慌为病在阳明；舌暗、久痛为有瘀之证。综观脉证，为三阳合病兼瘀。

辨方证：《伤寒论》第 107 条云："伤寒八九日，下之，胸满、烦惊、小便不利、谵语、一身尽重、不可转侧者，柴胡加龙骨牡蛎汤主之。"患者既有小柴胡汤证，又见气冲心悸、烦惊不安证，符合柴胡加龙骨牡蛎汤方证，故辨为柴胡加龙骨牡蛎汤方证。方用柴胡加龙骨牡蛎汤。小柴胡和解少阳，以疗口苦口干、干哕恶心、心烦、右胁肋胀痛、脉弦等症；方中暗合桂枝汤去芍药加茯苓，治疗表有邪、内有饮之身重痛，头晕心悸；大黄少用，通腑泄热，活血化瘀；龙骨、牡蛎为强壮性清热收涩药，以清热除烦敛汗，常用于神经官能症。二诊诸症好转，双膝关节痛及右胁胀痛缓解不明显，因病久有瘀，故加桃仁、丹皮、白芍，为合方桂枝茯苓丸，以加强活血化瘀之功。（乌拉特前旗蒙中医医院刘永军医案，李俊明整理）

（2）绝经前后诸症案2

冯某，女，50岁，2015年5月23日初诊。

1年前出现头晕、胸闷、心烦等症，经治疗好转。1周前因劳累、操心诱发。发病以来精神差，睡眠差，饮食尚可，二便正常。症见头晕胸闷，心烦心慌，出汗失眠，口苦口干，舌红，苔薄白，脉弦数。

中医诊断：绝经前后诸症（少阳失枢，心胆不宁，津血虚损）。

治则：和解少阳，清热安神，养胃生津。

处方：柴胡12g，黄芩9g，党参15g，半夏15g，桂枝12g，茯苓15g，茯神15g，生姜12g，大枣12g，龙骨24g，牡蛎24g，石膏24g，麦芽45g，炙甘草6g。5剂，免煎剂。

5月28日二诊：药后头晕出汗、失眠、口苦口干等症明显改善，唯心慌、心悸改善不大。

上方加大枣为15g。5剂，免煎剂。

后电话随访，基本无症状。

按语： 随着工作节奏的加快和工作压力的加大，许多人出现了亚健康状态。头晕、胸闷、心慌（悸）、口苦为病在少阳；口干、出汗、舌红、苔薄白、脉弦数为病在阳明；心烦、失眠为津血虚脏腑失养，病在太阴。综观脉症，为少阳阳明太阴合病。辨六经：少阳阳明太阴合病，辨为柴胡加龙骨牡蛎汤方加石膏合甘麦大枣汤方证。《伤寒论》第107条云："伤寒八九日，下之，胸闷、烦惊、小便不利、谵语、一身尽重、不可转侧者，柴胡加龙骨牡蛎汤主之。"柴胡加龙骨牡蛎汤的方证要点是小柴胡汤证见气冲心悸、烦惊不安者。石膏主治在阳明，善清里热。《金匮要略·妇人杂病》第六条云："妇人脏躁，喜悲伤欲哭，像如神灵所作，数欠伸，甘麦大枣汤主之。"甘麦大枣汤三药都是甘缓急之品，主在温中养胃生津血，治津血虚的精神失常而急迫者。因无可下症，故用柴胡加龙骨牡蛎汤去大黄、铅丹，加石膏，合甘麦大枣汤，以和解少阳、降冲镇静、清热养胃、生津安神为治。二诊诸症大为改善，唯心慌、心悸仍在，故加大枣，取甘缓养胃生津之意。此类亚健康患者若出现少阳阳明合病，用柴胡加龙骨牡蛎汤加减；偏虚者，合甘麦大枣汤；偏瘀者，合桃核承气汤或桂枝茯苓丸，往往会取得满意疗效。（乌拉特前旗蒙中医医院刘永军医案，李俊明整理）

（3）头晕案

刘某，女，52岁，2015年5月15日初诊。

闭经5年余，绝经前有头晕、心烦症状，绝经后症状反复加重。3天前无明显诱因上述症状加重，并出现心烦欲哭，不想见人。症见头晕心慌，心烦欲哭，不想见人，往来寒热，口苦口干，干哕恶心，食欲不振，食后腹胀，出汗，手脚冰凉、有麻感，腰困痛，小腹胀痛，小便可，大便干，舌暗红，苔薄白，脉沉滑。

中医诊断：头晕（少阳失枢，郁热上冲）。

治则：和解少阳，泄热逐瘀。

处方：柴胡15g，黄芩9g，党参15g，半夏15g，生姜15g，大枣9g，桂枝15g，茯苓12g，龙骨24g（先煎），牡蛎24g（先煎），桃仁9g，熟大黄9g，炙甘草6g。4剂，免煎剂。

5月19日二诊：药后症状好转，口苦减，大便通，下腹部觉特别舒畅，改柴胡为12g；脚手麻改善不明显，加白芍15g，继服4剂。

5月23日三诊：药后症状明显改善，仍时而心慌，眠差，茯苓改为15g，加牡丹皮9g，以加强活血之力。4剂免煎剂善后。

按语：该患者头晕、往来寒热、口苦、干哕恶心、食欲不振、食后腹胀为病在少阳；口干、心慌、汗出、大便干为阳明有热；小腹胀、舌暗红，且于绝经前后发病为少腹有瘀血；心烦欲哭、不想见人的神志症状为气上冲有瘀血所致；四逆为邪在少阳、阳气闭郁所致。综观脉症，辨为少阳阳明合病兼瘀。辨六经：辨为柴胡加龙骨牡蛎汤合桃核承气汤方证。柴胡加龙骨牡蛎汤方治少阳阳明并病，小柴胡汤证兼气冲心悸、二便不利、烦惊不安。《伤寒论》第106条云："太阳病不解，热结膀胱，其人如狂，血自下，下者愈，其外不解者，尚未可攻，当先解其外。外解已，但少腹急结者，乃可攻之，宜桃核承气汤。""其人如狂"，说明精神病、神经系统疾患有因瘀血所致者。患者症状符合两方之方证，但腑实不重，故用柴胡加龙骨牡蛎汤合桃核承气汤，去铅丹、芒硝。二诊口苦减，大便通，诸症好转，故减柴胡量，加白芍除血痹，以治脚手麻。三诊症状明显改善，仍时而心慌，眠差，乃水饮上逆夹瘀所致，故加大茯苓剂量，加丹皮，含有桂枝茯苓丸之意，以善其后。（乌拉特前旗蒙中医医院刘永军医案，李俊明整理）

（4）不寐案

患者，女，28 岁，2011 年 2 月 20 日初诊。

近 5 年来寐差，近几日加重。自觉全身乏力，头晕烦躁，心悸不寐，胃脘胀满，呃逆口苦，便干、两三日一行，脉弦、舌暗。

中医诊断：不寐（肝胆失疏，心胆不宁）。

治则：疏肝利胆，宁心安神。

处方：醋柴胡 12g，炒黄芩 9g，半夏 12g，党参 20g，龙骨 20g（打碎，先煎），牡蛎 20g（打碎，先煎），茯苓 20g，桂枝 9g，大黄 5g，大枣 12 枚，生姜 3 片，麻子仁 9g，枳壳 9g，白芍 9g，炙甘草 9g。4 剂，日 1 剂，水煎服。

2 月 25 日二诊：药后诸症减轻，能入睡 5 小时左右，胃脘已不胀满，脉缓，继服 7 剂调理而愈。

按语：柴胡加龙骨牡蛎汤见于《伤寒论》第 107 条。云："伤寒八九日，下之，胸满、烦惊，小便不利，谵语，不可转侧者，柴胡加龙骨牡蛎汤主之。"柴胡加龙骨牡蛎汤由柴胡、半夏、党参、龙骨、牡蛎、桂枝、大黄、铅丹、茯苓、黄芩、生姜、大枣 12 味药组成。学者普遍认为，本方由小柴胡汤加味而成，是表里同治、邪正同治的和解之方，其证属于少阳病范畴。也有学者认为，本方现代更多用于肝经病变。结合临床实践认为，张仲景本意是合方使用产生的本方，以肝胆为主，又兼涉少阴、太阳、太阴、阳明。合方可使药味精简，原有方剂功效协同，产生新功效，拓宽了相合方剂的使用范围。柴胡加龙骨牡蛎汤具有和解少阳、通阳泄热、重镇安神之功，据"胸满、烦惊、谵语"之旨，临床用于治疗精神情志类疾病。心烦、失眠、抑郁属邪在少阳，扰动少阴心神，致心胆不宁。以头晕头痛、胸满太息、烦躁易怒、心悸不寐或多梦纷纭为主要症状，或以易惊吓易悲伤哭笑、语无伦次、便秘、尿黄为主要症状。以上两症，只要见舌红、苔白腻、脉象弦滑或弦数即可用此方，多能随手奏效。如心烦甚，可合栀子豉汤，痰热证候明显可合小陷胸汤。（内蒙古医科大学中医学院任存霞医案）

（5）早泄案

李某，男，36岁，2013年4月7日初诊。

近1年来行房易早泄，曾多方服补肾药无效，特来我处就诊。自觉腰困、浑身不适，口苦，咽干，两眼干涩，眠差，心烦易怒，脉涩，舌淡红，苔腻。

中医诊断：早泄（肝郁胆热，阳不摄阴）。

治则：疏肝郁，利胆火，宁神定志。

处方：醋柴胡12g、炒黄芩9g、半夏24g、党参25g、生龙骨30g（打碎，先煎）、生牡蛎30g（打碎，先煎）、茯苓15g、茯神15g、桂枝12g、大黄3g、炒白芍18g、炙甘草12g、大枣12枚、生姜3片。5剂，日1剂，水煎服。

4月13日二诊：药后乏力、口苦、眼干诸症大减，效不更方，续服15剂，性事正常。

1年后随访，未见复发。

按语： 早泄是常见的男性性功能障碍。研究表明，早泄的发病率为14%～41%，常与遗精、阳痿相并而作。一般治疗早泄多从肾阳虚论治，如《曹仁伯医案》曰："肾者主蛰，封藏之本，精之处也，精之所以能安其处者，全在肾气之封藏不失其职，虚者反之。"多年临床发现，早泄患者除少数年老体弱外，很难见到肾阳虚症状。多数中青年患者发病初期往往表现为阳事易举等相火旺盛之象，兼有口燥咽干、头晕耳鸣或胸胁苦满、心烦易怒、口苦咽干等胆火内郁之症，常伴阴囊湿痒、小便热黄等热象。性事活动赖于心、肝、肾三脏及君相之火协调如常，三者尤其"前阴者，宗筋之所聚"，为肝所主。肝之疏泄正常，精神情志调畅；肝血充盈，血旺精足，宗筋得以濡养，性欲旺盛，阴茎坚挺有力，精窍启闭，方能施泄有度。当代著名男科学家徐福松教授亦强调："男科疾病勿忘肝郁。"该类患者性欲减退，阳物难举，或举而即泄，又可导致情志抑郁，烦闷不舒，纳差多寐。因此治疗上应疏肝郁，利胆火，宁神定志，采用经方柴胡加龙骨牡蛎汤为主方加减治疗。柴胡加龙骨牡蛎汤包含桂枝加龙骨牡蛎汤之意，桂枝加龙骨牡蛎汤在《金匮要略》中主治男子失精、女子梦交。柴胡加龙骨牡蛎汤既可调肝理脾，又可调和阴阳，用于生殖系统疾病效果良好。足厥阴肝经环阴器，抵小腹。病入厥阴，肝失条达，气机不利，往往阴阳失调，肝气不舒，胆火内郁，相火妄动，而发生早泄、遗精等。（内蒙古医科大学中医学院任存霞医案）

（6）眩晕案

郑某，女，43岁，2011年2月24日初诊。

十余天来午后眩晕加重，恶心欲吐，不欲食，头闷，胸闷、下肢凉，血压130/90mmHg，舌淡红，脉沉。

中医诊断：眩晕（少阳失枢，痰饮上犯清窍）。

治则：疏利肝胆，化痰逐饮。

处方：醋柴胡12g，炒黄芩9g，半夏12g，党参15g，龙骨20g（打碎，先煎），牡蛎20g（打碎，先煎），茯苓30g，桂枝9g，白术12g，藿香9g，陈皮9g，竹茹12g，葛根30g，炙甘草

9g，大枣12枚，生姜3片。7剂，日1剂，水煎服。

3月3日二诊：药后诸症大减，血压120/80mmHg，继服10剂调理而愈。

按语： 柴胡加龙骨牡蛎汤可和解少阳，通调水道，使津液重新分布，既可纠正水饮停聚，又能调肝宁心。此方加减善治心血管疾病，中医属"眩晕""心悸"者。《黄帝内经》谓："诸风掉眩，皆属于肝。"又谓"风胜则动"。心悸眩晕、动摇颤抖不能自主等一系列证候皆属肝风内动或水邪停聚太阳膀胱腑浸渍经脉之证。头为诸阳之会，被水寒阴气涉窍凌心，故见眩晕、胸满、心悸等症；少阳失枢，胆火内郁，肝胆失调，亦可见眩晕、胸闷、心悸之症。临床病机复杂，柴胡加龙骨牡蛎汤既含苓桂剂，温阳化饮兼治太阴脾；又有通阳利水之效，既可利太阳膀胱腑，又能和解少阳，通调水道，有理肝健脾化饮、和胆止悸之功，用于胸闷甚则胸痛、心悸眩晕、面目浮肿、小便不利、身重乏力、脉弦、舌胖暗为主的症状。本案患者三焦失枢，化生痰饮，痰饮上犯清窍故用之。（内蒙古医科大学中医学院任存霞医案）

第六节　四逆散

1. 组成

甘草（炙）、枳实（破，水渍，炙干）、柴胡、芍药。

上四味，各十分，捣筛，白饮和服方寸匕，日三服。

2. 方剂简介与条文

四逆散载于《伤寒论》第318条。云："少阴病，四逆，其人或咳，或悸，或小便不利，或腹中痛，或泄利下重者，四逆散主之。"指出本方可用于气郁致厥逆证。《本经》谓柴胡"主治心腹，去胃肠中结气，饮食积聚，寒热邪气"；枳实"除寒热，热结"。二药皆能除寒热，破积滞，为解热、行气药。柴胡主胸胁苦满，枳实主心下痞满。芍药"主治邪气腹痛……破坚积，寒热，疝瘕，止痛"，配合甘草达缓急止痛之效。四药相合，治少阳证之气郁四逆、胸胁苦满、心下痞、腹挛痛、泄利下重者，体现了疏肝解郁、调理气机的治法。

3. 后世衍化之方

四逆散为调和肝脾的基础方，后世多有化裁。宋代《太平惠民和剂局方》始载逍遥散，其组成为四逆散易枳实，合当归芍药散去泽泻、川芎，加薄荷、生姜组成，即柴胡、当归、白芍、白术、茯苓、甘草、薄荷、生姜八味。柴胡疏肝散出自《医学统旨》，为疏肝理气之代表方剂。由四逆散衍化而来，处方由四逆散加陈皮、香附、川芎等行气活血药组成。

4. 研究进展

本方常用于治疗消化系统疾病，如急慢性胆囊炎、胰腺炎、胃炎等；妇科之月经不调、附件炎、盆腔炎，以及膈肌痉挛、冠心病、血管神经性头痛等属于肝郁气滞或阳气郁闭者。

5. 医案选辑

（1）便秘案

张某，女，57岁，1990年6月29日初诊。

近来纳呆，无饥饿感，出冷汗，稍多食则停滞不消，时心悸，大便干燥、三五日一行，有时口咽干燥而苦，喜饮水。眼睑色淡，面色晦暗，下肢发冷。舌淡，苔薄白中裂，脉浮弦、左细右大。前医曾诊为脾气虚弱，治而无效。

中医诊断：便秘（肝移邪于脾胃）。

治疗：疏肝和胃。

处方：柴胡 15g，白芍 12g，陈皮 12g，枳壳 12g，郁金 12g，川楝子 12g，麦冬 12g，沙参 12g，丹参 15g，香附 9g，元参 12g，芦根 30g，甘草 6g。6 剂，水煎服，日 1 剂。

7 月 13 日二诊：食欲增加，口干减轻。自诉服药期间舌色转红，舌面湿润，但近两日舌苔增厚，二便较前通畅，今日口苦。舌淡，苔白腻、中有裂纹，脉弦稍数。

上方去芦根、元参、香附，加竹茹 12g，茵陈 15g，石斛 12g，怀牛膝 12g。3 剂，服法同前。

药后而愈。

按语：张老诊治疑难重症疗效显著。诊断中把握整体观念，以象气理论四诊并用，问诊、切诊尤详，从不草率。诸如寒热的喜恶，饮食、二便等，脉象的三部九候，诊脉注意人迎（左寸脉与关脉间部位）、气口（右寸脉与关脉间部位）的变化。人迎脉浮、大、弦、紧多为外感，气口脉浮、大、弦、紧多为内伤。望诊注重舌象，观察眼睑的颜色和爪甲的变化，体察四末、肌肤的寒热情况。善于分析疾病的原因，判断病变的机理，认为疾病的病因往往不是单一的，可以是两种或两种以上因素，证候错综复杂，要抓住疾病的主要矛盾是其要领。本案张老正是抓住了患者的脉象、喜好这一主要病机，从而取得满意疗效。（内蒙古医科大学中医学院张斌医案，韩世明、任存霞整理）

（2）胃脘痛案 1

王某，女，30 岁，2011 年 1 月 10 日初诊。

自诉近来胃脘胀痛加重 4～5 日，伴右胁疼痛，烧心呃逆，手足发凉，小便不利，舌偏红，苔微腻，脉弦细。

中医诊断：胃脘痛（肝胃不和，疏泄失职）。

西医诊断：胆汁反流性胃炎；胆囊炎。

处方：柴胡 10g，白芍 15g，枳实 12g，炙甘草 6g，虎杖 12g，焦三仙各 15g，半夏 8g，延胡索 12g，乌贼骨 15g，桂枝 6g，白术 12g，丹参 10g，木香 6g。7 剂，日 1 剂，水煎服。

1 月 21 日二诊：药后诸症减轻，胃已不痛，偶尔腰背痛。继服 20 剂调理而愈。

按语： 胆汁反流性胃炎主要为幽门括约肌功能失常，胃蠕动功能下降，或胃、胆切除术后导致胆汁反流入胃，破坏胃、食管黏膜屏障，使胃、食管黏膜呈现充血水肿、糜烂，甚则出血而引起慢性炎症。中医学认为，胆汁反流性胃炎属"胃脘痛""呕吐"范畴，病位在脾胃，与肝胆密切相关。《灵枢·四时气》曰："善呕，呕有苦，邪在胆，逆在胃，胆液泄则口苦，胃气逆则呕苦，故曰呕胆。"指出胆胃相悖、升降失常是其主要病机。脾胃升降又赖于肝胆的疏泄，发生的原因是脾胃升降失调，水饮停滞胃脘，兼肝气郁结，疏泄失职，胆汁不能顺利下降而逆流入胃。米子良认为，本病发生其邪在胆，逆在胃，肝脾失调，致升降失常，治疗关键应以疏肝健脾、和胃降逆为主，并随症加减。临床常用四逆散为主方疏肝健脾，利湿降浊。四逆散选药精当，配伍独特，疗效突出，是古今常用之效方，为疏肝解郁、调和肝脾的祖方。后世疏肝诸方，如《景岳全书》之柴胡疏肝散、局方逍遥散等皆从本方发展变化而来。唐宗海在《血证论》中提到，四逆散乃"疏平肝气、和降胃气之通剂，借用处尤多"。《伤寒论讲义》则认为，"只要具有肝胃（脾）气滞证候，用本方化裁主治，均有较好疗效"。纵观各家应用，均以气郁为主，米子良临床应用四逆散也非常广泛，颇有心得。其应用依据：其一，紧扣仲景原文，抓手足发凉主症，证属阳气郁滞，即可加减或合方应用。

其二，认为本方归少阳柴胡类方，广泛用于脉弦，病机属肝胃气滞证。其三，紧扣仲景原文或然证，结合原方方后加减药物深入分析，认为四逆散证既有气郁的一面，又有水邪为患的一面。米子良认为，四逆散具有宣畅三焦气机、通利三焦水道之功，临床常用此方治疗肝、胆、脾、胃、妇科杂病等证属三焦气机与水液代谢障碍同时为病者，手足厥冷、小便不利为其关键证候。

案中患者证属肝胃不和，疏泄失职，故用四逆散和畅气机，疏肝健脾。半夏、乌贼骨和胃降逆，乌贼骨味咸涩性微温，历代医家主要用于制酸，收敛止血，止带固精。米子良认为，咸能润下，润下即可降逆除痞。叶天士《本草经解》中有乌贼骨气微温，禀天春和之木气，入足厥阴肝经之说，故米子良认为乌贼骨为降逆之良药，胆汁反流性胃炎每多用之。木香、虎杖、延胡索、丹参活血止痛，桂枝、白术、焦三仙健脾消食。全方共达疏肝利胆、降逆止痛之效。（内蒙古医科大学中医学院米子良医案，任存霞整理）

（3）胸痹案

张某，男，48岁，2011年8月8日初诊。

因间断性胸闷痛三日就诊。心电图示：心肌缺血。现胸闷、胸痛伴头晕，心悸，右胁胀痛，腰痛，寐差。舌淡，苔白中裂少津，脉弦。有右肾结石、脂肪肝病史10余年。

中医诊断：胸痹（少阳失枢，心脉瘀阻）。

西医诊断：心肌缺血。

治则：疏肝行气祛瘀，宣畅三焦利湿。

处方：柴胡10g，枳实10g，白芍15g，炙甘草6g，党参15g，白术10g，半夏6g，川厚朴10g，瓜蒌20g，薤白10g，焦三仙各15g，夜交藤25g，天麻10g，菊花15g。7剂，日1剂，水煎服。

8月19日二诊：药后胸闷、胸痛消失，其他症状减轻，偶尔右胁压痛。

上方加郁金10g，没药10g。7剂，水煎，日1剂。巩固疗效。

按语：中医学无心肌缺血的病名，根据病变部位和症状应归于"胸痹"范畴。西医学认为，该病的主要病因是冠状动脉粥样硬化致血管狭窄、阻塞及冠状动脉痉挛而引起心肌缺氧、缺血，与中医所说的心脉瘀阻相吻合。胸痹病因复杂，多与内伤七情、久病劳损、痰饮、实邪、血瘀等因素有关。导致心脉瘀阻的病因很多，其中肝郁气滞是众多原因之一。为此，米子良常用四逆散合瓜蒌薤白半夏汤治疗心肌缺血。本患者胸痹伴肾结石、脂肪肝病史，虽有痰瘀，三焦失枢，肝气郁滞，代谢障碍亦是重要因素，故用四逆散既疏肝行气祛瘀，又宣畅三焦利湿，达到标本同治的目的。方中瓜蒌、薤白、半夏宽胸除痹；党参、白术、焦三仙健脾调肝；天麻、菊花等随症加减用药，既可调治头晕、腰痛，又可调补肝肾以济心血；夜交藤养心安神通络。（内蒙古医科大学中医学院米子良医案，任存霞整理）

（4）胁痛案

赵某，女，55岁。2011年3月14日初诊。

患慢性胆囊炎病史十余年，近几个月纳差，胸胁疼痛加重，伴眠差，多梦，背部不适甚则疼痛。症见胸胁疼痛胀满，恶心纳呆，口干不欲饮，自觉手足肿胀，四肢关节疼痛，大便偏干，小便不利，头晕，烦躁，失眠多梦，舌淡红，苔微腻，脉弦细。

中医诊断：胁痛（肝胃气滞，三焦失枢）。

西医诊断：慢性胆囊炎。

治则：疏肝利胆，调理气机。

处方：柴胡 10g，白芍 15g，枳实 12g，炙甘草 6g，郁金 12g，虎杖 15g，山茱萸 15g，夜交藤 30g，黄芩 12g，焦三仙各 15g，酒大黄 8g。7 剂，日 1 剂，水煎服。

3 月 25 日二诊：药后诸症减轻，上方加草决明 15g，继服 10 剂调理。

按语：慢性胆囊炎属中医学"胁痛"范畴，为内蒙古地区高发疾病。米子良常用柴胡类方如小柴胡汤、大柴胡汤、四逆散治疗本病。小柴胡汤善治两胁苦满，能疏利肝胆之郁，疏肝和胃，侧重三焦气机障碍兼胃虚，虚实夹杂较好。大柴胡汤善治少阳阳明两经俱病，实热内结，具有疏利肝胆、泄热降逆之效，实热体质者佳。四逆散既可调气，又可利水，胁痛伴小便不利者往往效佳。本患者胆火内郁，肝胃气滞，故胸胁疼痛、纳差、恶心；胆火内扰心神则头晕、失眠多梦；三焦失枢，膀胱气化失司，故小便不利、口干不欲饮；手足肿胀、脉弦诸症皆为少阳失枢、阳气郁阻所致。诸症病机恰合四逆散证，故在四逆散基础上加郁金、虎杖、黄芩疏利肝胆，以治胁痛；山茱萸、夜交藤柔肝养心血，以治失眠；焦三仙、酒大黄消食通腑，以治脾胃。全方调理肝胃，使三焦气机调达，故诸邪皆去。（内蒙古医科大学中医学院米子良医案，任存霞整理）

（5）痛经案

刘某，女，42 岁。2011 年 5 月 16 日初诊。

自诉行经腹痛，痛连腰骶，伴腹凉腹胀，色暗红，有血块，量偏少，行经四五天。末次月经 2011 年 5 月 15 日。现腹痛伴恶心，右胁下痛数月，下肢时常肿胀 20 余年，舌淡边有齿痕，脉沉细。

中医诊断：痛经（肝脾冲任失调，肝郁气滞血瘀）。

治则：疏肝解郁，活血化瘀。

处方：柴胡10g，枳实10g，白芍15g，炙甘草6g，香附10g，延胡索10g，川续断15g，茯苓15g，桂枝10g，白术20g，当归10g，没药10g，黄芪15g，车前子20g。7剂，日1剂，水煎服。

5月23日二诊：药后腹痛减轻，行经约5日，血量增加，右胁痛减轻，腿肿减轻，现胃脘不适，时心烦。

上方去炙甘草、枳实、芍药，加牛膝10g，牡蛎15g，泽泻10g，防风10g。

继服20余剂调理而愈。

按语：痛经的主要原因为气血运行障碍，即"不通则痛，通则不痛"。临床见气滞血瘀，寒者、实者为多，虚者、热者较少。米子良常采用疏肝解郁、活血化瘀之法，使气顺血活，经行通畅，则无痛经之患。本例患者经行腹痛伴腹凉发胀、月经量少色暗，右胁痛，属肝郁气滞，冲任失调。患者又腿肿20余年，属阳气郁遏，水湿停留，总属气滞血瘀湿阻。米子良用四逆散疏肝理脾，调理气机冲任。方中香附、延胡索、没药、当归行气活血，通则不痛；茯苓、桂枝、白术、车前子、黄芪健脾利湿。全方共达疏肝理脾、化瘀祛湿、调理冲任之效。（内蒙古医科大学中医学院米子良医案，任存霞整理）

（6）胃痛案2

沙某，女，61岁，2015年5月6日初诊。

患胃病数年，中西医多方诊治效不显，现形体瘦弱，二十余日前无明显诱因出现胃痛加重，在家自行服药，无效，并出现头晕、耳鸣等症状。发病以来精神差，疲乏，食欲不振，大小便正常。症见胃部胀痛不适，食欲不振，食后腹胀，头晕耳鸣，口苦口干不喜饮，疲乏腿软，腹诊无抵抗，舌淡，苔薄白，脉弦。

中医诊断：胃痛（肝脾不和，水饮内停）。

治则：调和肝脾，健胃化饮。

处方：柴胡 12g，白芍 15g，枳实 10g，炙甘草 6g，党参 15g，茯苓 15g，苍术 15g，陈皮 30g，干姜 9g，鸡内金 15g，桂枝 9g。5 剂，免煎剂。

5 月 12 日二诊：药后胃痛、头晕、耳鸣明显好转，唯食欲欠佳。上方加焦山楂 9g，神曲 9g。5 剂，免煎剂。

5 月 17 日三诊：药后所有症状明显好转，继服 5 剂善后。

按语：一诊病在少阳，无呕吐恶心，且大便正常，腹诊无抵抗，无可下之症。辨六经：头晕耳鸣、口苦口干不喜饮、脉弦为病在少阳；胃部胀痛不适、食欲不振、食后腹胀、疲乏腿软为病在太阴。综观脉证，为少阳太阴合病。辨方证：《伤寒论》第 318 条云："少阴病，四逆，其人或咳，或悸，或小便不利，或腹中痛，或泄利下重者，四逆散主之。"患者胃部胀痛不适、食后腹胀属少阳病胸胁苦满范畴，四逆散方证要点为胸胁苦满，或腹痛。《金匮要略·痰饮咳嗽病篇》附方：《外台》茯苓饮：治心胸中有停痰宿水，自吐出水后，心胸间虚，气满不能食，消痰气，令能食。患者胸胁苦满、胃部胀痛不适、食欲不振，腹诊无抵抗，符合茯苓饮方证。综上所述，本方证辨为四逆散合茯苓饮方证。用四逆散和解少阳，茯苓饮治胃中有水饮而见胸满、腹胀、心下痞、纳差、小便不利等症；干姜易生姜加强温中化饮；头晕、耳鸣为胃中有饮上冲所致，加桂枝，方中暗合苓桂术甘汤，以化饮邪，降冲逆；加鸡内金健胃消食。全方疏肝解郁，健胃化饮，降冲逆为治，方证相合，故显效。二诊诸症好转，唯食欲欠佳，故加山楂、神曲加强健胃消食之功。三诊所有症状明显好转，以原方善后。（乌拉特前旗蒙中医医院刘永军医案，李俊明整理）

第十章
理中丸（汤）类方

第一节　理中丸（汤）

1. 组成

人参三两，干姜三两，甘草（炙）三两，白术三两。

上四味捣筛，蜜和为丸，如鸡子黄许大。以沸汤数合，和一丸，研碎，温服之，日三四、夜二服；腹中未热，益至三四丸，然不及汤。

汤法：以四物依两数切，用水八升，煮取三升，去滓，温服一升，日三服。

2. 方剂简介与条文

本方见于《伤寒论》第386条："霍乱，头痛、发热、身疼痛、热多欲饮水者，五苓散主之；寒多不用水者，理中丸主之。"本方用于霍乱属中焦虚寒、寒湿内盛者，服法有丸剂和汤剂。病情缓需久服者，可用丸剂；病势急而丸药差者，当用汤剂。本方在《金匮要略》又名人参汤，主治虚寒性胸痹病。方中人参、炙甘草益气健脾，干姜温中散寒，白术健脾燥湿。

3. 后世衍化之方

附子理中丸出自《太平惠民和剂局方》，组成为人参、白术、干姜、炙甘草、黑附子。附子理中丸是理中丸的基础上加附子，以温阳祛寒，益气健脾。主治脾胃虚寒，风冷相乘。

4．研究进展

本方是治疗太阴脾虚寒证的主方，症见自利不渴、呕吐腹痛、腹满不欲食均可使用；还可用于吐血、便血或崩漏、胸痹心痛等证属中阳虚寒者。现用于急慢性胃炎、溃疡病、胃下垂、慢性肝炎等属脾胃虚寒者。

5．医案选辑

（1）胃痞案

郭某，女，50岁，外地商人，2013年6月7日初诊。

2012年8月因胃胀痞满在某三甲医院行胃镜检查，诊为浅表性胃炎，中西药治疗不见好转。诊见面色不华，形体消瘦，多愁善虑，喜太息，平素脾胃不好，常上腹胀满、恶心，似有物阻塞不通，胸闷气短，时呕吐清水，烧心、不吐酸，口不渴，喜热饮食，大便时干，舌淡红，苔白厚腻水滑，脉弦缓。闭经1年。上腹平软，按之轻度压痛。肝功（－），彩超：肝胆胰脾肾正常。

中医诊断：胃痞（脾寒胃热，胃气壅滞）。

西医诊断：浅表性胃炎。

治则：健脾益气，温中散寒，清热泻痞。

处方：党参20g，干姜20g，甘草20g，砂仁10g，吴茱萸10g，黄芩10g，黄连10g，大黄5g，蒲公英30g，苍术20g，厚朴20g，陈皮15g，半夏15g，鸡内金15g，枣仁20g，牡蛎30g（先煎）。10剂，日1剂，水煎服。

6月19日二诊：药后诸症大减，胃舒便畅，但仍觉胃中有气窜感，时而呃逆。

上方加旋覆花20g（包煎），代赭石5g，10剂。另配服我院自制药金胃康胶囊0.4×3粒/次，日3次服，带药回家继服。

7月3日三诊：自诉经20天治疗，症状基本消失，饮食倍增。

3 天前因不慎吃凉物突发胃痛、恶心呕吐、腹泻，即去个体诊所输液，每天两组消炎药，肌肉注射爱茂尔，口服吗丁啉，2 天后腹泻停止，但仍胃中懊侬，胃脘隐痛，恶心欲吐，不欲进食，头晕喜卧。第 3 天去某医院急诊，静滴抗生素、能量合剂、甲氰咪胍等，并肌注胃复安，仍不缓解，遂又来求治。

刻诊：痛苦病容，捧腹弯腰，喜蜷卧，胃隐痛喜按，恶心呃逆，口不渴，舌淡红，苔白腻水滑，脉虚滑。西医诊断：急性胃炎。中医诊断：胃脘痛（太阴病，脾胃虚寒，饮食积滞，胃气上逆）。治以温脾祛寒，清胃消食。

急则治标，立即肌注山莨菪碱 10mg，再静点能量合剂加甲氰咪胍 1 次，遂开免煎颗粒，理中汤加减。

处方：红参 10g，生姜 3g，干姜 3g，甘草 3g，砂仁 3g，吴茱萸 3g，黄连 3g，黄芩 10g，陈皮 6g，半夏 6g，蒲公英 15g，苍术 10g，姜厚朴 3g，鸡内金 3g，建曲 10g。在诊室用开水冲服 1 次，带 6 剂回家续用，每日 2 剂，分 4 次服。

7 月 9 日四诊：告知药后诸症已愈，为巩固疗效，继服上方颗粒剂 7 剂，日 1 剂，分 2 次服。

按语：患者有慢性胃炎病史，胃"腐熟水谷"功能不足，食物入胃后不能被充分消化，壅滞于胃，胃失和降，则胃胀痞满，似有物阻塞，且恶心，吐清水。治以平胃散加味（苍术、厚朴、陈皮、甘草、砂仁、建曲、鸡内金）调胃和中，消胀除满。患者平素多愁善虑，"忧思伤脾"，脾伤失于健运，运化、输布水谷精微功能失常，故见消瘦、面色不华、胸闷气短、喜太息、口淡不渴、吐清水等脾胃虚寒、气血不足之症，治以理中汤温中祛寒，补气健脾，药用党参、干姜、甘草、陈皮。值得思考的是，除以上两方外，又用半夏泻心汤加吴茱萸辛开苦降，消痞除满，降逆止呕。该患者病程较长，病机复杂，病在脾胃，虚实寒热互见，所以遣方用药不能拘于一方一法，要寒热并用，消补互参，方能获效。

金广辉认为，既往有慢性胃病史，久则劳神伤脾，为太阴脾病虚寒久羁，此乃体质使然。初诊按太阴体质辨治，脾寒胃热，胃气壅滞，故治以健脾益气，温中散寒，清热除痞，药用理中合泻心汤加减而愈。三诊因饮食不慎突发急性胃炎，本应从脾寒胃热救治，然前医屡用西药再伤脾胃，特别是胃复安、吗丁林均为胃动力止吐药，适量应用，能明显增强胃体和胃窦部收缩，加速胃排空，达到止呕吐作用。如果使用不当就会适得其反，不仅不能对抗乙酰胆碱，还会加重胃肠痉挛使病证加剧，故金老将此类胃动力性药物视为寒性药，不用于脾胃虚寒者。如果解痉止痛、祛寒止吐止呕，使用阿托品类抗胆碱药。此类药可视为温热药，及时肌注山莨菪碱10mg，以急则治标，治病留人法也。该患者胃炎症状明显，太阴病体质证在，然口不渴。《伤寒论》第277条云："自利不渴者，属太阴，以其脏有寒故也。当温之，宜服四逆辈。"遂按太阴脾胃虚寒施治，因病机复杂，还有胃热饮食积滞诸症，故治以温脾祛寒，清胃消食。急服免煎颗粒理中汤泻心汤加味而愈。目前临床治病，中西杂治甚多，如果不通晓中西医理法，而是望文生义，按图索骥则难以取效。（赤峰市阿鲁科尔沁旗中医医院金广辉医案，刘淑兰、米达辉整理）

（2）呕吐案

吕某，女，18岁，2012年5月12日初诊。

善呃逆，胃部不适10年余，此次就诊因喜吐唾沫，不能自控半月余，伴呃逆，胃部不适。体型适中，状态可，面色少华，频吐清唾，纳食可，舌淡，苔薄白，脉沉缓。

中医诊断：呕吐（中焦虚寒）。

西医：慢性胃炎。

治法：温中散寒，降逆止唾。

处方：党参、白术、干姜、甘草、肉桂、附子、砂仁、半夏、白芍、藿香、吴茱萸各 10g。3 剂，日 1 剂，水煎服。

5 月 24 日二诊：药后口中唾液明显减少，胃部舒适，呃逆消失，进食香。此乃寒祛湿除之象。

上方加乌药 10g，厚朴 10g，继服 3 剂，病瘥。

按语： 本案采用附子理中丸合吴茱萸汤加减治疗。《伤寒论》第 395 条云："大病瘥后，喜唾，久不了了，胸上有寒，当以丸药温之，宜理中丸。"此例病机乃脾胃虚寒、寒饮不化、津上于口之故。方中附子、肉桂、干姜温中散寒，党参、白术、甘草健脾益气，半夏、藿香、砂仁降逆止吐祛湿。诸药合用，共奏温脾胃、散寒湿、降逆止唾之功。（赤峰市阿鲁科尔沁旗中医医院金广辉医案，刘淑兰、米达辉整理）

（3）胃痛案

魏某，女，45 岁，2008 年 2 月 21 日初诊。

患胃炎半年，终日胃部隐痛，全腹胀满，腹部气胀如鼓，饮食减少，时腹痛便溏，前医经用胃复安、吗叮啉、开胸顺气丸等药月余，效果不显。诊见面部虚浮，面色不华，表情呆滞，耳鸣眩晕，走路不稳，纳呆不渴，语言迟钝，全腹隐痛胀满、时痛时减、叩之鼓音，舌淡红，苔白腻，脉沉迟。

中医诊断：胃痛（脾胃虚寒，胃气壅滞）。

西医诊断：慢性胃炎。

处方：附子 20g（先煎 30 分钟），干姜 20g，肉桂 10g，党参 15g，茯苓 15g，白术 15g，砂仁 15g。6 剂，水煎服，日 1 剂。

药后病愈，观察至今，未见复发。

按语：此案前医用胃动力药等属误治，致病情加重。据症诊为太阴病，属脾胃虚寒证，故用四逆理中辈温之。《金匮要略》言："腹满时减，复如故，此有寒。"胃动力药系乙酰胆碱释放剂（属中医寒凉通导药），具有和中作用，有时可致椎体外系综合征，轻者胃胀加重，腹泻不止；重者眩晕脑胀，流涎，肢体活动受限，还可出现肌震颤头向后倾斜，阵发性双眼向上注视、发音困难、共济失调等。此案因误治药毒所致，寒湿之邪不能外出，脾阳不振，故见上症。治以温阳健脾，方宗理中四逆辈，药误即解，痛止胀除而愈。（赤峰市阿鲁科尔沁旗中医医院金广辉医案）

第二节　桂枝人参汤

1. 组成

桂枝四两，炙甘草四两，白术三两，人参三两，干姜三两。

上五味，以水九升，先煮四味，取五升；内桂，更煮取三升，去滓，温服一升，日再，夜一服。

2. 方剂简介与条文

本方见于《伤寒论》第163条："太阳病，外证未除而数下之，遂协热而利，利下不止，心下痞鞕，表里不解者，桂枝人参汤主之。"本方是治疗太阳病误下而成协热下利、表里不解者。本方是在理中汤（又名人参汤）的基础上加桂枝而成，既可温中健脾，补益脾气；又可解肌发表，以散外邪，乃表里同治之剂。

3. 研究进展

本方为理中汤加桂枝而成，临床应用与理中汤大体相似。临床中本方主要用于消化系统和呼吸系统疾病的治疗，如急、慢性胃肠炎，胃、十二指肠溃疡，胃下垂，顽固性荨麻疹，心肌梗死等。符合里有虚寒、表有邪热之病机者，无论何种病证皆可用之。

4. 医案选辑

肌衄案

王某，女，16 岁，学生，1975 年 3 月 6 日入院。

3 天前自觉发烧，周身不适，食欲不振，继则皮肤瘀斑，前来住院。既往无他病。检查：周身皮肤瘀斑、大小不等、形态各异、高出皮肤、色泽暗红，下肢、上臂伸侧最著，轻度瘙痒，手足发凉，腹中绞痛阵作，以脐周为甚，腹部柔软、喜按，呕吐不食，头晕心悸，大便下血 1 日 10 余次，精神不振，面色苍白，舌淡苔白，脉细弱。血压 80/50mmHg，体温 37.5℃，脉搏 90 次/分，血沉 30mm/h，白细胞 4.5×10^9/L，分类中性 64%，嗜酸粒细胞 6%，淋巴细胞 30%，红细胞 4.0×10^{12}/L；血红蛋白 90g/L。经用苯海拉明、强的松、葡萄糖酸钙、维生素 C 及止血剂并加服中药炭类止血药 3 剂，病情渐重。

中医诊断：肌衄（脾阳虚损，气不摄血）。

西医诊断：过敏性紫癜。

治则：补气健脾，温中散寒，兼以止血。

处方：党参 15g，白术 10g（炒），炙甘草 6g，干姜 6g，黄芪 15g，当归 10g，大枣 5 枚，延胡索 10g，三七参 10g，桂枝 12g。7 剂，水煎，日 1 剂，分两次服。

3 月 12 日二诊：腹痛减轻，一日便血 2～3 次、量少，手足转温。

上方去三七参、延胡索，加地榆 12g，炒白芍 15g。2 剂，服法同前。

3月15日三诊：精神尚好，纳食少量，不腹痛，下肢有稀疏瘀斑，舌淡红，脉缓。

上方去干姜、地榆、白芍。2剂，服法同前。

3月17日四诊：食欲较好，紫癜若失，诸症向愈。

按语：腹痛为寒气壅盛，寒凝络阻；腹软喜按属脾阳虚；呕吐、便泻为脾胃不和，升降失司；便血、周身紫癜为脾虚，血失统摄；头晕神疲、面色苍白、脉细弱为气血不足，阳虚寒凝，血不荣经，故以桂枝人参汤外散风寒，温中补脾。（内蒙古医科大学中医学院米子良医案，任存霞整理）

第十一章
附子汤类方

第一节　附子汤

1. 组成

附子（炮，去皮，破八片）二枚，茯苓三两，人参二两，白术四两，芍药三两。

上五味，以水八升，煮取三升，去滓，温服一升，日三服。

2. 方剂简介与条文

本方见于《伤寒论》第304条和第305条。第304条云："少阴病，得之一二日，口中和，其背恶寒者，当灸之，附子汤主之。"第305条云："少阴病，身体痛，手足寒，骨节痛，脉沉者，附子汤主之。"本方重用炮附子，温经祛寒镇痛，与人参相伍，温补以壮元阳，与白术、茯苓相伍，健脾以除湿，佐芍药和营血而通血痹，可加强温经止痛的效果。

3. 研究进展

本方加味常用于顽固性类风湿关节病。

4. 医案选辑

（1）痹病案

段某，女，59岁，2013年5月22日初诊。

去年夏天暑热较重，汗出不断，故常电风扇吹风，起初身体无不适，后渐觉腰背遇风寒则痛，右脚隐痛，睡觉时腿脚抽筋，未加注意。至 10 月 1 日天气渐凉，自觉腰背酸痛、遇寒加剧，且痛连左侧胸胁。曾诊断为风湿病、冠心病心绞痛等。药用万通筋骨片、钙片、各种维生素、复方丹参片、阿司匹林等治疗，效果不显。近月腰背发凉、腰胁痛加重来诊。诊见形体消瘦，面色不华，发白稀疏，脊背胸椎指压痛，腰背痛连及左胸胁部。舌淡红，苔白水滑，脉沉缓。心电图正常，血尿常规、风湿三项正常。既往有颈胸腰椎骨质增生病史。

中医诊断：痹病（少阴阳虚，寒湿凝滞）。

西医诊断：颈胸腰椎骨质增生病；肋间神经痛；腰背筋膜炎。

治则：温经散寒，扶阳除湿。

处方：附子 15g（先煎），白芍 40g，甘草 20g，麻黄 12g，桂枝 12g，鹿角片 12g，仙茅 15g，仙灵脾 20g，川续断 40g，桑寄生 40g，羌活 40g，龙骨 40g（先煎），牡蛎 40g（先煎），枳壳 10g。3 剂，水煎，日 1 剂，分 3 次温服。另加院内制剂通络止痛胶囊（制马前子、地龙、土鳖虫等组成），每次 3 粒，日 3 次服。再配合多种维生素口服。

5 月 25 日二诊：药后背怕风寒等症大减，无汗出，唯昨日服汤药时突觉舌麻，2 小时后消失。现仍感觉右脚走路多时隐痛，舌淡红，苔薄白，脉沉缓。

上方白芍加至 50g，另加防己 15g。3 剂，水煎，日 1 剂，分 3 次温服。

7 月 11 日三诊：症状均消失，为巩固疗效要求开中成药。服半个月后，遂处以本院专治风湿骨质增生系列药：强力骨痹丸 5g×50 袋，日 3 袋；通络止痛胶囊 20 粒 ×7 盒，日 9 粒，分 3 次服。

按语：夏日汗出贪凉，风寒之邪袭表、太少两感，寒邪内蕴督脉，少阴阳虚，寒湿凝滞，脉络不通而致腰背、胸胁痹痛，因为寒湿之邪为患，则遇寒加剧。舌淡红、苔白水滑提示寒湿内蕴；脉沉缓为少阴阳虚之主脉，故以附子汤、麻黄附子甘草汤为君方，温补肾阳，驱散寒湿之邪。观附子汤五症，"背恶寒者，身体痛，手足寒，骨节痛，脉沉者"，实乃少阴病之麻黄汤证。扶阳汤峻补督脉为臣，仙茅、仙灵脾、川续断、桑寄生、羌活温补肝肾，强腰脊，佐君臣；使以龙骨、牡蛎、枳壳补阴潜阳。为尽快取效，加院内制剂强力骨痹丸、通络止痛胶囊通络祛湿止痛。现代研究证实，龙骨、牡蛎含有大量磷酸钙和碳酸钙，主要用于颈胸腰椎骨质增生，也有阴中求阳之意。诸药相合，温肾中元阳，助卫气解表，散体内寒湿之邪，通经络，止痹痛，共治太阳少阴合病表虚里寒之证。

金广辉认为，此患者就诊的主要原因是"腰疼背痛及左胁痛"，医者很容易按痹病诊治，然金广辉首选散寒祛湿、通络止痛之剂。究其发病过程，病发太阳表经，因病程较长，卫气受损，不能奋起抗邪，加之少阴阳虚，应属太少合病，因此治疗的重点放在温阳解表上。《伤寒论》第302条云："少阴病，得之二三日，麻黄附子甘草汤微发汗。以二三日无里证，故微发汗也。"第304条云："少阴病，得之一二日，口中和，其背恶寒者，当灸之，附子汤主之。"第305条云："少阴病，身体痛，手足寒，骨节痛，脉沉者，附子汤主之。"

麻黄附子甘草汤方：麻黄二两（去节），甘草二两（炙），附子一枚（炮，去皮，破八片）。上三味，以水七升，先煮麻黄一两沸，去上沫；内诸药，煮取三升，去滓，温服一升，日三服。

附子汤方：附子二枚（炮，去皮，破八片），茯苓三两，人参二两，白术四两，芍药三两。上五味，以水八升，煮取三升，去滓，温服一升，日三服。以上三条乃肾阳虚骨痹病之主方，腰背乃足太阳膀胱经和督脉所辖，此太少合病之证正是条文所述，故将附子汤、麻黄附子甘草汤合之，加减化裁。特别是方中鹿茸，峻补督脉，而督脉总督诸阳，为卫气之根本，助附子温肾阳，是吴鞠通《温病条辨》扶阳汤意，另用麻黄、桂枝解表而合营卫，也是针对此患者治疗的关键所在。（赤峰市阿鲁科尔沁旗中医医院金广辉医案，刘淑兰、米达辉整理）

（2）淋证案

王某，女，50余岁。

三十多岁时患急性膀胱炎，经西医输液治愈后，每年必复发，复发后需输液半月方愈。前天又复发，正好偶遇我，我劝其服中药治疗，以除根不复发。诊见面色灰暗，脉弱，右寸尺两脉几乎不见，舌淡苔白。小腹胀痛，小便频、色黄而浑，腰酸，平常不能承重物，稍用力则小腹胀满不舒。

中医诊断：淋证。

西医诊断：膀胱炎。

处方：附子15g（先煎），茯苓10g，白术10g，白芍15g，党参15g，黄芪20g，益母草10g，黄柏10g，干姜5g，升麻5g，炙甘草10g。3剂，水煎服，日1剂。

后遇见后言，药服1剂即病证全消。

按语： 此症虽西医诊为膀胱炎，然实乃肺肾同虚、膀胱气化不利、精气下泄所致，治以温阳补气，以助气化。此病西医一味消炎，抗菌，利尿，故疗效不好。（鄂尔多斯市准格尔旗中蒙医院刘二亮医案）

第二节　四逆汤

1. 组成

甘草（炙）二两，干姜一两半，附子（生用，去皮，破八片）一枚。

上三味，以水三升，煮取一升二合，去滓，分温再服。强人可大附子一枚，干姜三两。

2. 方剂简介与条文

本方见于《伤寒论》第323条。云："少阴病，脉沉者，急温之，宜四逆汤。"第324条云："少阴病，饮食入口则吐；心中温温欲吐，复不能吐。始得之，手足寒、脉弦迟者，此胸中实，不可下也，当吐之；若膈上有寒饮，干呕者，不可吐也，当温之，宜四逆汤。"方中生附子大辛大热，温壮命火，逐阴散寒；干姜辛温，守而不走，专于温中散寒，助附子破阴回阳；炙甘草益气安中，又可缓附、姜峻猛之性。

3. 研究进展

本方常用于心衰、心肌梗死、急性胃肠炎吐泻过多，或因误汗、过汗所致的休克等属阴虚阳衰者。

4. 医案选辑

（1）肌肉挛急案

饶某，男，28岁，2014年8月13日初诊。

十天前右脚大踇趾被车碾伤，当地诊所给予清创处理后静滴克林霉素、左氧氟沙星，同时口服阿奇霉素片、维生素B$_1$片、阿法骨化醇，肌注破伤风抗毒素。今晨突然出现全身肌肉抽搐，周身酸楚疼痛，以上肢、腰背、肋间抽搐为甚，小便短少，时而头晕，遂来诊。既往体健，有青霉素过敏史，否认肝炎及传染病史。患者神清，痛苦病容。张口、咀嚼正常，无苦笑面容。胸廓、心肺正常，腹部平软，肝脾未触及，四肢活动自如，无角弓反张，舌淡，苔薄白，脉缓无力。实验室检查：血肌酐137.01μmol/L（35.5～97.5），尿素氮12.33mmol/L（1.9～8.6），抗"O"364；类风湿因子15；尿酸580μmol/L（150～440）。彩超：双肾、膀胱及输尿管未见异常。

中医诊断：肌肉挛急（阴阳两虚，筋络失养）。

治则：扶阳救阴，息风止痉。

处方：白芍80g，甘草30g，桂枝20g，附子15g（先煎），干姜20g，麻黄10g，防风15g，黄芪60g，防己15g，仙灵脾30g，大黄10g，牡蛎30g，蒲公英40g，丹参30g。3剂，水煎，日1剂，分3次温服。

8月15日二诊：精神饱满，笑容满面，症状均消失，一切如未病前。

上方继服3剂，巩固治疗。随访至今，未发。

按语：本病系外伤后过度用药，导致肾脏肌肤受损，津亏液少，筋络失养，虚风内动，故全身抽搐。病系表里俱伤，太阳少阴受损，故法《伤寒论》第29条方，芍药甘草汤加四逆汤为主方加减。方中芍药甘草汤为君方，由芍药、甘草两味药组成。芍药酸寒，益阴养血；甘草甘温，缓急补虚，二药配伍，酸甘化阴，滋阴养血，缓解拘挛，专治阴虚筋脉失养所致拘急之证。四逆汤主治少阴病阳虚寒厥证，患者未见明显寒象，何以加四逆法？金广辉曰：此法乃温补肾阳之猛将，坎中真阳得补，津液上承，则肌肤充润，再助芍药柔筋止痉，故为臣方，附子温肾回阳，干姜温脾散寒，甘草调中补虚。三药合用，共奏温补脾肾、回阳散寒之效。佐以麻黄、防风、防己，助群药透达内外，祛风散寒；仙灵脾、黄芪、大黄、牡蛎、蒲公英为金广辉经验方降氮汤，用于降氮泻浊，针对肾功能受损，肌酐、尿素氮升高而设，在三个主方中为使方。此方看似杂合，但方、法俱备，独出心裁，实乃理法方药、君臣佐使最佳配伍，故一剂知，二剂效，三剂覆杯而愈。

金广辉认为，《伤寒论》第29条中的四个汤剂为甘草干姜汤、白芍甘草汤、调胃承气汤和四逆汤。四个方剂中只涉及了六味药，可谓少而精。《伤寒论》第29条云："伤寒，脉浮，自汗出，小便数，心烦，微恶寒，脚挛急。反与桂枝欲攻其表，此误也。得之便厥，咽中干，烦躁吐逆者，作甘草干姜汤与之，以复其阳；若厥愈足温者，更作芍药甘草汤与之，其脚即伸；若胃气不和，谵语者，少与调胃承气汤；若重发汗，复加烧针者，四逆汤主之。"四个方同时出现在一个条文中，首先说明此条在《伤寒论》中的重要性，其后提醒后人，这四个方子主治疾病的病因病机环环相扣，密不可分，受君、臣、佐、使组方原则的启示，也将上方按君、臣、佐、使布阵，虽未用调胃承气汤，但大黄在降氮汤和调胃承气汤中均为君药，用意也是一样的。（赤峰市阿鲁科尔沁旗中医医院金广辉医案，刘淑兰、米达辉整理）

（2）面赤案

王某，女，43岁，2013年5月3日初诊。

前半年无明显诱因突感面颊烧灼感，有时轻微咳嗽无痰，遂求医按阴虚肺热治疗，经用养阴清肺丸，效果不佳，又加服六味地黄丸，仍不效；病情加重，更感颧骨面颊处发红如妆，血丝隐隐，终日似火烧脸，又按肾阴亏虚内热使用知柏地黄丸及汤药不效。多方求治，均按肺肾阴虚内热，肺热治疗，半年来症状反而加重，遂来求治。诊见形瘦，前额晄白，两颧面颊赤红如朱、血丝隐隐，颜红如妆，纳可，口渴喜饮热水，汗少，手足发凉，血压、体温正常，月经正常，舌淡红，苔薄白水滑，脉沉虚缓。辅助检查：结核抗体（－）、血沉、抗"O"、类风湿因子、血尿常规均正常。胸部正侧片：肺纹理增强。

中医诊断：面赤（肾阳虚弱，阴盛逼阳，虚火上浮）。

治则：温补肾阳，双解太少，潜阳归肾。

处方：附子15g（先煎），干姜10g，甘草15g，仙灵脾20g，仙茅10g，知母15g，黄柏10g，丹皮15g，桂枝10g，麻黄5g，浮萍15g，石膏30g，杏仁15g，砂仁10g，龟板20g。5剂，水煎服，日1剂。

5月12日二诊：自诉服1剂好转，3剂药后脸烧停止，5剂后症状消失。颜红如妆消失，面部如常，面稍晄白，有时排大便难，恐其复发，守法治之。

处方：附子15g（先煎），干姜10g，甘草15g，仙灵脾20g，仙茅10g，知母15g，黄柏10g，丹皮15g，桂枝10g，麻黄10g，浮萍15g，桑叶15g，杏仁15g，砂仁10g，龟板20g，大黄5g，益母草10g。4剂，水煎，每剂服3次，日2服，巩固疗效。

按语：郑钦安《医法圆通·卷三》云："凡午后面赤，或发烧，举世皆谓阴虚，不知久病与素禀不足之人，阳气日衰，不能镇纳其阴，阴邪日盛，上浮于外，况午后正阴盛时，阳气欲下潜藏于阴中，而阴盛不纳，逼阳于外，元气升多降少，故或现面赤，或现夜烧，此皆阴盛之候，若按阴虚治之，其病必剧。余常以回阳收纳，交通上下之法治之，百发百中（唐步棋认为，此条涉及时间医学，午后面赤或发高热乃阴盛之候，此由阳虚不能配阴，法当补阳以配阴。笔者用白通汤治之而愈）。"在此理论指导和启发下，金老选方时独辟蹊径，用四逆汤、二仙汤温阳；知母、黄柏、丹皮、石膏滋阴清热；麻黄、浮萍、杏仁宣肺解表止咳；砂仁、龟板、黄柏、知母乃火神派封髓潜阳丹的组方，治疗宗旨是使浮越之阳归根。

金广辉认为，该患者的主要病机是阳虚而向外浮越，临床表象看，面红如妆，血丝隐隐，轻咳，舌淡红，嫩苔，按着惯性思维很容易辨为阴虚肺热，但患者形瘦，额部㿠白，口渴喜饮热水，汗少，手足发凉，苔薄白水滑，脉沉虚缓，提示阳气不足，再结合前医用数剂滋阴清热药效果不佳，故很容易辨为阴盛逼阳，浮阳外越或真寒假热，治疗时主选四逆、二仙之辈，故疗效极佳。（赤峰市阿鲁科尔沁旗中医医院金广辉医案，刘淑兰、米达辉整理）

（3）多寐案

香某，女，9岁，2014年6月3日初诊。

其父代诉，5月初无诱因发现女孩早晨睡不醒，呼之无效，直至睡到上午10点多，但醒后精神仍萎靡不振，似睡非睡。5月8日上午在旗医院查头颅CT正常，检查时也在熟睡，肝肾功能、血、尿常规、血糖、心肌酶均正常，血微量元素锌稍低，服药不效（具体药物不详）；5月15日又去通辽市民大附院查脑电图正常，再服蒙药半月不效，于今日来诊。诊见：形体肥胖，体重49kg，发育正常，精神不振，胸部正常，听心肺未见异常，腹部平软，神经系统查体正常。病程中无发热、无呕吐泄泻，但手足微凉，舌体胖，苔白腻微滑，脉沉细缓。辨证：阴盛格阳，神失所养。

中医诊断：多寐（少阴证）。

西医诊断：嗜睡。

治法：破阴回阳，滋阴养液，醒脑开窍。

处方：附子 3g，干姜 3g，细辛 3g，麻黄 6g，乌梅 10g，灵芝 6g，黄芪 10g，熟地黄 10g，龟板 10g，人参 10g，石菖蒲 6g，郁金 10g。7 剂，每剂各分两等份，沸水溶化后服，每 6 小时服 1 次；再加服牛黄酸冲剂 2 袋，用以代替猪胆汁意。

6 月 12 日二诊：病情未加重，症状同前，仍守前药 10 剂。配体针：取穴风池、百会、太阳、合谷、足三里，留针 60 分钟，日行 1 次。

6 月 24 日三诊：小儿神清，睡醒如常，再守方服半月告知已愈。

按语： 本案采用四逆汤合麻黄附子细辛汤加减（免煎颗粒剂）治疗。《伤寒论》少阴病提纲证第 218 条云："少阴之为病，脉微细，但欲寐也。"后世医家对此条文注解时说，"脉微细"实际上是心阳虚的本质反映，而"但欲寐"则反映的是心肾阳虚，阳气不振，阴寒内盛，精气不足，神失所养出现的迷迷糊糊，似睡非睡，想睡而不能睡的外在临床表现。金老讲，见到此患，即刻想到"四逆"和"麻、附、辛（细辛）"辈，虽初用 7 剂，效果不佳，但是总觉辨证无误，选方正确，故二诊时，未做任何加减，续服 10 剂并辅以针刺而病瘥。

金广辉认为，患者主要临床表现为嗜睡，同时见手足凉，舌体胖，苔白腻微滑，脉沉细缓，"嗜睡"和少阴病提纲证中的"但欲寐"相吻合，脉"沉"主里，主寒；"细缓"提示寒湿凝滞，血流不畅，无以充盈脉道；体胖、苔白腻微滑则为寒湿内盛之外在表现。方中附子、干姜、细辛、麻黄温散驱寒除湿，破阴回阳通脉；黄芪、人参、灵芝补气行血；乌梅、熟地黄、龟板滋阴养液，有阴中求阳之意。也即明代医学家张景岳"善治阴者，必于阴中求阳"理论的具体应用。牛磺酸为中药牛黄中的成分之一, 作为一种内源性氨基酸, 是中枢抑制性递质, 能调节神经组织的兴奋性, 合石菖蒲、郁金共奏醒脑开窍之功。另外, 辨治此病时, 也可简单理解为"阴"主"静"则"睡","阳"主"动"则"醒"。那么用药时也会很自然地想到"破阴回阳"治疗, 水到渠成, 药到病除。(赤峰市阿鲁科尔沁旗中医医院金广辉医案, 刘淑兰、米达辉整理)

（4）少阳经戴阳证案（干燥症）

丛某, 女, 30岁, 2008年11月10日初诊。

现任商店领班, 工作甚忙, 常熬夜, 患眼干燥症两年, 曾在市旗两级医院就诊, 遍用清热滋阴中药、西药抗生素、维生素、消炎药、口服、滴眼药等长期不效。西医诊为干燥症。刻诊: 面色不华, 眼睑干涩无泪, 眼热, 颜面时觉冒火, 口干不渴, 汗少, 恶热怕光, 经期延后、腹痛血少有块, 腰酸手脚发凉, 舌边淡红, 苔薄水滑。既往健康, 家族中无此类及特殊病史记载。

中医诊断: 少阴经戴阳证（阴盛逼阳, 肾阳虚弱, 命火不足, 气不化津, 津不上承, 虚火上浮）。

西医诊断: 干燥症。

治则: 温补肾阳, 引火归元。

处方: 附子20g（先煎30分钟）, 干姜20g, 肉桂10g, 仙灵脾10g, 当归15g, 白芍15g, 龟板10g。10剂, 日1剂, 水煎服。

服10剂温阳药立效, 遂将原方2剂配成料药, 又服20天痊愈。

2016年8月, 其母亲从安徽合肥市回老家找我治眩晕, 再次告知其女儿干燥症已愈。

按语: 诊毕患者问曰:"何以速愈?"吾借清代名医火神师祖郑钦安伏火理论讲述中医治病求本、取类比象法, 详解热药愈干燥症的原理, 引用旧式木锅盖封干, 锅中虽有水, 锅盖还是干裂，如果在灶中加火烧之，蒸气上腾，干锅盖才能复原裂合，这是中医"天人合一"远取诸物、近取诸身之意，此命火蒸腾、津液上承之谓。用此方药定能愈疾，患者遂乐意受之。

在当今社会环境下，年轻人思维中机械论较多，治病要治人，要用通俗的语言将中医理论讲给患者，取得患者理解。纵览中医发展史，无数疗效证明，正是阴阳五行、脏腑经络这些朴素的认识，才恰恰是现代科学所不具备的。朴素的、原始的、自然的理论和方法是中医赖以生存和发展的根基，是科学。

中医坚持整体观，认为人体各种功能必须协调平衡，治病在于调整机体平衡，人病兼顾，重在治人。西医注重实体，中医注重关系。中医的阴阳五行学说是用来描述人体复杂系统的基本形态及相互转化的，倡导天人相应，形神一体。因此说，中医是复杂性科学。我们要"原汁原味"地继承，扎扎实实地临床。此案采用取类比象法，用四逆汤加减辨证施治而愈。（赤峰市阿鲁科尔沁旗中医医院金广辉医案）

（5）痰饮、支饮案

樊某，女，55岁，2008年5月18日初诊。

患心肌病心衰两年余，住院月余，西医诊为慢性扩张型心肌病、心衰Ⅲ°、间质性肺病、阻塞性肺病。虽经西医抢救治疗好转，又维持以地高辛、倍他乐克、氨茶碱、依那普利等药物但效果不佳。自觉虚弱无力，身热心跳，浮肿，咳痰带血，喘憋不能平卧，胃腹胀满。诊见面目及全身浮肿，短气不能平卧，动则尤甚，心跳不宁，咳痰黏，时带血痰，心口痛，胁腹胀满，纳呆，恶心欲呕，小便不利，手足发凉，怕冷，变天加重，腰膝酸痛。舌体胖，质暗红、前部质干无苔、根部白腻水润，脉虚、沉取促结。心电图：异位心律，心房纤颤，室率110次/分。听诊：

两肺满布干鸣音。脉搏 100 次 / 分，血压 70/60mmHg。X 线示：心脏增大，右肺中叶实变影。腹胀，肝大及边 2°，彩超示：肝大，腹水少许。

中医诊断：痰饮病，支饮证（阴盛阳衰，水湿泛滥）。

西医诊断：慢性扩张型心肌病；心衰Ⅲ°；间质性肺病；阻塞性肺病。

治则：破阴回阳，泻肺利水。

首诊套用益气滋阴活血方，自拟三参一灵味丹汤合炙甘草汤加减。

处方：人参 10g，西洋参 6g，汉三七 6g，灵芝 15g，五味子 12g，丹参 20g，麦冬 15g，生地黄 20g，黄芪 30g，茯苓 30g，葶苈子 15g。4 剂，水煎服。

二诊：病情同前，疗效不著。考虑中医诊疗思维欠缺，推究阴阳至理，此痰浊瘀血水湿均为阴盛阳衰使然，急宜回阳救逆防脱，遂以四逆汤为主加减治之。

处方：附子 10g（先煎），干姜 10g，甘草 10g，人参 10g，茯苓 15g，赤芍 15g，桂枝 10g，山茱萸 10g，五味子 10g，麻黄 5g，葶苈子 15g。水煎，日 1 剂，日 3 夜 1 服；严重时可 4 小时服一煎。

服药半月诸症减，X 线胸片示：右肺实变影消失。仍感气短，失眠，心悸，原方继服。其间伏天时加藿香、香薷，腹泻时加白术，立秋加黄芪、仙灵脾、桑叶、生姜；守法加减服之。配合针灸：取穴内关、足三里、天枢、关元、定喘穴，针刺不留针，10 天 1 个疗程。

到 9 月 1 日，3 个月来共服药 105 剂，心脏回缩，摄片正常，脉搏 80 次 / 分，心电图示仍房颤，但心室率 80 次 / 分，患者能做家务，能上4楼而不喘，2009年初去北京医院复查，间质性肺病治愈，仍有心房纤颤，其余观察正常。

按语： 面对此等阴盛阳衰重症患者，治疗不当顷刻就会阳亡阴竭而终，医者必须有胆有识，才能立起沉疴。该患者之治，初始套用个人经验方，活血化瘀、滋阴益液不效，后仿仲景五脏传变之说，肾气虚弱，则水不行；水不行，则心气盛；心气盛则伤肺；肺被伤，则金气不利；金气不利，则肝气盛；肝气盛则伤脾，故见肾之病知肾传心，当先治肾。留得一分阳气，便多一分生机，究五行传变规律，肾阳为本，治以破阴回阳、泻肺利水。灵活变通治疗心肌病、间质性肺病心衰得愈。（赤峰市阿鲁科尔沁旗中医医院金广辉医案）

（6）戴阳证案

苏某，女，38岁，2007年8月14日8时初诊。

2002年初渐觉全身肌肉手指及各关节酸痛，口干眼干，畏光，常似感冒状，天气变冷时即发热恶寒，出汗，终日手脚发凉、怕冷。2004年3月在协和医院诊为混合性结缔组织病、系统性红斑狼疮、肺间质病、心脏重度受累，几经治疗，病情越发严重。2005年以来先后去呼和浩特、通辽等医院住院治疗，2007年发现又有肺结核病，经用激素、抗痨药、抗免疫药、抗炎等中西蒙药综合治疗不效，病情危重来诊。

刻诊：担架将患者抬入诊室，鼻置吸氧管，手臂置输液管，痛苦病容，形体消瘦，静卧少动，声微息短，少气懒言，目睛呆滞，面色不华，但两颧暗红，面部微浮，口唇紫暗，口淡不渴，口舌发热，但喜热饮，饮之不多。憋气咳嗽，咳痰黄绿兼有稀白黏痰。时至盛夏仍关门闭户，喜盖衣被，身重畏寒，手足发凉，时自汗不眠，心跳不安，头晕耳鸣，胃脘痞闷，纳呆，时腹疼痛，大便溏泻，小便如常，体温38℃，血压80/50mmHg，脉搏120次/分，舌暗红，苔黄厚腻、微润水滑，脉沉细数无力。

中医诊断：戴阳证（阴盛格阳。此仲景少阴病阴盛阳衰之阳脱证，真阳欲竭发而为病，虚火上浮，寒盛逼热外出，阴极似火）。

西医诊断：混合性结缔组织病；系统性红斑狼疮；肺间质病。

诊治经过：针刺人中、百会、合谷、足三里、中脘、天枢、关元，留针1小时。

急煎中药，四逆汤加味。处方：附子20g（先煎），干姜20g，甘草20g，桂枝15g，仙灵脾15g，人参15g，茯苓15g，穿山龙20g，山茱萸20g。

针刺半小时后，心跳减轻，汗出，热稍退。继服1煎中药，即觉腹中热感，全身轻松。

3天后，症状大减，能下地活动，饮食渐增，睡眠亦好。后守方，时有加减。

气虚发热加黄芪20～50g，黄柏10g，龟板10g；月经不调痛经加当归、白芍各20g，鹿角片10g。前后共服300多剂。

针灸两周1个疗程，坚持1年余，期间服抗痨药3个月，强地松减为每日5mg维持服用。再将前方改为料药。

处方：附子20g（先煎），干姜20g，桂枝15g，仙灵脾15g，人参15g，茯苓15g，穿山龙20g，山茱萸20g，甘草20g，黄芪50g，黄柏10g，龟板10g，当归20g，白芍20g，鹿角片10g。每服8g，水煎，日3服。常年服用温阳料药，因经期病情变化较大，又有痛经，故每在经期使以针灸，取上述穴位再加双三阴交。

按语： 混合性结缔组织病、系统性红斑狼疮、肺间质病、心脏重度受累属极危重症，符合仲景少阴病阴盛阳衰之阳脱证。这种证候多为真阳欲竭发而为病，属虚火上浮，寒盛逼热外出，阴极似火，临床上颇难鉴别。细观前医，用大量抗生素、激素、清热解毒类中蒙药，此更伤阳气，致使阳气极端虚弱，阳不制阴，偏盛之寒盘踞于内，逼迫衰极之阳浮越于外，使阴阳不相维系，相互格拒的一种病理状态。在中医诊断方面病证较复杂暂拟诊虚痨病入少阴，急宜回阳收纳，晚清名医郑钦安氏倡用四逆、白通、理中、建中诸方治之，"百发百中，绝不有差"。还要注意调理神志脾胃变化，外感时随症施以温阳汤药。治疗观察近5年，近期检查各项指标正常，病情稳定，基本好转，能坚持工作。

诚然，此等重危症随时都有意外发生的可能，阳亡阴竭，死神擦肩，若能用医圣之法延缓生命也是医患之大幸也。（赤峰市阿鲁科尔沁旗中医医院金广辉医案）

第三节　四逆加人参汤

1. 组成

甘草（炙）二两，附子（生，去皮，破八片）一枚，干姜一两半，人参一两。

上四味，以水三升，煮取一升二合，去滓，分温再服。

2. 方剂简介与条文

本方见于《伤寒论》第385条。云："恶寒、脉微而复利，利止，亡血也，四逆加人参汤主之。"本条论述霍乱亡阳脱液的脉证和治法。本方由四逆汤加人参组成。方中附子、干姜、炙甘草即四逆汤，以回阳救逆，加人参益气固脱，生津滋液。

3. 研究进展

本方对虚寒下利、阳亡液脱之证尤为适宜，可用于泄泻滑脱不禁等重症。

4. 医案选辑

（1）中风案

李某，男，80岁，家属于2011年1月29日来门诊购买安宫牛黄丸。述其丈夫脑出血已18年，近3年卧床不起，现神志不清，时值腊月二十六，准备过年，现患者危在旦夕，买安宫牛黄丸做最后一试，说完便泣不成声。因大寒节刚过，不宜使用辛凉开窍药，故未让她买安宫牛黄丸，随其去家诊治。患者神志不清，四肢厥冷，脉微欲绝，非大剂回阳救逆不能回生。遂用通脉四逆汤加人参治疗。

处方：制附子75g（先煎1小时），干姜42g，炙甘草28g，红参15g。用水600mL煎取200mL，鼻饲管分3次注入。

二诊：服药1天后，四肢稍温热，眼球能转动，并能识人，原方继服2剂。

三诊：药后神志清醒，能正常饮食，四肢转温。

服下气汤加减调理气机。患者生命又延长了1年8个月，于2012年10月合并上消化道大出血，抢救无效死亡。

按语：时值冬季，患者脉微欲绝，四肢厥冷，为真阳衰微，非大剂量姜附参不可回生，通脉四逆汤用生附子大者1枚。1枚按25g计算，生附子作用相当于制附子的3倍，所以用制附子75g。（呼和浩特市新城区东风路社区卫生服务中心杨剑峰医案，杨冠琼、李兆惠、张晓剑、胡静整理）

（2）胸痹案

刘某，女，58岁，2013年11月25日初诊。

自诉胸闷胸痛、怕冷两年多，近日加重，去某医院住院治疗，诊为房室传导阻滞、心绞痛。心电监护显示，每到夜间

2～4点心率为30～36次/分，医院建议安装心脏起搏器。患者未接受，遂找杨师求治。症见恶寒，四肢厥冷，脘腹冷痛，胸闷，时而作痛，以夜间为甚。面色黧黑，舌青紫，脉结。

中医诊断：胸痹（阳虚，寒滞经脉）

西医诊断：房室传导阻滞；心绞痛。

治则：以桂林古本《伤寒杂病论》之通脉四逆汤。

处方：人参28g，炙甘草28g，干姜42g，制附子60g（先煎1小时）。3剂，水煎，日1剂，分3次服。

二诊：药后胸痛、脘腹冷痛明显减轻，四肢稍温，仍恶寒怕冷，心率50次/分，脉沉迟，脉律仍不齐。效不更方，继服5剂，服法同前。

三诊：药后精神较好，胸闷、胸痛、脘腹冷痛已消除，四肢不冷，心率56次/分，脉虽沉细，但无结脉。用金匮肾气汤加减收功。

处方：制附子50g（先煎1小时），肉桂30g，山药30g，山茱萸30g，茯苓10g，泽泻10g，干地黄30g，炙甘草30g，干姜50g，砂仁15g，川芎15g，牡蛎30g。5剂，水煎，日1剂，分2次服。

按语：本例患者肾阳虚衰，寒邪内生，心阳受损，伤及胸阳，寒客经脉，心脉瘀痹，所以每至夜间寒气最盛、阳气最弱之时，脉率仅30次/分左右。阳衰寒盛非大剂回阳剂不能获效，故遵桂林古本《伤寒杂病论》之通脉四逆汤，内有人参，故而获效。（呼和浩特市新城区东风路社区卫生服务中心杨剑峰医案，杨冠琼、李兆惠、张晓剑、胡静整理）

第四节 茯苓四逆汤

1. 组成

茯苓四两，人参一两，附子（生用，去皮，破八片）一枚，甘草（炙）二两，干姜一两半。

上五味，以水五升，煮取三升，去滓，温服七合，日二服。

2. 方剂简介与条文

本方见于《伤寒论》第69条。云："发汗，若下之，病仍不解，烦躁者，茯苓四逆汤主之。"茯苓四逆汤用于治疗汗下后阴阳俱虚的烦躁之症。方中生附子、干姜回阳救逆；人参益气生津，安精神，定魂魄；茯苓健脾宁心，以安心神；甘草益气和中，调和诸药。

3. 研究进展

现代多用本方加减治疗风心病、肺心病引起的心力衰竭，急、慢性胃炎，震颤性麻痹也有一定疗效。

4. 医案选辑

胸痹、水肿案

刘某，男，65岁，2016年7月17日初诊。

3年前因心梗在附院入院，植入3个支架，两年前胃出血曾入院治疗。3年来病情逐渐加重。西医诊为心力衰竭。症见烦躁，失眠，头晕，眼花，乏力，纳呆，四肢发凉，胸闷痛，手足青紫，口唇发绀，腹部及下肢水肿，动则气喘，胃脘胀满，小便不利，大便两日1次。舌淡暗，脉沉细。

中医诊断：胸痹；水肿（阳虚及阴，水瘀互阻）。

西医诊断：心力衰竭。

治则：温阳活血利水。

处方：茯苓 40g，人参 12g，制附子 12g（先煎），炒干姜 12g，白术 15g，炙甘草 12g，当归 15g，川芎 15g，赤芍 12g，生地黄 15g，熟地黄 12g，柴胡 12g，枳壳 12g，桔梗 12g，怀牛膝 20g，桂枝 30g，全瓜蒌 30g，薤白 12g，姜半夏 15g，泽泻 15g，生黄芪 40g。5 剂，水煎服，日 1 剂。

7 月 22 日，药后已不烦躁，夜晚能入眠，胸痛、头晕、胃脘胀满、水肿均见好转，手足仍青紫。

上方加益母草 30g，继服 10 余剂，调理半月出院。

按语： 本案采用茯苓四逆汤合瓜蒌薤白半夏汤、血府逐瘀汤合当归芍药散加减治疗。茯苓四逆汤用药精要，重点突出，配伍得当。从方义分析推测，原文的证候叙述过于简略，本方的适应证当有无热恶寒，手足逆冷，精神疲惫，心悸怵惕，烦躁自汗；或干呕纳呆，腹痛下利；或腹满拘急，尿少，四肢浮肿，口不渴或渴而不欲饮；或素有寒饮，咳喘频作，舌淡，苔薄白而润，脉微细或沉弱。以本方为主酌情加减，治疗因元阳不足、阴寒内盛、心肾阳盛、水气凌心、中焦失运等引起的多种疾病，能取得较好疗效。本例患者兼有发绀、胸痛，故合方瓜蒌薤白半夏汤、血府逐瘀汤、当归芍药散活血利水，化痰逐瘀通痹，治疗得当，故病情缓解。（内蒙古医科大学中医学院任存霞医案）

第五节 真武汤

1. 组成

茯苓三两，芍药三两，生姜（切）三两，白术二两，附子

（炮，去皮，破八片）一枚。

上五味，以水八升，煮取三升，去滓，温服七合，日三服。

2．方剂简介与条文

本方见于《伤寒论》第82条。云："太阳病发汗，汗出不解，其人仍发热，心下悸、头眩、身瞤动，振振欲擗地者，真武汤主之。"第316条云："少阴病，二三日不已，至四五日，腹痛、小便不利、四肢沉重疼痛、自下利者，此为有水气。其人或咳，或小便利，或下利，或呕者，真武汤主之。"方中附子辛热以壮肾阳，使气化得行；白术燥湿健脾，使水有所制；生姜走而不守，宣肺温胃；茯苓淡渗水湿，健脾助运；芍药利小便，敛阴护液。本方温阳利水燥湿而不伤阴。

3．研究进展

临床常用于慢性肾小球肾炎、心源性水肿、甲状腺功能低下、慢性支气管炎、慢性肠炎、肠结核等属脾肾阳虚、水湿内停者。

4．医案选辑

（1）水肿案1

哈某，女，49岁，2013年5月22日初诊。

两年前无明显诱因出现颜面、下肢浮肿，多于生气、进水量多时加重，曾多次查尿常规、肾功能等，均未见异常，口服利尿药物后症状可减轻，但未愈。症见周身浮肿，双下肢明显，常憋气，畏寒，自汗，眠差，腰酸腿重，尿少，便溏，闭经1年。舌淡，苔水滑，脉沉。检查：血、尿常规、甲状腺功能、离子、血清蛋白均正常。

中医诊断：水肿（脾肾阳虚）。

西医诊断：更年期水肿。

治则：补肾健脾，温阳利水。

处方：附子15g（先煎），桂枝20g，仙灵脾30g，仙茅15g，干姜10g，茯苓40g，薏苡仁20g，防己15g，麻黄15g，酸枣仁20g，龙骨30g，牡蛎30g。5剂，水煎服，日1剂。

5月28日二诊：药后水肿明显消失，气顺眠佳，尿量增加，无憋气、畏寒、腰酸腿重均有好转。上方加龟板15g，黄芪30g，生地黄20g。5剂，水煎服。

后患者未再来诊。7月3日，从其亲属处得知，患者病已愈。

按语：此患者发病正值七七。《黄帝内经》云："女子七七，任脉虚，太冲脉衰少，天癸竭，地道不通，故形坏而无子也。"中医学认为，肾主水，肾阳对水液有气化蒸腾作用，今肾阳不足，温煦无力，则畏寒、腰酸腿重；气化失常，水留体内，泛溢肌肤，病见尿少，浮肿，双下肢明显；"阳者，卫外而为固也"，阳虚不能自固则自汗；肺主宣肃，通调水道，水液代谢失常，肺的宣肃功能受损，故憋气；水扰心神则眠差；肾主先天，脾主后天，肾阳不能温煦脾阳，水谷不能得以充分运化，故便溏；舌淡、苔水滑、脉沉均为阳气不足、阴寒内生之候。以真武汤合二仙汤加减治疗。方中附子、桂枝、淫羊藿、仙茅、干姜温补肾阳、化气行水；茯苓、薏苡仁健脾祛湿；防己、麻黄利水消肿宣肺；白芍、酸枣仁、龙骨、牡蛎敛阴潜阳兼制附子、干姜、桂枝、二仙之温燥。更值得我们思考的是，二诊时金老巧妙地加上了龟板、生地黄，这是根于郑钦安潜阳丹方中"天一生水"理论的深刻理解和灵活运用。如此丰富的知识和理论支撑，临床中哪还有"不效"之谈。

金广辉认为，此案首遵《内经》七损八益理论，顺从阴阳走势，遣方用药，再参考火神祖师郑钦安扶阳法理，表里同治，温散并举，方得收功。总结老师病案是一个再学习、再深化过程，绝非易事，必须认真学习中西医基本理论，方能写出好病历。一个病案再现师父之诊疗思路，可谓学到了真谛。（赤峰市阿鲁科尔沁旗中医医院金广辉医案，刘淑兰、米达辉整理）

（2）虚劳、水肿案1

萨某，女，50岁，2012年4月15日初诊。

近3年来经常身痛畏寒怕冷，渐至全身浮肿，四肢皮肤发生象皮样变，伴心跳憋气，胃痛纳呆，体重增加，先后在通辽及旗内各医院治疗，诊为心脏病、风湿病、胆囊炎、胃炎、脂肪肝、高脂血症、肾病、结肠炎、贫血、骨质增生、皮肤病等，并用中蒙西药治疗。症状日渐加重，已不能劳作，终日头晕欲睡。刻诊：表情呆滞，眼睑水肿，面部黄肿苍老，颈部未见瘿瘤，甲状腺不大，畏寒，皮肤干燥无汗，四肢发凉，行走迟缓，皮肤呈象皮样肿，肌肤甲错，声音嘶哑，少气赖言，便秘、三日一行，耳聋，身重疼痛，腰痛，心跳，全腹隐痛，口淡不渴，纳少，日渐体胖，饮食味觉失灵，不能品尝各种食物味道。闭经3年，舌体胖，质青紫，苔白腻根厚腻微青灰，脉沉细无力。头颅CT正常；甲状腺彩超示甲状腺缩小；甲功 T_3 0.88pmol/L， T_4 24.2pmol/L，TSH 70mU/L，TM–AB 5，TG–AB 11，HB 77g/L，TC 5.98mmol/L。

中医诊断：虚劳；水肿（肾阳虚衰，阴寒内盛，阳虚水泛，营卫失和）。

西医诊断：甲状腺功能减退；黏液性水肿；甲减性皮肤改变。

治则：温阳补肾，调和营卫，化瘀通阳。

处方：附子15g（先煎），干姜15g，甘草20g，麻黄12g，仙灵脾20g，肉桂5g，桂枝10g，鹿角片10g，肉苁蓉10g，砂仁10g，龟板8g，穿山龙20g，当归15g，紫河车5g，黄芪20g，山茱萸 15g，补骨脂 10g，白术 15g。

食滞加四仙（三仙加鸡内金），夏季加藿香、香薷。甲状腺片初始日服 40～120mg，4 个月后改为日服 40～80mg，中成药新血宝胶囊同服。骨质增生病腿痛加服医院自制药强力骨痹丸、通络止痛胶囊。

8 月二诊：甲功正常，肌肤甲错等症消失，但期间停服中西药后 TSH 仍升至 32.95。再将甲减汤加工成细粉，每服 10g，日 2 服，嘱其继续服用小剂量甲状腺素片 20mg，日 1 次。1 年后复诊，甲功正常，身体如常。

按语： 甲状腺功能减低属于临床常见病，但是由于其发病比较缓慢，临床表现多样，症状的出现要晚于甲功的改变，所以临床上极易误诊，该病诊治失误 3 年余，也不足为奇。综合分析增减的临床症状，均以阴盛阳虚为主，所以金老在治疗此病时，温阳补肾法贯穿于始终，仿真武汤，自拟甲减汤加减治疗。药选四逆汤、肉桂、龟板、山茱萸、肉苁蓉、鹿角片、仙灵脾、紫河车、补骨脂等，针对此患者，皮肤出现象皮样改变，故加麻黄、桂枝解表；穿山龙、当归活血祛瘀，改善循环；黄芪、白术、砂仁补气健脾，扶正祛邪。特别提醒同道，在应用中药治疗时，必须加服甲状腺素片，甲功正常后也不要轻易停掉，定期复查甲状腺功能，根据监测指标调整甲状腺素片用量，以防病情复发，才能使患者维持最佳生活质量。

金广辉认为，本患者无论从中医还是西医都属急危疑难病，故多家医院反复治疗、误诊 3 年。很多专著强调"甲状腺激素是阴精，促甲状腺素是阳精，甲减病阴精不足，"我则认为促甲状腺素属阴，甲状腺激素属阳。从门诊病历中发现，2012 年 4 月 3 日至 6 月 12 日，并未多服甲状腺素片，只增服了附子、干姜、仙灵脾、紫河车等免煎剂冲服，则甲状腺功能正常。温阳药量减少，TSH 就会上升。可见，温阳药可从根本上改善甲状腺本身的功能，可谓阳光离照，阴霾消散，对治疗甲减至关重要。根据多年经验，我发现，温阳救逆法汤剂比丸散效果好。如 2012 年 4 月 26 日至 8 月 23 日共服中药 120 剂，查甲状腺功能 TSH2.8，T_3、T_4 均正常，之后将汤剂改成散剂后，症状继续好转，但期间停服中西药后 TSH 仍升至 32.95。

临床需知，甲状腺病甲亢易知，甲减难明，医者必须深究病源，从阴阳至理上求根本，阳者明，易查；阴者晦，难现。必须从阴阳大道上探求疾病本质，不能单纯地只在求某方某药降某病指标，或调整甲状腺素、促甲状腺素等。

总之，中医学认为，一病有一病之阴阳，万病总在阴阳之中。识证需分阴阳，在阴阳上打算。若能在阴阳上探求至理，临证将疗效大增。（赤峰市阿鲁科尔沁旗中医医院金广辉医案，刘淑兰、米达辉整理）

（3）虚劳、水肿案 2（甲状腺功能减退）

郑某，女，52 岁，2016 年 3 月 7 日初诊。

近 10 年来常畏寒怕冷，心慌汗少，皮肤干燥，面部浮肿、眼睑浮肿尤甚。心里难受，心前区憋闷不畅，胃腹胀满，大便溏泄，每日大便四五次，遇寒则尿频涩不利，腰腿疼痛，四肢手足发凉。先后在包头、呼市等医院就诊，曾按胃炎、神经官能症、肾炎、胆囊炎、胆石症、风湿病等治疗，效果不著。2012 年行胆囊切除，按更年期综合征施治，仍不效。近日眼花，眼睑、脸部胖肿，上眼皮肿如水铃铛，嗓子痛，心难受，胃胀肠鸣，腹泻日六七次，小腹胀满不舒、时隐痛，腰膝疼痛。慕名来诊。

诊见神情呆滞，体态微胖，畏寒怕冷，面色㿠白，语言迟缓，眼睑、面部浮肿，双眼睑水肿，鼻大唇厚，咽部、颈部如物梗滞隐痛，劳累气短，纳呆，有时恶心，胃满腹胀，小腹隐痛，每日腹泻六七次，尿频、尿急、尿不利但不痛。舌淡边暗红，苔薄白水滑，脉沉缓尺涩，趺阳脉沉缓无力。血压120/90mmHg，扁桃体未见异常，甲状腺不大，胸廓、心肺、腹部平软、肝脾正常，腰痛双膝疼，摄片示骨质退行性变。经闭两个月，个人、过敏史家族史等无特殊记载。

辅助检查：甲状腺功能5项：FT_3 4.73pmol/L，FT_4 9.02pmol/L，TSH 5.78UIU/mL，A–TG 21.57UIU/mL，A–TPO 5.00UIU/mL。血尿常规、肝肾功能、微量元素正常，心肌酶CRP正常。心电图示：心肌缺血。彩超示：甲状腺体积稍小，左叶大小4.2cm×0.9cm×1.0cm，右叶大小3.3cm×0.7cm×1.0cm，峡部厚约0.2cm。胆囊缺如（术后），肝多发血管瘤。结肠镜示：全结肠未见异常。

中医诊断：虚劳；水肿（心脾肾阳虚，阳虚湿盛）。

西医诊断：甲状腺功能减退；肠易激综合征；黏液水肿；甲减性心肌缺血损害。

治则：温补肾阳，调和营卫，理气化瘀，健脾化湿。

处方：附子15g（先煎），干姜15g，白术15g，白芍20g，茯苓20g，猪苓20g，生甘草15g，仙灵脾20g，麻黄10g，桂枝15g，黄芪30g，砂仁6g，穿山龙20g，瓜蒌30g，薤白10g，枳实10g，丹参20g，厚朴15g，大黄6g，羌活10g。4剂，水煎，温服，日3次。

3月12日二诊：浮肿减轻，四肢转温，症状好转，小腹胀感减轻，小便正常，大便日溏泄4次，舌淡红，苔薄白水滑，脉沉缓，趺阳脉沉缓。另服左旋甲状腺素片每日12.5μg，每晨饭前30

分钟空腹服；阿法骨化醇胶囊每日 0.5μg；六合维生素每日 4 粒。

大便溏泻加乌梅 15g，赤石脂 20g，禹余粮 20g，柯子肉 15g。日 3 次，水温服。

4 月 9 日三诊：治疗月余，便稀、胃痛、眼睑浮肿等症状消失，FT$_4$ 10.3pmol/L，TSH 4.95UIU/mL，甲功基本好转。调配中药散剂，继续维持治疗。

处方：附子 40g（先煎），干姜 40g，生甘草 40g，白术 40g，砂仁 10g，枳壳 20g，黄芪 60g，仙灵脾 60g，茯苓 40g，麻黄 30g，白芍 30g，厚朴 30g，乌梅 30g，穿山龙 40g，葛根 60g，丹参 20g，人参 20g，知母 30g。加工粉末 670g，每日将 20g 散剂加自来水 200mL 煎煮 2 次，日服 2 次。再加服金氏研发的金胃康胶囊 3 粒，健脾补肾益肠丸 5g，日 3 服。左旋甲状腺素片每日 12.5μg。

6 月 25 日四诊：自觉病愈，查甲功抗体正常。嘱继服前药两个月。

按语：患病 10 余年，久病失养失治，积劳内伤，病位重点在肾，涉及心、脾、肝、胃。积虚成劳，阳旺则健，阳衰则病，阳亡则死。本患者基本病机责之于心肾阳衰、诸脏腑虚损，证属心脾肾阳虚，阳虚水湿壅盛。何以诊治，何以效也？甲减临证，首辨体质，四诊合参，功检佐证，中医重在审查阴阳，辨明中西医病性，审证论机，谨守病机，选方用药，治用甲减汤（由真武汤、麻桂瓜蒌薤白加仙龙等组成）加减。特别提醒，上方内有小承气意，此通因通用也。甲减腹泻首剂勿呆补，在足量温阳药支持下佐以通利，目的在于协助从肠道驱湿，以利消除黏液水肿。方取真武汤加仙灵脾意在温补肾阳为君，用麻桂剂调和营卫为臣，白术、砂仁、枳实、黄芪健脾化湿佐之，瓜蒌、薤白、葛根、丹参宽胸和胃为使，融温、补、汗、下、消诸法于一炉，寓补于消，表里相合，再加甲状腺制剂温补之，故而效如桴鼓。（赤峰市阿鲁科尔沁旗中医医院金广辉医案）

（4）口糜案

李某，女，58岁，2013年5月13日初诊。

发病前服某保健品数月，近1个月口腔多处溃疡，疼痛明显，伴腰痛，周身浮肿，小便不利，尿频量少，心悸不安。舌淡胖，水滑苔，脉沉。血压120/85mmHg。辅助检查均未见异常。

中医诊断：口糜（脾肾阳虚）。

西医诊断：口腔炎；尿路综合征。

治则：温肾扶阳。

处方：茯苓30g，白术20g，赤芍10g，白芍10g，附子15g（先煎），干姜15g，仙灵脾25g，麻黄10g，桂枝15g，鹿衔草25g，牡蛎20g（先煎），猪苓20g，酸枣仁20g。5剂，水煎服，日1剂。

外洗方：苦参30g，仙鹤草40g，川椒20g，蛇床子30g。3剂，煎取药液，熏洗外阴。

5月27日二诊：药后口腔溃疡好转，腰痛已愈，周身浮肿消失，无心悸不安，仍略有尿频，余无不适，舌淡胖，苔白，脉沉。

上方去鹿衔草、牡蛎、猪苓，加甘草30g，黄芩10g，黄连10g，半夏15g。继服5剂，服法同前。

追访患者，用药后症状完全消失，未再复发。

按语：患者周身浮肿、四肢沉重为少阴阳虚有寒，水邪泛滥三焦，营卫凝涩不通，水邪停溢肌表，故用真武汤加桂枝、麻黄、鹿衔草宣通营卫，化气利水，此"开鬼门"以治标，助真武"洁净府"之力。阴火上炎，心神不宁加牡蛎、酸枣仁宁心安神；

牡蛎重镇潜阳，去阴火上炎之势。众药同用，祛寒、温阳、利水标本同治，取效甚捷。二诊时诸症均减，然口腔溃疡未愈，思仲景治疗狐惑病之文："……蚀于喉为狐，蚀于阴为惑……甘草泻心汤主之。"患者同为口腔溃疡伴有前阴不利，故调整用药，加甘草、黄芩、黄连、半夏，增强治疗口腔溃疡之效。患者有尿频之小便不利之症，考虑为绝经妇女，下元虚冷，易感虫毒，合并感染，故取仲景《金匮要略》之外洗方，用仙鹤草（即狼牙）、蛇床子、苦参、川椒煎液外洗，取其暖宫除湿、杀虫止痒之用，故尿频消失。（赤峰市阿鲁科尔沁旗中医医院金广辉医案，刘淑兰、米达辉整理）

（5）腹痛案

崔某，女，34岁，2013年3月6日初诊。

1年前出现胃脘部气窜感，隐隐作痛，下腹部坠胀疼痛，肛门下坠，大便不畅，便后总有便意，时有条便，治疗年余不愈。外院曾诊断为胃炎、结肠炎、肛周炎、盆腔炎等，遍用各种抗生素均乏效。诊见面色不华，腹部压痛，无反跳痛。舌淡，苔白滑、体胖齿痕，脉沉缓。

中医诊断：腹痛（寒热互结，太阴少阴合病）。

西医诊断：结肠炎。

处方：附子15g（先煎），干姜15g，赤白芍各15g，茯苓20g，白术20g，桂枝20g，炮姜15g，乌药15g，黄芪30g，黄连10g，白头翁20g，地榆15g，大黄10g，桃仁10g，香附15g。6剂，日1剂，水煎服。

3月13日二诊：上腹部症状减轻，肛门及小腹坠胀不减。查肠镜及腹部彩超：结肠镜提示有直肠、乙状结肠炎症；彩超示盆腔积液0.9cm。守方加半夏15g，继服6剂。

3月21日三诊：腹部症状全消，又将通辽左中旗父母接来看病。其父头痛40年，给予服用免煎药葛根汤加麻黄附子细辛汤10剂而愈。

按语：患者病情迁延1年之久，前医多以胃炎、结肠炎、肛周炎、盆腔炎等病治疗，遍用各种抗生素，过用寒凉之剂，导致脾肾阳气受损。来诊时患者胃脘部气窜感，隐隐作痛，下腹部坠胀疼痛，肛门下坠，大便不畅，面色不华，舌淡，苔白滑、体胖、有齿痕，脉沉缓，均为脾肾阳虚之征象。《伤寒论》第279条云："本太阳病，医反下之，因而腹满时痛者，属太阴也，桂枝加芍药汤主之；大实痛者，桂枝加大黄汤主之。"第325条云："少阴病，下利，脉微涩，呕而汗出，必数更衣反少者，当温其上，灸之。"金广辉领会仲景之意，患者阳虚气陷、阴津亏竭而出现下腹及肛门坠胀，大便次数多而量少，故用附子、干姜、炮姜温脾肾之阳；黄芪、白术、桂枝健脾补气，升阳举陷以固脱，疗效显著，半月病愈。（赤峰市阿鲁科尔沁旗中医医院金广辉医案，刘淑兰、米达辉整理）

（6）鼓胀案

张某，男，52岁，2010年10月25～11月5日会诊。

因肝硬化腹水、肝昏迷，西医治疗11天，症状无减轻，突发肠梗阻、肝昏迷加重4天。平素喜嗜烈酒，曾诊为肝硬化腹水治愈，近日因酗酒复发。刻诊：神疲体倦，腹部胀大，面色晦暗，发焦枯燥，两目发黄、满布红丝瘀斑，口渴不喜饮，纳食减少，无寒热感，大便稀，小便短少，尿如茶色。舌体胖，边暗红，苔薄黄水滑，脉弦缓。查体：一般状况尚可，体温36.5℃，脉搏80次/分，呼吸21次/分，血压120/80mmHg。腹部膨隆，青筋隐现，状如蛙腹，按之如囊裹水，肝大、剑突下10cm、右肋缘下 5cm，Ⅱ°硬，脾大左肋下 2cm，Ⅱ°硬，腹部有移动性浊音，肝掌，四肢消瘦，皮肤干涩。肝功：谷氨酰转肽酶（rGGT）266.6μmol/L，总胆红素（TBil）56.66μmol/L，碱性磷酸酶（ALP）171.4U/L，丙氨酸氨基转移酶（ALT）74.2U/L，乙肝表面抗原、甲肝、丙肝、艾滋病抗体（－）。离子、肾功正常。血常规：白细胞 10.8×10^9/L，红细胞 4.5×10^{12}/L，血红蛋白 145g/L，血小板 177×10^9/L。尿常规：潜血（＋）。胸片：右胸腔大量积液。CT扫描：右侧胸腔积液，右肺下叶部分压迫性不张，肝周围可见积液，左侧肾上腺可见多发结节。彩超：肝表面欠光滑，实质回声增粗，肝静脉显示清，门静脉胆管扩张，胆囊壁增厚，呈双边征，胰腺回声增粗，脾大，双肾大小正常，右侧胸腔可见 14.2cm无回声区，下腹部肠间可见最大深度 12.2cm 无回声区。

中医诊断：鼓胀。

西医诊断：酒精性肝硬化；腹水。

入院后行西医疗法，药用硫普罗宁、甘利欣、泮托拉唑、能量合剂、白蛋白、西咪替丁及中药等，胸穿 3 次、腹穿 2 次，共放胸腹水 8900mL，抽液后每隔两日输白蛋白 10g 或血浆 1 次，治疗 11 天，患者胸腹水及症状无减轻。

2010 年 10 月 25 日：邀专家会诊。诊见神疲乏力，困倦欲睡，神识恍惚，时而欣快，两目无神，目睛、皮肤黄染，面色晦暗，口唇发绀，手脚发凉，语声低微，时而咳嗽，咳白痰，呕恶，气短胸闷，脘胀纳少，乳房增大、下垂。大便稀溏、日 2～3 次。小便短少不利，腹水征同前。舌体胖大、尖部及舌中部暗红无苔、舌根部有少许微黄腻苔，口颊黏膜有黑线斑，脉沉虚数无力。查体：脉搏 90 次/分，血压 150/100mmHg，右胸下部叩诊实音，右肺呼吸音减弱，腹水较重。

中医诊断：鼓胀（寒湿困脾，肾阳衰微）。

治则：温肾回阳。真武汤加减。

处方：附子 6g，生姜 6g，白术 10g，茯苓 10g，赤芍 20g。急用中药配方颗粒。开水溶化顿服，每 4 小时服 1 剂，日服 5 剂。

西医常规使用保肝利水、维持水电解质平衡等药辅助治疗。

10 月 31 日查房：经加用大剂温阳药治疗 5 天，自觉症状减轻，饮食正常。现每天尿量 3000mL，大便溏稀日两次。脉搏 98 次 / 分，血压 130/100mmHg，颜面、目睛黄染骤减，舌胖大，舌红绛，无苔，脉虚数。拟温阳益气、利湿化瘀为法。仍取真武汤加减。

处方：白术 40g，茯苓 25g，白芍 15g，附子 16g（先煎），干姜 25g，桂枝 30g，猪苓 30g，黄芪 40g，砂仁 15g，赤芍 30g，丹参 25g，桃仁 15g，厚朴 20g，茵陈 20g。日 1 剂，水煎，日 3 服。

11 月 5 日三诊：二便正常，食量增加，贪食罐头、糕点，旋即头痛头沉，言语错乱，片刻即止。下午 6 时许，步态不稳，头晕欲倒，语言错乱，目不识人，恶心干呕。此属肝昏迷，守法施治。

11 月 9 日四诊：晨起神情萎靡，恍惚不清，头晕欲睡，呼之可应，口唇青紫，腹胀无矢气，下午呕吐，吐物为未消化食物。听诊肠鸣音减弱。舌红干瘦，无苔，舌有芒刺，脉虚数。急查血氨 70μmol/L（正常值 12 ~ 59μmol/L）。超声示：胸腹水消失；腹平片示：全腹部多处液平，诊断为肠梗阻。患者因暴饮暴食造成肠梗阻、肝昏迷，病情危重，立即禁食水，胃肠减压，再行胃管注入中药配方颗粒：大黄 3g，枳实 6g，厚朴 3g，芒硝 5g 药液 100mL，每 4 小时注 1 次。取胸膝位，行颠簸疗法，加仰卧位腹部逆时针按揉，每 2 小时 1 次，每次 30 ~ 60 分钟。大黄 50g，枳实15g，厚朴30g，煎液700mL灌肠。鼻饲中药加灌肠后，排气、排便多次。

11月12日五诊：梗阻解除，拔出胃管。

11月13日六诊：可进少量米粥，但仍疲乏无力，畏寒肢冷，胃腹冷痛，脉沉涩，守四逆汤法，口服免煎中药颗粒。

处方：人参10g，附子6g，干姜6g，甘草6g，枳实6g，厚朴6g。每次顿服1剂，日2剂，连服5天。

11月18日七诊：腹水消退，肝昏迷治愈，告之戒酒慎吃，仿大黄䗪虫丸法，带金氏自拟化癥软肝丸药出院，继续服药治疗。

按语：患者长期过度饮酒，致酒精性肝病、肝硬化腹水。初诊见腹部膨隆、色苍黄青筋起、如囊裹水，小便短涩，脉沉数。虽经西医常规治疗，并抽取大量胸腹水，但仍未能扭转病势。至会诊时病已恶化，但仍属阴水，水湿内阻，脾肾阳虚，症见大量胸水腹水，大便溏泄，舌暗红无苔、舌面水滑，脉沉虚数。不日，又现但欲寐，形寒肢冷，脉沉虚数，此时已有肝昏迷病象，失治后病转属少阴。上症乃阴寒虚极之象、亡阳竭阴之危候。常人都知"少阴病，脉微细，但欲寐"，而今脉不微细，而见虚数，何以诊为少阴病？《伤寒论》第285条曰："少阴病脉细沉数，病为在里，不可发汗。"此条可见少阴病亦有脉沉细数之变。

案中患者过度饮食，突发呕吐，变为肠梗阻。后现步态不稳、头晕欲倒、语言错乱、目不识人、循衣摸床、呕吐、下利、谷不化、手足发凉、口燥舌干、面色晦暗、脉沉细数等症乃阴盛格阳，皆因浊邪直犯阳明，出现阳明腑实证。此系饮食过量诱发肝昏迷，肝性脑病出现正符合阳明腑实证。如《伤寒论》第212条云："伤寒，日晡所发潮热，不恶寒，独语如见鬼状。若剧者，发则不识人，循衣摸床，惕而不安。微喘直视，脉弦者生，涩者死。微者，但发热谵语者，大承气汤主之。"前述脑部症状，再加下利之状，这正是阳明腑实证与少阴病热结旁流证，亦即承气证。《伤寒论·少阴篇》第 321 条云："少阴病，自利清水色纯青者。心下必痛，口干燥者，可下之。"第 322 条云："腹胀不大便者，急下之，宜大承气汤。"以上条文自利清水、腹胀等急症，须急下存阴。只有急下才能起到排毒、胃肠减压、改善肠管血循环、消炎、抗休克等作用，故应用承气法而效。

本案及时抓住主症，谨守病机，法从机转，药随证变，使病情迅速逆转。病危时，主病脉证虽在少阴，出现三急下证，及时动态观察病情，据证判病，有是证用是药，急下后扶阳救阴防脱变，乃遵仲圣之法，扶阳存阴并用。病入少阴，阳亡则死、阳存则生，故少阴篇中讲完三急下后即讲三急温诸法，以示后人救阴勿忘扶阳。示人以规矩，又施之以巧，对于何时急下、何时急温，须熟谙仲景学理，做到次第有序，才能药到病除。案中首用真武四逆法小效，继用承气法收功，在患者梗阻解除后，加入四逆汤类药胃管注入及口服，回阳救逆，使患者很快获救，终守大黄䗪虫丸法自拟料药主攻肝硬化，随访至今，病已痊愈。（赤峰市阿鲁科尔沁旗中医医院金广辉医案，刘淑兰、米达辉整理）

（7）水肿案 2

张某，男，48 岁，2013 年 8 月 22 日初诊。

诊为 1 型糖尿病 20 多年，现左眼失明，右眼视物模糊，双脚溃烂久不收口，经常由于低血糖出现休克。空腹血糖 18.6mmol/L，胰岛素每日 3 次，每日 60U，但血糖控制不好。患者神疲乏力，全身怕冷，水肿以下肢为著，食欲较差，大便溏，舌淡，苔白厚腻，脉沉细无力。

中医诊断：水肿（脾肾阳虚，水气内停）。

治则：温阳利水。

处方：茯苓 42g，炒白芍 42g，生姜 42g，白术 50g，制附子 50g（先煎 1 小时），干姜 42g，砂仁 15g。5 剂，水煎，日 1 剂，早晚 2 次饭前服。

嘱继续按原量使用胰岛素，同时用当归 30g，川芎 15g，肉桂 15g，赤芍 15g，大象皮 10g，3 剂，水煎，清洗足部溃烂疮面。艾灸关元、中脘、足三里，每日 1 次，每穴 2 小时。

二诊：服上方后，水肿、怕冷明显减轻，食欲增加，精神好转，空腹血糖 14.3mmol/L，继服上方 5 剂，仍继续用中药清洗伤口，坚持艾灸。

三诊：药后经中药清洗伤口，两足溃烂伤口均已结痂，精神渐好，水肿已消，舌淡，苔薄白，舌底部静脉青紫，脉已有力，大便正常，空腹血糖 10.8mmol/L，视力没有改变，改用金匮肾气汤加减。

处方：制附子 60g（先煎 1 小时），肉桂 30g，山药 30g，山茱萸 30g，丹皮 10g，柴胡 10g，茯苓 30g，泽泻 20g，干地黄 30g，干姜 50g，炙甘草 30g，丹参 50g，牡蛎 30g，白术 50g，青葙子 15g，焦三仙各 15g，砂仁 15g，川芎 10g，三七 15g。5 剂，水煎，日 1 剂，分早晚饭前服。

外用泡脚方：当归、肉桂、川芎、赤芍。5 剂，水煎 20 分钟。每日 1 剂，每天 2 次泡脚，每次泡 30 ～ 40 分钟。艾灸同上，每日 1 次。

四诊：经上法治疗，诸症明显好转，右眼视物清楚，继以上方治疗 1 个月。精神恢复，饮食正常，已不怕冷，右眼视力清楚，左眼也有感光，再没有发生过因低血糖导致休克，生活能自理。胰岛素减为 1 天 2 次，每天 30U，空腹血糖保持在 8 ～ 10mmol/L 之间。

按语：该患者被确诊为 1 型糖尿病后，一直注射胰岛素，初期效果尚可。10 年后，血糖控制不稳定，虽然胰岛素一直加量，但仍控制不理想，眼底病变及糖尿病足相继出现，低血糖后致休克时有发生，每年在三级医院住院 4～5 次，但疗效均不佳，且生活逐渐不能自理，患者对治疗失去信心，认为是不治之症。经杨师治疗获得较好疗效。杨师认为，1 型糖尿病系先天脾肾不足，运化失司，后天失养，本例患者以健脾补肾为治疗大法，用真武汤，加大白术、制附子的用量，以凸显健脾温补肾阳。肾中之真火一旺，全身寒气自消。火生土，脾阳自盛，运化功能即可增强。再用艾灸之火灸中脘、关元、足三里也可起到健脾补肾作用，但关键要时间长。后期调理重在阴阳气机的升降，用金匮肾气汤化生阴精，用柴胡牡蛎调理气机的升降，用川芎、丹参、三七行气消瘀，再用白术、砂仁、干姜、炙甘草健脾温中，助气机升降，并可伏制附子、肉桂之火，使之在下起化阴生水之用。（呼和浩特市新城区东风路社区卫生服务中心杨剑峰医案，杨冠琼、李兆惠、张晓剑、胡静整理）

（8）太阳少阴并病案

马某，男，50 岁，2009 年 10 月 23 日初诊。

10 天前去哈尔滨突感风寒，身冷头痛流涕，咳嗽无痰，自服感冒药好转，但觉畏寒发冷，口稍干渴，饮水不多，小腹部发凉，尿频，尿不利，尿不痛，夜尿 5 次之多，小腹拘急胀满隐痛，按之不痛，喜温喜按。平素喜嗜烟酒，既往有高血压、前列腺肥大病史。曾患骨质增生，来诊前服汤药及院内制剂强力骨痹丸、通络止痛胶囊，同时用姜桂麻细汤泡脚，药用两周脚跟痛已愈。西医诊为前列腺肥大、高血压病。诊见身体胖，面色晦暗，舌体胖边有齿痕，苔白腻湿滑，左脉缓，右脉弦大。血压180/100mmHg。

中医诊断：太阳少阴并病（真武汤证，肾阳虚，命门火衰）。

西医诊断：前列腺肥大；高血压病。

治则：温阳补肾，行气化湿。

处方：附子 15g（先煎），白术 20g，茯苓 20g，干姜 20g，桂枝 25g，仙灵脾 15g，猪苓 20g，泽泻 15g，小茴香 15g，乌药 15g，枳壳 10g，牡蛎 20g，滑石 15g，甘草 15g。5 剂，水煎服。

药后症状大减。后守方加减共服 20 剂。

坐浴方：桂枝 30g，苦参 30g，蛇床子 30g，川椒 40g，芒硝 10g。1 剂，加水 3000mL，水煎，每剂用 2 次，坐浴半月。至 11 月 26 日告知，诸症消失而愈。

按语： 此患者前列腺肥大、高血压病、风湿等乃肾阳不足，此次初感寒邪乃太阳病所致。太少乃表里相系，此太少同病，小腹凉痛，小便不利，方用真武，切中病机，直捣病所，病退症愈。本病特见于中老年人，此时肾阳不足，命门火衰，可见少腹拘急，排尿困难，阳痿早泄，滑精遗泄。因肾阳不足，阳虚则寒盛，阳化气，阴成形，阴寒瘀阻膀胱，气化不利，州都失约，开阖失度，腺体肿胀，血行不畅，痰浊瘀血乃生，则小便不利。再者，治瘀血之证，必用温阳之药，阳为气之属，瘀得温则化，血得温则活，故而前列腺肥大治以温阳化瘀为大法，真武汤主之，此为通治之法。宗阳生阴长之旨，无形之阳可以急救，有形之阴难以速生，必先扶阳为要务。然亦有兼症，若尿时淋沥疼痛，尿烧灼不休，频急不利，尿检有蛋白尿、红白细胞等，可守上方加清热利湿药；或有结石杂之，应伍通淋排石药。老年人有便秘、少腹拘急、哕呕难忍诸症，可按厥阴病治之，"小大不利，先利大便"，病因总以寒湿瘀血为主，治疗以扶阳为要。（赤峰市阿鲁科尔沁旗中医医院金广辉医案）

第十二章
其他类方

第一节　旋覆代赭汤

1. 组成

旋覆花三两，人参二两，生姜五两，代赭一两，甘草三两，半夏（炙，洗）半升，大枣（擘）十二枚。

上七味，以水一斗，煮取六升，去滓，再煎取三升。温服一升，日三服。

2. 方剂简介与条文

本方载于《伤寒论》第161条。云："伤寒发汗、若吐、若下，解后，心下痞鞕、噫气不除者，旋覆代赭汤主之。"本方用于伤寒发汗后，又误用吐、下而导致的痰气痞证。方中旋覆花消痰下气散结，能疏肝利肺；代赭石重镇降逆；半夏、生姜辛温而散，涤痰散饮，开心下之痞结；人参、甘草、大枣甘温，以补脾胃之虚。诸药配合，标本兼顾，共奏降逆化痰、益气和胃之功。

3. 研究进展

本方临床常用于治疗胃神经官能症、胃扩张、慢性胃炎、胃及十二指肠溃疡、幽门不完全性梗阻、神经性呃逆、膈肌痉挛等属胃虚痰阻者。本方还用于治疗恶性肿瘤化疗的呕吐反应。

4. 医案选辑

（1）顽固性呃逆案

李某，女，58 岁，1990 年 11 月 6 日初诊。

自诉近 5 个月来嗳气，呃逆多方医治无效，近几日呃逆昼夜不止，无法休息及进行治疗，多种方法不能缓解。伴胃脘部憋胀疼痛，口干渴欲饮，口苦，纳可，余无不适，舌尖红，苔薄白，脉弦细。

中医诊断：顽固性呃逆（虚实寒热错杂，痰气交阻，胃气上逆）。

治则：益气温中，降逆止呃，清热和胃，理气化痰。

处方：旋覆花 12g（包煎），代赭石 15g，陈皮 10g，竹茹 10g，苏梗 10g，半夏 10g，茯苓 12g，麦冬 12g，川黄连 3g，枳壳 10g，瓜蒌 18g，丁香 6g，川厚朴 10g，党参 12g，吴茱萸 3g。3 剂，水煎服，日 1 剂。

1 剂后，症状明显减轻。2 剂后，呃逆发作间隔延长，可以入睡。4 剂后，呃逆症状全消。

按语：顽固性呃逆的特点是呃逆频繁，症状顽固，持续时间超过 24 小时，常规治疗方法无效。顽固性呃逆严重影响患者休息、进食，使患者失眠、疲劳、精神萎靡、抑郁、营养缺乏、水 / 电解质紊乱、体质下降，且易引起感染。《素问·宣明五气》曰："胃为气逆为哕。"故呃逆的病机为胃气上逆，调气降浊、和胃止呃为主要治则。仲景旋覆代赭汤出于《伤寒论》，原治"伤寒发汗，若吐、若下、解后，心下痞硬、噫气不除者"。功用降气化痰，益气和胃。主治胃气虚弱，痰浊内阻。心下痞硬，噫气不除。后世用治胃气虚寒之反胃，呕吐涎沫，以及中焦虚痞而善嗳气者。《古今名医方论》称旋覆代赭汤为"承领上下之圣方也"。方由旋覆花、代赭石、人参、半夏、炙甘草、生姜、大枣组成。本案患者既嗳气，又呃逆连连，析其病机为本虚标实。脾胃气虚是其本，痰阻气逆是其标，故方中以参、甘草等甘温益气，补脾养胃；旋覆花下气消痰，降胃气以除呕逆；赭石质重沉降，善镇冲逆；半夏、瓜蒌祛痰散结，降逆和胃；配以陈皮、厚朴、苏梗、枳壳理气宽中；茯苓健脾利湿，稍加黄连、吴茱萸，寒热并用，一清一温，辛开苦降以止呃；竹茹清热安胃；丁香降逆止呃。本方以旋覆代赭汤为主，又含二陈汤、吴茱萸汤、橘皮竹茹汤和丁香柿蒂汤之意而成，集各方之长，具有补而不滞、温而不燥、清而不折、降而不损、标本兼顾的特点，体现了"降逆以平上逆，益气以补正虚"的治疗准则，故是解决顽固性呃逆病证的一个有效方剂。（内蒙古医科大学中医学院米子良医案，任存霞整理）

（2）呕吐案

患者，女，60岁，1979年7月初诊。

素有胃痛病史，遇冷、遇怒即犯，两三天后可自行好转。近两个月并非胃痛而唯感胃不容纳食物，食入即吐，或停一两小时吐，呕吐物无积滞之腐臭味，但有黄绿色苦水，身体消瘦很快。曾服大量止吐中西药物，住院两个月，输液维持，病势不减，动员患者剖腹探查，患者不同意。刻诊：有时胃痛，吐后顿感舒适，面容憔悴，骨瘦如柴，舟状腹，按之腹壁柔软、无压痛，大便少，小便可，舌苔无异常，脉沉细而微。

中医诊断：呕吐（胃失和降，虚气上逆）。

处方：旋覆花10g（包煎），代赭石15g，人参12g，法半夏12g，干姜6g，炙甘草10g，陈皮10g，木香3g，枳壳10g，大枣4枚（去核）。水煎多次服，每次1匙，4小时内服完。连服2剂，吐即停止，间饮以米汤，后渐改为面汤，少量多次，胃能容纳，每天1剂汤药（原方随症加减），月余而愈。

按语：此呕吐两月不能进食，吐出物既无积滞腐臭味，又无甘淡不化食物，唯有黄绿色胆汁混杂，乃为幽门不通；久病不能进食，身体赢瘦之极；脉证均不见实（热）证征象，只有向虚（寒）证方面考虑，故用旋覆代赭汤加味治之。借人参、炙甘草养正补虚；姜、枣和脾养胃，先安中州；更以代赭石质重味甘而下沉，使之敛浮镇逆；人参以归气于下；旋覆花辛润，用之以开肺涤饮；佐半夏以蠲痰饮于上，承领上下，其虚逆之气不平而何；又加陈皮、枳壳行气和胃，增强胃肠蠕动；木香理气，以助脾之运化，不再有上逆之患，故顽疾愈矣。（内蒙古医科大学中医学院李凤翔医案，任存霞整理）

（3）呃逆证治疗得失案

于某，女，56岁，2008年10月9日初诊。

6月17日因劳累后生气，突感胃脘胀满，左胁部气胀不舒，在本乡医院给予大量消炎药治疗不效，6月21日以后干呕，呃逆不止，腹痛，腹泻，纳食减少，前后在三家医院住院，肠镜检查示结肠炎，予输液灌肠等中西药治疗两月余，于8月初又去中国医大一院行胃、肠镜检查，诊断为浅表性胃炎、大肠息肉、口疮样大肠炎，病理示横结肠、脾曲结肠重度炎症，伴糜烂。住院10多天不效。刻诊：形体消瘦，面色不华，烦躁，纳呆，咽部不利、如物梗塞、呃声连连，捶胸扪头，心烦不眠，左胁胀痛、按之气窜如有水声，胸腹胀满、时有干呕，腹泻、日两三次，口不渴，喜热饮食，怕凉食，手足凉，天冷加重，舌淡，苔白腻，脉沉缓，尺脉迟。此患者初为肝郁气滞，数经治疗，加之大量应用抗生素、西沙必利等胃动力药，亦有药误之嫌。胃肠镜检见口疮样大肠炎，疑抗生素过多致二重感染，考虑伪膜性肠炎。《伤寒论·太阴篇》第 273 条云："太阴之为病，腹满而吐，食不下，自利益甚，时腹自痛，若下之，必胸下结硬。"第 277 条云："自利不渴者，属太阴，以其脏有寒故也，当温之，宜服四逆辈。"又观患者消瘦面黄，实属太阴脾虚体质。太阴脾气虚，腐熟功能失常，则痰饮内生；胃虚气逆，升降失和，则"心下结硬，噫气不除"。提示痰气痞证、旋覆代赭汤证。

中医诊断：太阴病（脾胃虚寒兼痰气痞证）。

治则：四逆汤加旋覆代赭汤加减。

处方：附子 10g，干姜 20g，生姜 15g，旋覆花 15g（包煎），代赭石 6g，人参 15g，半夏 15g，砂仁 15g，丁香 10g，木蝴蝶 10g，木香 10g，乌药 15g。4 剂，水煎服。

急施针灸之法：宁神镇静，温督脉之阳，以化阴寒。选穴：百会、人中，肝、脾曲穴透天枢、双足三里。

针刺当时呃少，胃胀减轻。继服中药 3 剂，症大减；又服 18 剂，症状消失而愈。

2008 年 11 月 6 日复诊：告之病愈。为善其后，上药加工成细粉，每服 10g，热水熬开温服，日 3 次。

2008 年 12 月 9 日复查胃肠镜示：慢性浅表性胃炎，乙状结肠、直肠炎，未见溃疡息肉。

此患者西医诊为胃、结肠炎，经五家医院、10 多个医生治疗无效，仅服汤药 18 剂则症状消失而愈。

5 月 16 日因腰腿疼、呃逆又发再次住院，中西杂治，医师配合中药汤剂：砂仁 10g，麦芽 15g，莱菔子 15g，柴胡 10g，枳壳 15g，沉香 6g，厚朴 15g，旋覆花 15g（包煎），代赭石 15g，干姜 10g，黑附子 6g，炙甘草 10g，白芍 15g 党参 15g，白术 10g，丁香 10g，半夏 15g。5 剂，日 1 剂，水煎，分 3 次服。服后仍未愈，精神烦躁，质疑用药不效，要求转院。

5 月 20 日去中国医大进一步诊治，诊为浅表性胃炎、食管多发性血管瘤、类风湿性关节炎。给予口服胃药、免疫抑制剂来氟米特片、双氯灭痛缓释片、柳氮磺吡啶治疗。

5 月 29 日从沈阳回本地，带药 10 余天，仍觉胃脘胀满，呃声不断。

6 月 13 日再诊，据证诊为太阴病，脾胃虚寒兼夹痰气痞证，遂用四逆汤加旋覆代赭汤加减化裁。

处方：附子 15g（先煎 1 小时），干姜 20g，生姜 15g，甘草 15g，桂枝 20g，白芍 20g，旋覆花 30g（包煎），代赭石 6g，人参 12g，半夏 15g，厚朴 15g，苍术 15g，砂仁 10g，草果 10g，柿楴 15g，枳实 10g，藿香 15g。5 剂，水煎服。

6 月 28 日来诊：诉 3 剂呃止，5 剂服完，覆杯而愈。

按语：呃逆为诸多疑难病中之顽症，极易复发，且有屡愈屡犯之虞，但积极寻找病因、正确诊断，确立合理治则，寻找有效方药，乃医者治病救人终生之大愿。

此案呃逆一诊时，已在 10 余家医院治疗，历时较长。回顾病史：第 1 家按胃下垂、胃炎、呃逆治疗，经用 H_2 受体阻断剂，抗炎药，初期稍效，后效果不明显，四肢关节腰腿疼痛又发。二诊时，第 2 家医院按风湿病、腰椎间盘突出治疗，经用大量抗炎、营养神经药及理疗，仍胃胀呃逆不止。三诊时遂又住某院，行中西结合治疗，初用两天药效果显著，但后来服用中药后即呃逆频发，后又行氯丙嗪、山莨菪碱穴位注射，效果不著。再转中国医大诊治，呃逆仍不止。2013 年 6 月 13 日，就诊于吾处，由于辨证准确，谨守病机，重量效关系，明君臣佐使则应手而愈。

粗观 2013 年 5 月 16 日再次住某院时前医方药组成，已有温中散寒、降逆止呃之四逆旋覆代赭之意，何以不效？此未得仲师秘旨，审机方药量效有失，中西药杂合，主次难分，互相拮抗，多方出击，广络原野，处方用药值得深思，中药方内理气破气过多，温热药甚少，君臣佐使不明。破气过多能伤阳气，本脾阳虚衰，气药过多，安能取效？方中叠加行气导滞之品沉香、厚朴、莱菔子，又加柴胡、白芍、砂仁、麦芽疏肝消导，此寒凝冰敷之体，有何积滞可消！虽有旋覆花、干姜、黑附子、炙甘草、党参、白术、丁香、半夏温脾散寒降逆之药，但量小、杯水车薪，难以制胜，再起沉疴。虽有旋赭之意，但无旋赭之实。旋覆代赭汤本意为伤寒误治，脾胃之气受损，而见心下痞硬、嗳气之症，属中虚痰气痞证。但证之临床，呃逆非误汗、误下、误治者甚多，即三阴三阳之合病并病更屡见不鲜，最多见为阳虚之人、太阴虚寒证，或素体脾肾虚弱者。脾胃虚寒当以温中为主，阳不得温，则寒无以化；寒无以化，则气不得行；气不行，则胀满，则呃。由此观之，旋覆代赭汤主治还是虚寒证为主要病机的呃逆证。旋覆代赭汤为旋覆花三两（46g，汉代一两 =15.625g），人参二两（31g），生姜五两（78g），代赭一两（15g），甘草三两（46g），半夏半升（65g）洗，大枣十二枚（擘）。上七味以水一斗，煮取六升，去滓，再煎取三升，温服一升，日三服。除去大枣十二枚，旋覆代赭方量仅占 21.05%。该方组成以温中为主，君为姜、夏温中焦之寒，臣药参、枣补中益脾胃之气，佐以旋覆花降逆止呃，使以代赭石镇肝降逆。方以旋覆、代赭两药冠以方名，并无主药之义。方中旋覆花味苦、辛、咸，微温，入肺、胃、大肠经。代赭石味苦、甘，性寒，归肝、胃、心经，质重镇降。两药合用，实为苦寒之性，如用为君药，因与病机不符，故而很难取效，或疗效不佳。可见，仲景之方证之名必须深究单味药量组成原义，千万不能一见以某药名方，即认为是主药，而随意加大剂量。中医治病取效非套方也，必知其理，明其法，懂其方，晓其药，方能效如桴鼓。

为什么后世有些医师治呃逆用该方量效关系搞不好，源于有些方书解释伤寒论方药疑误出入太大，没有遵循仲景原义。如高等医药院校教材《伤寒论讲义》(三、四、五版教材)，方解均认为旋覆代赭汤方主药为旋覆花和代赭石。高等医药院校教材四版《方剂学》更将前之观点大加发挥，方解曰："方中旋覆花降气消痰，代赭石重镇逆气，以治胃气上逆，呃逆呕吐，为主药。"直到全国高等中医药院校规划教材2001年第7版《方剂学》将该方转换现代用量时也将代赭石为6g，旋覆花9g，生姜15g。数版教科书举例中旋覆花、代赭石与姜量数比为9：6：15，姜的用量仍少。

除教科书外，后人方书中这两句话干扰最大："诸花皆升，覆花独降；代赭质重，可重镇降逆。呃逆乃胃气上逆，上者抑之，最为中的。"没有审因论机，仅就现象见症生义，已背离仲景原意，因此治呃逆疗效不佳，现在一些医家亦宗之。再举汤本求真《皇汉医学》文中的旋覆代赭石汤方剂量组成：旋覆花、甘草、大枣各5.5g，人参3.5g，生姜9.5g，半夏2g，代赭石1.8g。方中生姜、半夏量最大，计11.5g。旋覆花、代赭石仅为7.3g。总量33.3g，旋覆花、代赭石占全方21.92％。你看，虽然日本中医方药量较少，但这个方的剂量比例组合多合仲景之意啊！由此观之，对于《伤寒论》方剂的应用，必须深究原著，把握方药组成关系，审因论机，方能效如桴鼓。

然应用经方还要注意两点：一要切中病机，方证相符。二要弄懂现代病之病因病机，与中药现代药理相联系，互参应用。这里首要提到的代赭石为什么不能多用、不能当主药问题！现代药理学认为，代赭石主含三氧化二铁，三价铁进入机体后，在胃液中还原成二价铁，在小肠同糖类或氨基酸结合，才能吸收利用。药理学显示，铁的盐类（尤其是三价铁）对黏膜有刺激和腐蚀性。当今呃逆证和脑血管疾患都有不同程度的应激性胃炎或溃疡，如果在方子中将代赭石加大剂量列为主药，就显得失当。如患者患有胃与十二指肠溃疡、溃疡性结肠炎者慎用或禁用。因此，从医圣张仲景到今日之中外中医大家，治呃逆病证不主张多用赭石之量。（赤峰市阿鲁科尔沁旗中医医院金广辉医案，刘淑兰、米达辉整理）

（4）嗳气案

李某，女，55岁，2014年7月15日初诊。

两个月前嗳气频作，胃脘痞闷，恶心，进食不适则呕吐痰涎，泛酸，食欲不振，乏力，大便干，舌尖红苔薄黄，脉弦虚。曾就诊北京某医院查胃镜示：慢性萎缩性胃炎伴糜烂，服埃索美拉唑1周，嗳气、脘闷有所减轻，停药后症状又反复。

中医诊断：嗳气（胃气虚弱，痰气上逆）。

西医诊断：慢性萎缩性胃炎。

治则：和胃化痰，降逆止噫。

处方：清半夏10g，旋覆花10g（包煎），代赭石30g，党参15g，枳实10g，竹茹10g，煅瓦楞30g（先煎），炙甘草10g，生姜3片，大枣5枚。5剂，日1剂，水煎服。

7月21日二诊：嗳气大减，痞满减轻，恶心呕吐已止，食欲转佳，但进食后胃胀，仍有泛酸，舌苔薄白，脉滑细。

上方去竹茹，加海螵蛸20g，焦白术15g。再服5剂而愈。

按语：本案患者中阳虚损，胃失和降，气逆痰阻，应用旋覆代赭汤治疗。此方出于《伤寒论》第161条。云："伤寒发汗，若吐，若下，解后，心下痞硬，噫气不除者，旋覆代赭汤主之。"从条文中看，外邪虽经汗、吐、下而解，但中气受伤，水湿不运，痰浊内生，胃失和降，浊气上逆，故成心下痞硬，噫气不除之证。《灵枢·口问》曰："寒气客于胃，厥逆从下上散，复出于胃，故为噫。"治当以性温之品，降气以平上逆，益气以补正虚。旋覆代赭汤有行水下气、和胃降逆、化痰止呕、益气补虚之功，逆气得平，痰涎得消，中虚得复，则心下之痞硬除，嗳气止。临床可应用于慢性胃炎、胃及十二指肠溃疡、胃下垂、幽门不完全梗阻所致的嗳气、呕逆，属中虚胃寒、痰浊内阻者。（内蒙古医科大学第一附属医院包芸医案）

（5）呃逆案

陈某，男，37岁。

因与人争吵，大怒后频发呃逆，在附近中医诊所治以疏肝理气、降逆平冲不效，故来就诊。症见呃逆不断，伴胃脘部痞满不适，纳差，舌淡，苔薄白，脉弦而虚。

中医诊断：呃逆。

治疗：旋覆代赭汤。

处方：旋覆花 12g（包煎），代赭石 10g，党参 15g，生姜 15g，炙甘草 6g，制半夏 9g，大枣 5 枚。5 剂，日 1 剂，水煎服。

药后病愈。

按语：旋覆代赭汤为治疗胃虚痰气交阻之心下痞硬、噫气不除之方。该患者因大怒而发呃逆不断，但用疏肝平逆之法不效。余见其有胃脘痞满不适，遂投以旋覆代赭汤而愈。旋覆代赭汤乃生姜泻心汤去干姜、芩、连三味，加旋覆花、代赭石而成。正所谓"诸花皆升，旋覆独降"，用旋覆花味咸而降，善消痰结，代赭石重坠而敛浮镇逆，两药配伍镇逆疏利，对痰气交阻之气逆呃

逆尤为显效。（鄂尔多斯市准格尔旗中蒙医院刘文雍医案）

第二节　十枣汤

1. 组成

芫花（熬）、甘遂、大戟。

上三味，等份，各别捣为散。以水一升半，先煮大枣（肥者十枚），取八合，去滓，内药末。强人服一钱匕，羸人服半钱，温服之。平旦服。若下少，病不除者，明日更服，加半钱；得快下利后，糜粥自养。

2. 方剂简介与条文

本方出自《伤寒论》第152条。云："太阳中风，下利、呕逆，表解者，乃可攻之，其人漐漐汗出，发作有时，头痛、心下痞鞕满、引胁下痛、干呕、短气、汗出不恶寒者，此表解里未和也，十枣汤主之。"本方是治疗水饮停留于胸胁之悬饮证。其临床表现有类似于中风表虚证之处，如"其人漐漐汗出"，但其发作有时，而又不恶寒，则知非中风。凡水邪为病，或见证最多。水气外溢则汗出；水邪犯胃则呕吐；水气上冲则头痛；水走肠间而下利；水停胸胁则心下痞硬，引胁下痛。本方中芫花、甘遂、大戟皆属峻下逐水之品，且均有毒；配以肥大肉厚的十枚大枣以顾护脾胃之气而又调和药味之毒。

3. 后世衍化之方

控涎丹（《三因极一病证方论》）是在十枣汤的基础上，去芫花、大枣，加白芥子组成。白芥子性温，善治胸膈间皮里膜外之痰饮，与大戟、甘遂配伍，以糊为丸，攻逐力缓，长于祛痰逐饮，适用于痰涎水饮停于胸膈。

4．研究进展

本方主要用于渗出性胸膜炎、肝硬化腹水、晚期血吸虫病及肾炎水肿等证属水饮内结、形气俱实者。

5．医案选辑

水肿案

张某，男，23 岁，1961 年 6 月某日会诊。

浮肿数月，住院数月，确诊为肾炎，经多方治疗无效，日见增重。现尿蛋白（++++），周身肿亮，皮肤裂口、渗水，小便几乎闭塞不通。为了防止感染，在皮肤破裂处涂以紫药水。内服消炎利尿药物均不应。症见周身肿亮不能下床，腹及腿处多有皮裂渗水，体重 98kg，小便点滴皆无，食欲尚存，食量极少，脉伏于骨，舌苔白腻。此为水肿病后期脾肾两虚之证。由于水势过重，采取标本齐治之法，给以十枣汤面，峻药缓投。芫花、大戟、甘遂等份，共为细面，每次 3g，空腹服，3 日 1 次，枣汤送下，晚服汤药，切忌甘草。间服真武汤加味。

处方：附子 10g（先煎），白术 12g，茯苓 12g，白芍 12g，干姜 6g，桂枝 10g，泽泻 12g，党参 15g。水煎，日 1 剂，分 2 次服。

半月水势已减，小便量稍增。继则体重大减，小水通利，后停十枣面。守方继服。

3 个月后，体重降至 45kg。小便化验，尿蛋白（++），动员出院休养。嘱其忌盐百日。

按语： 水肿病的治则是：初期治肺宜发汗，中期治脾宜利尿，后期治肾宜复肾阳。此病属于中、后期。由于病势较重，故采取标本并治的办法，一边下水，一边健脾，三补一攻，逐水而不伤正。肾主二便、司开阖，肾脏功能得阳则开，得阴则合，阳少而阴多，合而不开，故水势过重，是命火衰微，不能化气上腾而为雾露，脾阳不能运化水湿，所以愈停愈多。又加肾无阳则不开，关门闭塞，水无去路，积渐而成灾患。所以必先使水道畅通无阻，顺势下流。十枣汤面急下缓用，取得满意效果，实即张景岳所说的"微则分利，甚则推逐"之法。真武汤健脾壮命门之火，水得火化，阳气蒸腾，脾受庇益而能健运，脾肾功能恢复，其病自愈。十枣汤的方义是逐水气从大小便去；甘遂性味苦寒，能泻经隧之水湿，性猛烈而迅速，能直达；大戟性味与甘遂相同，能泻脏腑之水湿，且能控制再生；芫花性味苦温，能破水饮窠囊，且能破癖；三味得枣而不损脾。此证用面，取峻药缓投之意。真武汤是镇摄水府之剂，能温中扶阳，引水归壑。（内蒙古医科大学中医学院李凤翔医案，任存霞整理）

第三节　厚朴生姜半夏甘草人参汤

1. 组成

厚朴（炙，去皮）半斤，生姜（切）半斤，半夏（洗）半升，甘草二两，人参一两。

上五味，以水一斗，煮取三升，去滓，温服一升，日三服。

2. 方剂简介与条文

本方载于《伤寒论》第66条。云："发汗后，腹胀满者，厚朴生姜半夏甘草人参汤主之。"本方是治疗发汗后，表证已解，而其人脾气素虚，发汗后导致脾气更虚而出现腹胀满之证。针对此证虚实夹杂的特点，当行补消兼施之法，以宽中行滞，补脾助运。方中厚朴宽中行气，生姜辛开理气，半夏开结燥湿，人参、甘草健脾补中，为消补兼施之剂。其中，以消为主，厚朴、生姜、半夏的剂量重于补中之人参、炙甘草。

3.研究进展

本方现代多用于治疗慢性胃炎、慢性肠炎、慢性胰腺炎、慢性消化功能紊乱、溃疡病、迁延性慢性肝炎、早期肝硬化等病。其辨证要点是：心下痞硬、胸腹胀满、呕吐、舌苔水滑、舌质不鲜红、脉大而重按显软。

4.医案选辑

胃胀痛、眼干涩案

张某，男，61岁，2015年6月7日初诊。

5年前因工作压力大，出现胃胀痛、眼干涩等症状，多方诊治，收效甚微。平素喜抽烟。两天前陪1岁多孙子看发热病，现孙子热退身凉，精神转佳，今来复诊。特请求为其诊治。发病以来精神一般，食欲差，大便干，小便可。胃胀痛，食后腹胀更甚，食欲不振，眼睛干涩、胬肉，口干不喜饮，大便不畅，舌淡，边有齿痕，脉沉滑。

中医诊断：胃胀痛；眼干涩（脾胃虚寒，水湿内停）。

治则：健脾温中，化湿行气。

处方：党参15g，茯苓15g，苍术15g，干姜12g，枳实9g，陈皮30g，半夏12g，厚朴15g，炙甘草6g，鸡内金12g，神曲12g。5剂，免煎剂。

6月12日二诊：药后胃胀痛、食后腹胀、食欲不振、大便不畅明显好转；眼干涩亦有减轻，加菊花9g明目。7剂，免煎剂。

后随访，胃胀痛基本痊愈，眼略有干涩。因有胬肉，眼科大夫建议手术治疗。

按语：患者所服中药健脾温中，胃气恢复，气机得畅，胃腹胀痛渐缓，津液方生，水湿化去，津液上承，故眼干涩症状明显减轻。辨六经：胃胀痛，食后腹胀更甚，食欲不振，舌淡边有齿痕，脉沉滑，且病已多年为病在太阴；太阴病，脾不健运，水湿内生，影响水液代谢，津不上承，故眼睛干涩，口干；湿性黏着，且影响气机运行，故大便不畅。综观脉证，为太阴病水湿内盛。辨方证：《伤寒论》第66条云："发汗后，腹胀满者，厚朴生姜半夏甘草人参汤主之。"《金匮要略·痰饮咳嗽病》附方：《外台》茯苓饮：治心胸中有停痰宿水，自吐出水后，心胸间虚，气满不能食，消痰气，令能食。厚朴生姜半夏甘草人参汤合茯苓饮，其功健脾化湿行气，主治太阴病水湿内盛，兼气机不利。患者病证与厚朴生姜半夏甘草人参汤合茯苓饮方证相符，故用此方。方中干姜易生姜，意在加强温中健胃化湿之功。二诊脾胃功能有所改善，眼干涩症状也明显减轻，虽湿郁之津不上承但也有郁久化热之势，故加菊花清热明目。中医从整体论治患者，往往取得良好的临床效果。（乌拉特前旗蒙中医医院刘永军医案，李俊明整理）

第四节　吴茱萸汤

1. 组成

吴茱萸（洗）一升，人参三两，生姜（切）六两，大枣（擘）十二枚。

上四味，以水七升，煮取二升，去滓，温服七合，日三服。

2. 方剂简介与条文

吴茱萸汤在《伤寒论》凡三见，分别见于三篇。一为"阳明病篇"第243条："食谷欲呕，属阳明也，吴茱萸汤主之。得汤反剧者，属上焦也。"二为"少阴病篇"第309条："少阴病，吐、利，手足逆冷，烦躁欲死者，吴茱萸汤主之。"三为"厥阴病篇"第378条。云："干呕吐涎沫，头痛者，吴茱萸汤主之。"三条方证虽不相同，但其病机一致，均为阴寒内盛，浊阴上逆，故可异病同治，治用吴茱萸汤温阳散寒降浊。方中吴茱萸味苦辛，入肝、胃二经，以降寒气之逆；生姜辛温，能温化水饮，降逆止呕；人参、大枣甘温，扶中补虚。

3. 研究进展

本方常用于慢性胃炎、神经性呕吐、神经性头痛、耳源性眩晕等属肝胃虚寒者。如胃气不降、呕吐较甚者，加半夏、砂仁；寒凝气滞、胃脘疼痛较重者，加高良姜、香附；少阴吐利、手足逆冷者，加附子、干姜。

4. 医案选辑

（1）呕吐案

李某，男，68岁，2013年4月25日初诊。

恶心，进食不适即呕吐，嘈杂泛酸，嗳气频频，纳差，腹胀，便溏，形寒肢冷，头晕，舌淡，苔白润滑，脉滑细。胃镜：慢性萎缩性胃炎，口服兰索拉唑泛酸能改善，停药后复发。

中医诊断：呕吐（阳明寒呕，浊阴上逆）。

治则：温中补虚，降逆止呕。

处方：吴茱萸10g，党参15g，清半夏10g，枳实10g，砂仁6g，焦白术15g，煅瓦楞子30g，海螵蛸20g，生姜3片，大枣5枚。5剂，日1剂，水煎服。

4月30日二诊：恶心、呕吐已大减，纳谷转佳，泛酸、嗳气减轻，头晕止。再服5剂，诸症尽除，后以香砂六君子汤善后调理，半年后随诊，病再未复发。

按语：呕吐有虚实之辨。虚者，中阳损伤，纳运失常，胃气不降则呕；纳差、便溏、形寒肢冷为脾阳不足之象。《伤寒论》第243条云："食谷欲呕，属阳明也，吴茱萸汤主之。"食谷欲呕，胃不能纳之象，属脾胃虚寒，不能消谷下行，治疗以温中降逆为主。本案辨证属脾胃虚寒，浊阴上逆，应用吴茱萸汤疗效较好。患者头晕，为阳气不振、浊阴引动肝气上逆所致，吴茱萸辛苦大热，通于肝经，暖肝温胃，开郁下气，肝气降则头晕止。（内蒙古医科大学第一附属医院包芸医案）

（2）胃胀案

娄某，女，40岁，2013年8月5日初诊。

患者体型略胖，面黄暗，近日来由于天气炎热，加之辛苦疲劳过度，渐觉头部昏沉不适，连续数晚失眠，胸闷气短，胃脘胀满，恶心纳呆，咽痛，口苦口干，莫名心烦，舌面偏干，脉弦而略数。

中医诊断：胃胀。

治疗：柴芩温胆汤合枳术丸。

处方：柴胡15g，黄芩12g，姜半夏15g，陈皮20g，竹茹10g，枳壳20g，甘草5g，龙骨20g（先煎），牡蛎20g（先煎），枳实12g，茯苓15g，白术12g，射干12g，鸡内金10g，炒谷芽30g，炒麦芽30g，嘱以生姜、大枣为引。2剂，并很有把握地告诉患者，此方服之即效。

8月6日二诊：患者告昨药服后无效，自购吗叮啉片每次口服2片，连服2次，依然恶心，欲呕不止，时欲吐水，全不思纳，头昏头痛，无汗出现象。询其口苦口干依然，不欲饮水，纵稍饮之，即觉胃中痞满不舒。笔者恍悟，头痛头昏、失眠、恶心乃为"上冲"，为苓桂证，干呕欲吐水乃吴茱萸汤证。故辨为阳气虚损，水寒上冲。诊为胃胀、失眠。令其停服昨方，另处方2剂，嘱少量多次频服。

处以苓桂术甘汤合二陈汤、吴茱萸汤。处方：茯苓 30g，桂枝 15g，苍术 15g，炒甘草 5g，陈皮 20g，姜半夏 20g，红人参 10g，吴茱萸 10g，生姜 30g，大枣 20g。

8 月 17 日患者特来告知，上方极苦，但效果极佳，药进 1 剂即觉心中大安，头昏头痛即缓；2 剂尽，诸症若失，现已无不适。

按语：此病本为小疾，惭愧的是，首诊时太过注重表面现象，用常规思维处方用药，以至于一败涂地。幸而迷途知返，根据头痛头昏、失眠、恶心乃为"上冲"之证，胸闷、饮水后胃脘不舒乃心下逆满之证，"心下逆满、气上冲胸"乃苓桂术甘汤证，"干呕吐涎沫、呕而胸满"又为吴茱萸汤证，故用二方合法，更加陈皮，等于再合二陈汤方，一方中的，果获佳效。（鄂尔多斯市准格尔旗中蒙医院刘二亮医案）

第五节　桃花汤

1. 组成

赤石脂（一半全用，一半筛末）一斤，干姜一两，粳米一升。

上三味，以水七升，煮米令熟，去滓。温服七合，内赤石脂末，方寸匕，日三服。若一服愈，余勿服。

2. 方剂简介与条文

本方见于《伤寒论》第 306 条和第 307 条。第 306 条云："少阴病，下利便脓血者，桃花汤主之。"第 307 条云："少阴病，二三日至四五日，腹痛，小便不利，下利不止，便脓血者，桃花汤主之。"本方用于少阴阳虚，下焦不固，滑脱不禁，下利，便脓血之证。本方用赤石脂填补下焦，固涩气血以止脱；干姜温中散寒；粳米养胃扶正，为温以摄血、涩以固脱之方。

3. 研究进展

本方常用于慢性细菌性痢疾、慢性阿米巴痢疾、慢性结肠炎、胃及十二指肠溃疡出血、功能性子宫出血等属阳虚阴盛、下焦不固者。

4. 医案选辑

三阴下利案

陈某，女，71 岁，2013 年 6 月 26 日初诊。

2012 年年初，因腹痛、腹泻 1 年，行结肠镜检查诊为结肠炎、结肠息肉，给予抗炎、息肉电切治疗症状消失。今年春节后又觉时有腹痛，腹内下坠感，遇寒腹泻。经用多种抗炎、健脾、止泻中西药治疗半年余不愈。近 1 个月来病情加重，终日腹胀，饭后即腹泻，日泻三四次。诊见面色憔悴，萎靡不振，困倦乏力，纳呆，口渴喜热饮，腹痛，左侧腹痛较剧，饭后腹胀腹泻，为不消化稀便，时夹血便，手足发凉，腰酸腿疼，小便清长，左下腹压痛（+），反跳痛（-）。舌淡，苔厚腻水滑，脉沉缓。

中医诊断：三阴下利（脾肾阳虚，肝木失养）。

西医诊断：结肠炎。

治则：补脾益肾，温肝厚肠，通阳固涩。

处方：党参 20g，白术 20g，茯苓 15g，甘草 15g，附子 15g（先煎 30 分钟），干姜 15g，白芍 20g，木香 15g，乌药 15g，川椒 5g，黄连 10g，乌梅 15g，地榆 15g，桂枝 10g，肉桂 10g，赤石脂 20g，禹余粮 20g，大米 50g。4 剂，先煎赤石脂、禹余粮、大米，米稍熟再同煎余药，一煎至米烂熟为度，两三煎各煎 20 分钟，三煎汤合之，药煎后汤呈暗红色，稍黏稠状，系桃花汤正色。分3服，早饭前、中午、晚饭后1小时温服。

另服自制健脾补肾益肠丸。党参、白术制各1g，茯苓、甘草、白芍、柯子各0.5g，附子0.7g，干姜1g，陈皮、防风、米壳、五倍子、五味子、肉蔻（煨）、黄连各0.5g，补骨脂（盐炒）1g，吴茱萸0.3g。共制细末，蜜丸，1丸9g，1次1丸，日3服。

本药健脾补肾，抑木扶土，涩肠止泻。主治腹泻或兼肠鸣、腹胀、腹痛。尤适用于慢性结肠炎、肠易激综合征等所致泄泻。仿理中丸服法，先将蜜丸用开水研碎，再加温水50mL煮沸，温服，与汤药差时服，汤药饭前服丸药就饭后服，反之则饭前服。

7月1日二诊：老伴代诉取药，告之服2剂泻停，4剂服完症状消失。

为巩固疗效又取4剂，嘱之再服20天健脾补肾益肠丸，恐防复发。观察月余，临床痊愈。

按语： 患者腹泻多年，诊为结肠炎，初经用西医疗法症状消失，近年又复发，虽经中西医药治疗效果不显。患者为典型的太阴体质，腹满隐痛、腹泻系太阴脾胃虚寒；乏力、困倦、畏寒、大便时夹血便为少阴病寒化证的下利，也是慢性结肠炎的常见症状；久治不愈、手足不温系少阴厥阴共病。《伤寒论》第338条乌梅丸主治项后曰："又主久利。"金广辉临床用乌梅丸治利优于治蛔。此案病情迁延，乃久利也。且病机寒热错杂，虚实互见，如此顽固据证分析初病在脾，病程日久，久病必及肾，今脾虚、肾阳虚衰，脾失运化，阳不化津，肝木失养，厥阴肝经受戕，故久泻不止。据此诊为三阴同病腹泻证，乃脾肾虚寒、寒滞肝脉、寒热错杂致下利。遂遵仲景三阴下利治则，下利证非三阴同治不愈，故治太少厥三阴、寒热并用、虚实两调、通涩互补而用理中、桃花、乌梅三方加减而愈。

前医诊疗之所以不效，是未进行辨证施治，而采取的无方无法应对措施，因此不效。一旦掌握了经方使用思路，则效如桴鼓，这也是40多年的临床体会。

金广辉认为，三阴同病腹泻本案，患结肠炎两年多，腹胀腹痛腹泻加重月余不愈，长期应用抗生素等中西药物，久治不愈，必有药毒伤体，体内菌群紊乱致二重感染，也是久利之因。

学伤寒要悟，用经方要活，仲景所言尽是圆机活法，绝无呆方死法，此处我提出三阴合病新解，提示学子学仲景书重在守仲景法。借用一句流传甚广的改革用语，"思维决定思想，思想决定思路，思路决定出路"来解释中医事最为恰当。中医出路在经典，经典在伤寒。而核心问题是掌握理法方药量效关系，经方使用理路。（赤峰市阿鲁科尔沁旗中医医院金广辉医案，刘淑兰、米达辉整理）

第六节　乌梅丸方

1. 组成

乌梅三百枚，细辛六两，干姜十两，黄连十六两，当归四两，附子（炮，去皮）六两，蜀椒（出汗）四两，桂枝（去皮）六两，人参六两，黄柏六两。

上十味，异捣筛，合治之。以苦酒渍乌梅一宿，去核，蒸之五斗米下，饭熟捣成泥，和药令相得。内臼中，与蜜杵二千下，丸如梧桐子大。先食饮服十丸，日三服，稍加至二十丸。禁生冷、滑物、臭食等。

2. 方剂简介与条文

本方是《伤寒论》中治疗蛔厥的主方，载于《伤寒论》第

338条。云："伤寒脉微而厥，至七八日肤冷，其人躁，无暂安时者，此为脏厥，非蛔厥也。蛔厥者，其人当吐蛔。今病者静，而复时烦者，此为脏寒。蛔上入其膈，故烦，须臾复止；得食而呕，又烦者，蛔闻食臭出，其人常自吐蛔。蛔厥者，乌梅丸主之。又主久利。"本条文主要论述蛔厥的主症，以及蛔厥和脏厥的区别。蛔厥是由于肝胃有热，脾肾虚寒，蛔虫内扰，气机受阻。因此，用乌梅（醋渍）以安胃和肝，以制蛔虫内扰；黄连、黄柏苦寒以清热，并能驱蛔下行；蜀椒、干姜、细辛、桂枝辛温散寒，又能杀蛔；附子辛热，以温阳散寒，安蛔止痛；当归辛温，可养血散寒；人参甘温，以益气补中，生津养血。本方酸苦辛并用以安蛔，寒温并用以泄热散寒，邪正兼顾以补虚泻实，上下同治以清上温下。

3. 后世衍化之方

（1）理中安蛔汤

组成：人参、白术、茯苓、川椒、乌梅、干姜。

功用：温中安蛔。

主治：中阳不振、脾胃虚寒之蛔扰腹痛。

（2）连梅安蛔汤

组成：胡黄连、川椒、白雷丸、乌梅肉、黄柏、槟榔。

功用：清热安蛔。

主治：热扰蛔动证。

4. 研究进展

本方常用于肠蛔虫病、胆道蛔虫病、蛔虫性肠梗阻、痢疾、肠炎、肠道激惹综合征等证属脾肾虚寒、寒热错杂型。

5. 医案选辑

（1）胁痛案

刘某，女，50岁，2012年10月31日初诊。

1周前无明显诱因右侧胆区间断性胀痛，发作时自觉有股热气从胃中上冲，然后泛酸水、烧心。发病后在附近诊所静点过青霉素和甲硝唑（具体用量不详），效果不好。诊见乏力，四肢发冷，口苦，眠差，舌红，苔白稍滑，脉弦、沉取无力。Murphy征（＋）。既往B超示：胆囊炎。

中医诊断：胁痛（乌梅丸证）。

西医诊断：慢性胆囊炎。

处方：细辛3g，肉桂3g，黄连5g，黄柏9g，当归20g，乌梅9g，附子5g，党参20g，干姜6g，醋三棱15g，醋延胡索15g，焦麦芽30g，焦神曲20g，醋鸡内金20g。3剂，开水冲后温服（北京康仁堂中药颗粒）。

11月30日二诊：药后热气上冲感、泛酸、烧心消失，右侧胆区疼痛减轻。因离医院远，未及时就诊。昨日又觉右侧胆区胀痛，伴右背部疼痛，故来诊。自述又感乏力，口苦，没精神，犯困，舌红，苔白稍滑，脉弦沉取无力。上方继服7剂（康仁堂提取的精致中药颗粒）。

12月6日三诊：感觉人非常精神，说话有力。服7剂后，右侧胆区胀痛伴右背部疼痛全部消失，犯困、乏力减轻，口苦，舌红，苔白稍滑，脉弦沉取稍无力。

上方继服7剂（北京康仁堂中药颗粒）巩固。

按语：《伤寒论》第338条云："伤寒脉微而厥，至七八日，肤冷，其人躁无暂安时者，此为脏厥，非蛔厥也。蛔厥者，其人当吐蛔，今病者静，而复时烦者，此为脏寒，蛔上入膈，故烦，须臾复止，得食而呕，又烦者，蛔闻食臭出，其人当自吐蛔，蛔厥者，乌梅丸主之，又主久利。"根据这条条文，乌梅丸常用于驱蛔并治久利。再看《伤寒论》第340条："厥阴之为病，消渴，气上撞心，心中疼热，饥而不欲食，食则吐蛔，下之利不止。"从这个条文我们可以看出，厥阴病是寒热错杂之病，其热证表现为"消渴""气上撞心""心中疼热"。所谓"消渴"是指口渴能喝，喝水后还渴；"气上撞心"的"心"中医古籍中常见，是指西医的"胃部"；"气上撞心"是指自己感觉有气顶着胃部；"心中疼热"是指有烧心的感觉。厥阴病的寒证表现为"饥而不欲食""食则吐蛔""下之利不止"。这些症状从字面上就比较好理解了。我学习李士懋《中医临证一得集》中的"论乌梅丸的临床应用"才知道，乌梅丸为厥阴病之主方。厥阴病的本质是肝阳虚导致的寒热错杂。李老应用乌梅丸所掌握的主要指征：一是脉弦按之无力。脉得血以充盈，气以鼓荡，脉方调畅，徐缓悠扬。弦脉主肝，肝为阴尽阳生之脏，阳气始萌而未盛。若气至而未及或六淫七情戕伐阳气，易致肝寒气馁，脉弦无力而懒惰，故见脉弦而无力，当知为肝之阳气不足，其弦可兼缓、兼滑、兼数等。二是有肝经症状，或胁痛或呃逆、心悸，或阴痛囊缩，或寒热交作等。数症可并见，或仅见一症。这个患者自述"感觉有股热的感觉从胃中上冲"，这个症状是否与"气上撞心"的描述一致。再看患者有"泛酸水、烧心"，这个症状是否与"心中疼热"的描述相似。加之患者脉象"脉弦沉取无力"，当辨证为"肝阳虚"，故用之有效。（内蒙古356武警医院黄永凯医案）

（2）久利案1

徐某，男，29岁，2012年12月16日初诊。

腹泻半年、每天3次、呈水样，不伴有腹痛，尤饮酒后加重，曾就诊于内蒙古医学院附属医院，考虑是慢性结肠炎，需做肠镜进一步检查以明确诊断，患者恐惧未做。3天前到某饭店吃饭，饭后腹泻加重、每日5～6次，自觉乏力，没精神，老犯困。小便短少且黄，舌红，苔白腻，脉弦沉取无力。

中医诊断：久利。

西医诊断：慢性结肠炎。

处方：细辛 3g，肉桂 5g，黄连 3g，黄柏 6g，当归 20g，乌梅 9g，附子 5g（先煎），人参 5g，干姜 6g，花椒 5g。3 剂，水煎，温服。

12 月 19 日二诊：药后腹泻止，大便正常，日 1 次。自感精神好，乏力消失。舌红，苔薄白，脉弦沉取无力。

上方加广藿香 3g，紫苏叶 3g。7 剂，水煎服。

按语： 我们继续看《伤寒论》第 338 条："……蛔厥者，乌梅丸主之，又主久利。"何为"利"？古人是指腹泻和痢疾。该患者脉弦沉取无力，前面按语讲根据李士懋的经验，有此条就可断为"肝阳虚"，加之有半年"腹泻"（久泻），故用乌梅丸有效。

乌梅丸证我在临床见到许多患者临床表现有"寒热往来"这个症状，而小柴胡汤证也可以见到"寒热往来"，如何区分呢？我自己的经验是从脉诊上区别，乌梅丸证的脉象是弦而无力，小柴胡汤也见到弦脉，但沉取有力。为什么乌梅丸证会出现"寒热往来"的临床表现呢？因为如前文李士懋教授的《中医临证一得集》的认识——乌梅丸为厥阴病之主方，而厥阴病是个寒热错杂的病，故临床之上可以见到"寒热往来"，大家可以临床观察。（内蒙古 356 武警医院黄永凯医案）

（3）久利案 2

李某，女，45 岁，2005 年 10 月 20 日初诊。

不规律腹泻 5 年余，每天八九次，水样泻与糊状便交替出现，伴有左下腹腹痛，尤其使她烦恼的是晚上有三四次腹泻，影响睡眠，导致白天精神差，犯困，影响工作，深感苦恼，曾经到北京某医院就诊，诊为慢性结肠炎。服过中药，效果一般。舌红，苔薄白，脉弦无力。

中医诊断：久利。

西医诊断：慢性结肠炎。

处方：乌梅丸方加减。细辛 3g，桂枝 20g，黄连 3g，黄柏 3g，当归 9g，乌梅 9g，附子 9g（先煎），人参 18g，干姜 9g，花椒 5g。7 剂，日 1 剂，水煎服。

10 月 27 日二诊：药后腹泻减轻，每日 3 次左右，晚间减为 1 次，睡眠好，上方继服 7 剂。

按语：如果前面患者的腹泻不是久利，那么这个患者 5 年的不间断腹泻肯定是久利了。我在临床上依据患者寒热的多少，将乌梅丸又分为凉乌梅丸和热乌梅丸。这个处方就是热乌梅丸，用药特点是减少黄连、黄柏这些寒凉药的用量，而桂枝、附子、干姜、人参、花椒这些温热药的剂量不变，或者增加；一般热乌梅丸多用于寒多热少的寒热错杂的厥阴证。凉乌梅丸正好相反，它的用药特点是黄连、黄柏这些寒凉药的用量不变或者增加，而桂枝、附子、干姜、人参、花椒这些温热药的用量减少。一般凉乌梅丸多用于热多寒少的寒热错杂的厥阴证。这些使用方法是长期使用乌梅丸的一个思考，经方的剂量不是恒定不变的，要根据患者的表里、寒热、虚实、阴阳变化而变化。古人云"病变药亦变"，犹如给人"量体裁衣"，道理是相通的。（内蒙古 356 武警医院黄永凯医案）

（4）久利案 3

安某，男，33 岁，2011 年 8 月 2 日初诊。

两个月来大便溏，乏力，余无异常。诊脉左关小弦，右脉沉，舌苔薄黄腻、边有齿痕。

中医诊断：久利（寒热错杂）。

治疗：乌梅丸方。

处方：乌梅12g，川椒5g，北细辛3g，制附子6g（先煎），桂枝6g，党参20g，炒当归10g，川黄连3g，川黄柏5g，炮姜5g。14剂，日1剂，水煎服。

9月20日二诊：上方连服42剂，大便正常，现左关脉弦，右脉沉，苔薄黄腻、边有齿痕，再守仲师法。守方21剂。

10月25日三诊：大便正常、均成形、日一二行，现左关略弦，右脉沉，舌苔薄黄腻，再守仲师法。守方炮姜改为6g，川黄柏改为3g。21剂。

按语：两个月来大便溏薄，说明病程已久，左关小弦主肝有郁热，右脉沉主脾胃有寒，舌苔黄腻乃热郁于内，边有齿痕乃久病气血亏虚。故从寒热错杂考虑，用乌梅丸原方治疗。患者服药后，自觉效果良好，故连进42剂。二诊见左关脉仍弦，右脉仍沉，苔薄黄腻边有齿痕，说明病根未除，故用乌梅丸原方守方再进21剂。三诊患者大便已成形，诊其脉，左关略弦，右脉沉，舌苔薄黄腻，为脾胃虚寒、肝有郁热之病机未除，故仍用原方加减，加大炮姜之量以温中止利，减少苦寒清热之黄柏。仲景本用乌梅丸治疗蛔厥，然其方后有"又主久利"四字。此"久利"是寒热错杂所致，纯寒、纯热、纯补之方药均不能愈此"久利"，而应用乌梅丸温中补虚，清热止利。（鄂尔多斯市准格尔旗中蒙医院刘二亮医案）

（5）心悸案

曹某，男，47岁，2012年11月10日初诊。

阵发性心慌1个月，发作时自己数脉搏达120次/分钟左右，每次发作时间5～10分钟，发作时立即到附近医院就诊，然而因为发作时间短，每次就诊时做心电图均正常。以前1周1次，每日晚间发作，最近因为应酬时饮酒，发作次数增加，每周基本在三四次，遂来就诊。嘱其入院做 24 小时动态心电图以确诊，因工作比较忙，拒绝入院。自述每日感觉非常疲劳，睡醒后仍感觉还要睡觉，每日昏昏沉沉犯困；自己感觉有时候身体非常冷，有时候又非常热，无论感觉冷还是热测体温均正常。舌红，苔腻偏黄，脉弦滑沉取无力。

中医诊断：心悸（肝阳不足，湿热）；饮食积滞。

处方：细辛 3g，桂枝 9g，黄连 5g，黄柏 9g，当归 20g，乌梅 9g，附子 3g，人参 9g，干姜 5g，苦参 15g，丹参 12g，陈皮 9g，茯苓 15g，醋三棱 15g，广藿香 3g，紫苏叶 3g，焦麦芽 30g，焦神曲 20g。7 剂，日 1 剂，开水冲后温服（北京康仁堂中药颗粒）。

11 月 17 日二诊：疲乏和寒热往来症状消失，人较有精神，心慌发作 1 次，时间在 5 分钟之内，较未服药时候发作次数和时间均缩短，口干，舌红，苔腻偏黄，脉弦滑沉取无力。上方继服 7 剂，日 1 剂，开水冲后温服。

11 月 24 日三诊：心慌未发，自己恐再发作要求再服药以巩固，舌红，苔薄白，脉弦沉取稍差。

继服上方 7 剂，日 1 剂，开水冲后温服。

按语：该患者辨证为肝阳不足，又有湿热和饮食积滞，既有肝阳不足虚的一面，又有湿热和饮食积滞实的一面。如前按语所言，"要依据临床患者表里、寒热、虚实、阴阳的变化而变化"，故使用凉乌梅丸，不仅增加了寒凉药的用量，还加入苦参、丹参这样的凉性药物，以及理气消食的药物，兼顾了寒热和虚实的问题。（内蒙古 356 武警医院黄永凯医案）

（6）头晕案 1

杨某，男，71 岁，2012 年 12 月 12 日就诊。

两年前医院诊为多发性肾囊肿，近1周感觉没精神，头晕乏力，伴后背痛，手脚发凉，舌红，苔白腻，脉弦沉取无力。

中医诊断：头晕。

西医诊断：多发性肾囊肿。

治疗：乌梅丸加减。

处方：细辛3g，桂枝9g，黄连5g，黄柏9g，当归20g，乌梅9g，附子3g，人参9g，干姜5g，天麻9g，全蝎3g。7剂，日1剂，开水冲后温服（北京康仁堂中药颗粒）。

12月25日二诊：自觉较前有精神，乏力显减，后背痛、头晕、手脚发凉减轻，舌红，苔白腻，脉弦沉取稍无力。上方继服7剂，日1剂，开水冲后温服。

按语：该患者诊为多发性肾囊肿，却使用乌梅丸治疗"肝阳不足"的方子，效果还不错。提醒我们要用中医思维去思考临床症状，这样才会得出正确的中医辨证结论，西医诊断有时是病情轻重的参考。该患者有"头晕、后背痛"的兼症，故加天麻止晕，加全蝎通络止痛。（内蒙古356武警医院黄永凯医案）

（7）头晕案2

白某，男，62岁，2013年3月12日10时5分入院。

10年前无明显诱因出现头晕、乏力、心慌、气短，头痛不明显，听力明显下降，无视物旋转及视物模糊，日常生活即出现心慌、气短，于当地医院测血压达150/110mmHg，诊为高血压病，冠心病。间断口服丹参滴丸，一直口服倍他乐克25mg/d＋厄贝沙坦0.15g/d控制血压，血压控制尚可，今求进一步诊治，门诊以高血压收治入科。病程中无发热、脱发、皮疹等，有咳嗽、咳痰，咳白色黏痰，偶尔胸闷、心前区不适，无心前区针刺样疼痛，夜间可平卧入睡，无恶心、呕吐、反酸，有腰痛、下腹痛、腹泻。

睡眠、精神、饮食一般，尿频、尿急，尿色、尿量正常，大便正常。2006 年医院诊为慢性支气管炎；腰椎钙化。2012 年体检发现骨质疏松、升主动脉硬化、前列腺增生、甲状腺结节、糖化血红蛋白偏高、右肺上钙化点、室间隔及左室壁增厚、颈椎病退行性改变、双侧颈动脉系及双侧椎动脉硬化、左侧颈总动脉膨大处软斑块形成。否认糖尿病病史，否认乙肝、结核等传染病史，无外伤史及手术史，无食物、药物过敏史。近期未行预防接种。无输血史。入院后辅助检查：血沉 5mm，空腹血糖 6.7mmol/L，胱抑素 - C1.14mg/L，血脂、肝功、便尿常规、传染四项、血常规、凝血未见异常。胸正位、脑彩超、头颅 CT 未见异常。颈椎 CT：C_{3-6} 椎间盘突出，颈椎骨质增生。腰椎 CT：$L_4 \sim S_1$ 椎间盘突出，腰椎骨质增生。颈部血管彩超：双侧颈总动脉斑块形成并左侧颈总动脉斑块形成，右侧颈内动脉斑块形成。心彩超：左室舒张功能减低。腹部彩超：脂肪肝，胆囊附壁结晶物形成，胰脾双肾未见异常。心电图：窦性心律；不完全性右束支传导阻滞。诊为高血压病Ⅲ级极高危组；颈椎病；腰椎间盘突出症；颈动脉硬化症。入院后给予厄贝沙坦和倍他乐克控制血压。治疗给予阿司匹林抗凝，同时配合中医辨证论治。

查房时除主诉外还有四肢发凉，晚上汗出、以躯干部为甚，阴囊潮湿，有时忽冷忽热，困倦思睡但入睡困难，腹部、腰部不适，长期大便不成形（稀便），夜尿多、每晚 2 ～ 3 次，舌红，苔薄白，脉弦沉无力。

中医诊断：头晕（肝阳不足）。

治疗：乌梅丸加减。

处方：乌梅 9g，细辛 3g，桂枝 12g，黄连 5g，黄柏 5g，当归 20g，附子 9g（先煎），干姜 5g，花椒 5g，人参 9g，牛膝

45g，葛根 20g。5 剂，日 1 剂，水煎服。

3 月 18 日查房：自诉服药期间忽冷忽热、腹部不适消失，尤其是入睡困难、乏力、困倦明显改善，四肢发凉、晚上汗出、阴囊潮湿改善，仍腰部不适，晚上头晕（测血压发现晚上血压偏高，舒张压 90～100mmHg，降压药调整为厄贝沙坦 1 日 1 粒；倍他乐克 12.5mg，1 日 3 次控制血压），舌红，苔薄白，脉弦沉无力。上方继服 5 剂。

3 月 26 日门诊：血压控制平稳，各种自觉症状明显改善，于 3 月 25 日出院。今日到门诊就诊，舌红，苔薄白，脉弦沉乏力（较以前有力），家中有事处理要到外地，要求继续服中药。上方门诊带药 21 剂。

按语：此患者血压控制用的是西药（倍他乐克和厄贝沙坦），而改善全身症状是中药的作用。不知是否发现，前面的医案和后面的医案患者都有"乏力"的情况。为何肝阳虚患者会出现乏力呢？中医学认为，"肝为罢极之本"，是指肝为人体力量最强大并能耐受疲劳的根本，"罢极"是肝的生理特性。肝阳不足的人就不耐疲劳，故见乏力。患者的全身症状我认为读了按语再结合肝经循行部位就可以解释患者为什么会入睡困难。这与"肝藏魂"有关，如果"肝不藏魂"，患者除了入睡困难，还会有"做的梦乱七八糟，而且多较恐怖"。（内蒙古 356 武警医院黄永凯医案）

（8）头晕案 3

郭某，女，62 岁，2013 年 4 月 9 日 10 时 46 分入院。

半个月前无明显诱因出现头晕、乏力、出汗，伴有视物模糊、听力下降、恶心，无天旋地转，无耳鸣，体位改变时头晕明显，未予治疗。为进一步明确诊治就诊于我院门诊，门诊以"头晕待查"收入我科。病程中伴有腹胀、食欲不振、关节疼痛，无咳嗽、咳痰，精神、饮食差，睡眠可，大小便正常。患者曾于27岁时发生车祸，当地医院诊为脑震荡，检查未见异常。其后一直腰痛、下肢麻木。2011年在呼市某医院行腰椎管狭窄术，术后症状明显缓解。多次体检发现颈椎畸形、钙化。半年前不慎从楼梯摔下后晕厥，清醒时无不适，未做系统检查。否认高血压、冠心病、糖尿病、高脂血症病史，否认结核、肝炎病史，无药物、食物过敏史。入院后化验：肝功：ALT 56U/L，AST 43U/L，总胆固醇6.28mmol/L，低密度脂蛋白3.83mmol/L，凝血、血沉、血常规均未见异常。心电图：窦性心律；逆钟向转位。头颅CT未见异常。颈椎CT：$C_{2~7}$间盘突出；$C_{4~6}$骨质增生并$C_{3~4}$右侧椎间孔狭窄。脑彩超、颈部血管彩超、胸正位、双手正位、腹部彩超均未见异常。入院后明确诊断：①颈椎病。②高脂血症。③植物神经功能紊乱。治以阿托伐他汀降血脂，患者要求中药治疗。查房时除主诉外，还有以下自觉症状：全身乏力，精神差，手脚发凉，忽冷忽热，腹部疼痛尤以脐周为甚，后背汗出、恶风（汗出后感觉有冷风吹过），舌红，苔白腻，脉弦沉取无力。

中医诊断：头晕（肝阳虚）。

西医诊断：颈椎病。

治疗：乌梅丸加减。

处方：乌梅9g，桂枝5g，黄连9g，黄柏9g，当归20g，附子3g，干姜5g，花椒2g，人参9g，山药30g，生地黄9g，防风9g，厚朴9g。3剂，日1剂，水煎服。

4月14日查房：自述上述症状均改善，但仍感觉腹部胀闷不适。舌脉同前。

上方去厚朴，加青皮9g。5剂，日1剂，水煎服。

4月20日查房：诸症明显减轻，腹部不适消失，予4月14

日方继服 7 剂。自感症状全部消失出院。

按语：此患者所用乌梅丸是凉乌梅丸，为何加入山药、生地黄、厚朴、防风等药呢？因为患者有腹胀、食欲不振等脾胃损伤的症状，加入山药健脾，厚朴理气除胀；因患者是肝阳不足的"寒热错杂"证且偏热，故加生地黄以制约附子、干姜、桂枝的过热；后背汗出、恶风说明尚有风邪袭表，因阳气不足，不能驱邪外出，故用防风驱邪外出解表。用药后整体症状改善明显，然仍感腹部胀闷不适，此乃气机瘀滞的表现，故加入青皮破气行气。（内蒙古 356 武警医院黄永凯医案）

（9）**左膝疼痛案**

吕某，男，64 岁，2013 年 6 月 28 日初诊。

痛风 10 余年，经常左膝关节疼痛，发作时自行口服秋水仙碱以止痛，但平时仍会疼痛，仅仅程度轻些，疼痛影响到睡眠。近几日见左膝关节疼痛故来诊，伴乏力，忽冷忽热，睡眠差，腰部疼痛，胃酸，每天没精神，老犯困，舌薄白，脉弦沉取无力。

中医诊断：左膝疼痛。

西医诊断：痛风。

治疗：乌梅丸合黄芪建中汤加减。

处方：乌梅 9g，桂枝 12g，黄连 5g，黄柏 6g，当归 9g，附子 9g，干姜 9g，川牛膝 90g，土鳖虫 5g，全蝎 5g，黄芪 15g，煅瓦楞子 30g，白芍 30g，防风 9g，陈皮 9g，苍术 30g，蜈蚣 2g，烫狗脊 30g。7 剂，日 1 剂，开水冲后温服（北京康仁堂中药颗粒）。

7 月 25 日二诊：患者儿子到门诊告知，药后其父左膝疼痛和腰部疼痛明显减轻，精神好，睡眠佳，仍有些乏力和忽冷忽热的感觉，要求继服上方。上方继服 14 剂。

2013年国庆节，患者儿子带同事来门诊看病，说其父症状基本消失。

按语： 痛风现已成为常见病和多发病，与生活水平的提高有关。大量进食鱼、虾、螃蟹、动物内脏等高嘌呤食物是主要原因，饮啤酒、白酒和穿鞋不适，或关节受伤、疲劳、气候变化是重要诱因。呼和浩特地区有一种传统美食"羊杂"，里面有羊肺、羊胃和羊小肠等动物内脏，故该地区在秋冬和冬春交替之季痛风患者较多。中医学认为，痛风的主要原因是多食膏粱厚味，损伤脾胃，使脾不运化，蕴成湿热。湿热下注关节，导致关节红肿疼痛。治疗上急性期以清热利湿通络为主，缓解期以健脾运湿、通利关节为主，用药当结合患者情况。

该患者痛风十余年，长期服用秋水仙碱。秋水仙碱在痛风急性发作时要服到腹泻才会使关节疼痛缓解（一般1日的总量不超过6mg）。该患者痛风频发，故经常服用秋水仙碱，用后经常腹泻，腹泻伤及脾阳，故用黄芪建中汤温补脾阳，缓急止痛；脾阳损伤日久，脾阳虚损，使湿热从寒化，寒湿伤及筋骨，进而伤及肝阳，故见到乌梅丸证。（内蒙古356武警医院黄永凯医案）

（10）体痛案

梁某，女，65岁，2013年3月8日初诊。

感觉手部发僵、麻木、活动不灵活伴颈部不适、腰痛，双膝关节疼痛，双踝关节疼痛，自己感觉有时冷，有时候哄热，有耳鸣，查X片：双手及腕关节未见异常，CT示：$C_{2\sim7}$椎间盘突出；$C_{5\sim7}$骨质增生；前纵韧带钙化。风湿五项：抗"O"8IU/mL，类风湿因子11.5IU/mL，超敏C-反应蛋白2.3，抗角蛋白抗体（-），抗环瓜氨酸肽抗体（-）。舌红，苔薄白，脉弦沉取乏力。

中医诊断：体痛。

西医诊断：骨关节炎；颈椎间盘突出症。

治疗：乌梅丸加减。

处方：乌梅9g，细辛3g，桂枝12g，黄连6g，黄柏6g，当归20g，附子5g，人参6g，干姜5g，花椒6g，蜈蚣3g，全蝎3g，川牛膝45g，羌活9g，防风9g。5剂，日1剂，开水冲后温服。外用白术30g，开水冲后热敷疼痛关节（北京康仁堂中药颗粒）。

3月13日二诊：手关节疼痛明显减轻，自觉手部柔和不僵硬，可以握住手，手部麻木减轻，腰痛消失，颈部疼痛减轻，踝关节尚疼痛，舌红，苔薄白，脉弦沉取乏力。上方继服14剂。

按语：骨关节炎是一种退行性病变，60岁以上老年人群发病率较高。西医主要以理疗为主，手术为辅。从中医角度看，关节为筋所聚，肝主筋，故与肝有关；肾主骨，这些患者往往有增生、骨刺等骨的病变，故与肾有关。所以临床多从肝、肾考虑。此患者"舌红苔薄白，脉弦沉取乏力"还有"自己感觉有时冷，有时候哄热"。这个"寒热往来"，学习了前面乌梅丸的按语一定会想到是乌梅丸证了。

说句题外话，前面用葛根汤治疗颈椎病，也可针刺列缺穴治疗颈椎病。我曾用芍药甘草汤治疗本病，用二仙汤治疗本病，本案例是用乌梅丸治疗。这些方剂和针灸治疗均有效，提示我们治疗颈椎病要辨证论治。（内蒙古356武警医院黄永凯医案）

（11）滑精案

马某，男，23岁，2013年4月14日初诊。

近日工作劳累后每于晚上睡觉中出现滑精，基本每日1次，甚为苦恼。曾就诊某中医，认为是肾虚，给予补肾方子，服后无效。经朋友介绍来诊。伴乏力，犯困，腰酸困，手足发凉，睡眠质量差，容易醒，舌红，苔白，脉弦沉取无力。

中医诊断：滑精。

治疗：乌梅丸加减。

处方：乌梅 9g，桂枝 12g，黄连 5g，黄柏 6g，当归 20g，附子 5g，人参 9g，干姜 5g。7 剂，日 1 剂，开水冲后温服（北京康仁堂中药颗粒）。

4 月 21 日二诊：药后本周滑精 1 次，乏力、腰困明显减轻，尤其睡眠质量好，一觉睡到天明，舌红，苔白，脉弦、沉取稍无力。上方继服 5 剂。

按语：中医学认为，生殖系统疾病与中医的"肾"有关，所以一见滑精的表现就立即补肾，临床上往往效果不佳。这个患者脉弦、沉取无力，同时伴有乏力、犯困、腰酸困、手足发凉、睡眠质量差，中医学认为是"肝阳不足"。肝主魂，肝的病变会引起恶梦多，这主要是肝不藏魂。

我用丹栀逍遥散治疗过"血精"，用龙胆泻肝丸治疗过"阳痿""阴痒"，又用乌梅丸治疗过"滑精"，这些都是与肝经病变有关的方子。临床上这样辨证，主要考虑肝经的循行与"循股阴，入毛中，环阴器，抵小腹"有关，临床疗效的取得需中医基础扎实。许多中医大家在其著作中提出学习中医要"宁涩勿滑"，要有"滴水穿石"精神，这是为了更好地理解中医对人体的认识，也是为什么要努力学习《伤寒论》《金匮要略》《温病条辨》《黄帝内经》《难经》《神农本草经》和历代医家学说的原因。（内蒙古 356 武警医院黄永凯医案）

（12）淋证案

梁某，女，50 岁，2013 年 5 月 3 日 9 时 11 分入院。

10 天前无明显诱因出现尿频、尿急、尿不尽，伴有晨起眼睑浮肿、泡沫尿，无明显尿痛，无发热、寒战，在家自服抗炎药

（具体药物剂量不详），症状未见缓解，为进一步明确诊断就诊，门诊以泌尿系感染收入我科。病程中伴头晕、恶心、烧心、反酸、左上肢麻木及疼痛，时有心前区疼痛，为钝痛，每次持续 30 分钟，可自行缓解，伴飞蚊症、眼干、口干，偶尔吞咽困难，无腹痛、腹泻，大便每周 1 次。精神、饮食、睡眠尚可。近期体重未见明显变化。既往史：2012 年 3 月某院诊为湿疹，一直口服苯海拉明 1 次 1 粒，1 日 3 次。2013 年 1 月因头晕、恶心、呕吐就诊于内蒙古某医院，诊为颈椎病。查颈椎 CT 示：$C_{5~6}$ 间盘突出，牵引后头晕、恶心、呕吐症状明显改善，但出现左上肢麻木、疼痛。患者有乙型病毒性肝炎。否认冠心病、糖尿病、高血压、高血脂病史，否认结核等传染病史。无手术及外伤、输血史，无食物、药物过敏史。近期未行预防接种。无疫水接触史及疫区生活史，无吸烟饮酒史，无化学性、放射性物质接触史。否认家族性、遗传性疾病史。辅助检查：胃镜：慢性非萎缩性（浅表性）胃窦炎。腹部彩超：肝实质回声粗糙，肝内胆管钙化。入院后诊为泌尿系感染、颈椎病、慢性非萎缩性胃窦炎、湿疹。治以泮托拉唑抑酸，继续给予三金片、缩泉胶囊改善尿频、尿急症状，大黄苏打片通便，给予口服呋喃妥因 50mg，1 日 3 次抗炎。经理疗科理疗，左上肢麻木、疼痛缓解。

中医诊断：淋证。

西医诊断：泌尿系感染；颈椎病；慢性非萎缩性胃窦炎；湿疹。

治疗：乌梅丸加减。

处方：附子 5g，干姜 5g，乌梅 9g，桂枝 12g，黄连 6g，黄柏 9g，当归 9g，花椒 5g，人参 9g，葛根 20g，丹参 9g，知母 9g，仙灵脾 9g，益智仁 9g。5 剂，水煎服。

5 月 4 日：仍觉乏力，精神差，便秘，小便频数，憋不住尿，每天 8～10 次，尤其晚上多、达 4～5 次，影响到睡眠，头晕、颈部僵硬，口苦。患者最为痛苦的是下肢发热，即使冬天下肢也不能盖被子。到了夏季更为严重，下肢靠到墙上才感舒服。自觉躯干部怕冷，即使夏季也要盖棉被。双肘部和大鱼际皮肤增厚，呈苔藓样变，伴瘙痒，夏天严重时影响到睡眠。每天靠口服苯海拉明 1 粒，1 日 3 次止痒。舌红，苔薄白，脉弦沉取无力。

治疗：乌梅丸加减。

处方：附子 5g，干姜 5g，乌梅 9g，桂枝 12g，黄连 6g，黄柏 9g，当归 9g，花椒 5g，人参 9g，葛根 20g，丹参 9g，知母 9g，仙灵脾 9g，益智仁 9g。5 剂，水煎服。

5 月 10 日：自述服药和理疗后上肢麻木疼痛明显减轻，胸前疼痛症状明显缓解，躯干部怕冷的症状、乏力消失，精神好；下肢发热减轻，全天小便减少到 4～5 次、晚上 2 次，可以憋住尿，双肘部和手掌部的瘙痒消失，皮肤开始变薄；头晕、颈部发僵缓解，仍口苦、大便解下困难，舌红，苔薄白，脉弦沉取稍无力。

处方：附子 5g，干姜 5g，乌梅 9g，桂枝 9g，黄连 6g，黄柏 12g，当归 9g，花椒 3g，人参 9g，葛根 20g，丹参 18g，知母 15g，益智仁 20g，淫羊藿 15g，萆薢 15g，巴戟天 15g，乌药 9g。5 剂，水煎服。

5 月 15 日：自述下肢发热明显减轻，尿频、尿急、症状消失，晚上夜尿 0～1 次。双肘部和手掌部的瘙痒消失，皮肤继续变薄；头晕、颈部发僵消失，口苦减轻、大便可解下，舌红苔薄白，脉弦沉取稍无力。

处方：附子 3g，干姜 3g，乌梅 9g，桂枝 5g，黄连 9g，黄柏 12g，当归 20g，人参 9g，葛根 20g，丹参 18g，知母 15g，益智仁 20g，淫羊藿 15g，萆薢 15g，巴戟天 15g，乌药 9g。5 剂，水煎服。

5月20日：自觉症状基本消失，主动要求出院，请示后同意出院。出院医嘱：多饮水，勤排尿，月经结束后，门诊复查尿常规、尿培养，不适随诊。

按语：本患者"寒热往来"的特点是：即使冬天下肢也不能盖被子，到了夏季更为严重，下肢靠到墙上才感舒服；同时感觉躯干部怕冷，即使夏季也要盖棉被。这是上热下寒，不似之前的寒热是全身感觉发热和怕冷。临床常见到这样的情况，即身体的一部分寒、一部分热，这个症状也是"寒热往来"。

此患者不仅有肝阳不足的表现，如脉弦、沉取稍无力；也有肾阳不足的症状，如便秘、三五天1次，小便频数、憋不住尿、每天8～10次，晚上多、每晚四五次。这些肾阳不足的情况与"肾主二便"有关。但从患者表现看，主要以肝阳不足为主、肾阳不足为辅。我们讲肝与肾的关系时，常说"滋阴以涵木"，是指滋养肾阴，以养肝阴的方法，是根据中医五行相生理论确定的一种治疗方法。我们想一想，肾为水火之脏，既有元阴又有元阳。元阳为一身阳气的根本，温煦五脏六腑，故肾阳也可以温煦肝阳，这是源和流的关系。所以我认为，"滋阴以涵木"不仅是指滋养肾阴以养肝阴，还指温补肾阳以达到温补肝阳的作用。基于这样的思考，以及患者肝阳不足为主、肾阳不足为辅的情况，治疗上我在乌梅丸的基础上加入了益智仁、淫羊藿、巴戟天等温补肾阳药物，以达到肝肾共治的目的。

另外，这个患者的湿疹为什么用乌梅丸治疗有效，我想与患者肝阳不足有关。肝与肺的关系，从中医五行上讲是木与金的关系。肝木不足，相对的肺金就强。金气过强则肺脏会随之发病。肺主皮毛，故皮毛出现湿疹。补肝阳之不足，则肺金正常，故皮毛病变消除。（内蒙古356武警医院黄永凯医案）

（13）消渴案

王某，男，65岁，2008年9月26日初诊。

平素口干，7天前自觉发热、干渴加重，体温正常，在当地卫生室输液、服药未效。口干渴，饮水多，身热加重，心悸心烦，失眠，胸闷痛，纳呆，尿不利，大便可，每天下午1时许身热直至天黑，后半夜3时开始心悸，全身过电样麻木，下身、脚足冷感。形体消瘦。心电图示：心动过速103次/分，脉搏103次/分，血压140/90mmHg，静脉血糖6.9mmol/L。舌左半白腐、右半紫暗，脉沉数。

中医诊断：消渴病；乌梅汤证（寒热错杂，上热下寒，真阳浮越）。

治法：扶阳抑阴，以阳化阴。

治疗：乌梅汤加减。

处方：乌梅15g，肉桂10g，人参15g，附子10g（先煎1小时），干姜10g，川椒5g，知母10g，黄连15g，黄柏10g，龟板10g，龙牡各20g（先煎），丹参15g，山茱萸15g。5剂，水煎服。

10月3日二诊：服3剂后即感症状大减。心电图：心率68次/分，血糖5.7mmol/L，舌脉正常。仍头眩，头顶隐痛。宗郑钦安潜阳丹、封髓丹法，再开7剂，嘱1剂3服，日2次。

后随访，病告愈。

按语：此患者初用乌梅汤，乌梅汤加用附子乃仲景四逆意，继用潜阳封髓法收功。此等消渴寒热证何以用乌梅四逆意。方中加用热药乃受仲景钦安阴阳辨病启发，此患者虽口干渴、发热、心烦悸，全系"火象"，但下元不足为根本，少阴真气上浮，虚阳外越，不能归根，故用乌梅、四逆、潜阳、封髓全方加减收功，回阳封潜而愈。（赤峰市阿鲁科尔沁旗中医医院金广辉医案）

第七节 芍药甘草附子汤

1. 组成

芍药三两，甘草（炙）三两，附子（炮，去皮，破八片）一枚。上三味，以水五升，煮取一升五合，去滓，分温三服。

2. 方剂简介与条文

芍药甘草附子汤组成亦如方名。载于第 68 条之下。云："发汗，病不解，反恶寒者，虚故也，芍药甘草附子汤主之。"指出本方用于发汗致阴阳两虚证。方中芍药苦酸，养血敛阴，甘草甘温，补中缓急，酸甘相合而化阴。附子大辛大热，补火助阳，得甘草之甘，辛甘化阳；且附子性猛，得甘草而缓，芍药性寒，得附子而和。三味合用，共奏阴阳双补之妙用，体现了扶阳益阴的治法。

3. 研究进展

现代多用于阳虚外感汗多恶寒者，或用于风寒湿痹阳气虚之关节疼痛、周身恶寒汗出者；亦可用于汗后亡阳证、腰痛、肠痉挛、腓肠肌痉挛等病证而见本方证者。

4. 医案选辑

（1）腰痛案 1

吝某，男，51 岁，2015 年 5 月 13 日初诊。

患者为外地泥瓦工，劳动强度大，平素有腰痛病，1 周前因劳累受凉，出现腰痛加重，伴行动困难，因无法继续工作，特来诊治。X 片示：腰椎骨质增生。发病以来精神差，饮食尚可，大小便正常。症见腰困痛，行动困难，左脚凉，身体向左侧倾斜，舌淡红，苔薄白，脉沉紧。

中医诊断：腰痛（脾肾虚寒，久寒夹瘀）。

治则：温补脾肾，祛瘀通络，强腰止痛。

处方：白芍 24g，赤芍 18g，炙甘草 9g，熟大黄 6g，黑附片 9g，细辛 6g，狗脊 15g，杜仲 15g。4 剂，免煎剂。

5 月 17 日二诊：药后腰痛明显改善，特别是多年的左脚冰凉改善明显，患者期待将多年的腰痛、脚凉除根。上方黑附片改为 12g，继以 5 剂善后。

按语：本患者一天砌墙三四千块砖，劳动强度大，劳累受凉极易腰背肌肉痉挛，来诊时据症辨为太阴夹瘀。辨六经：临床症状不多，平素腰痛病，因劳累受凉而诱发，表现为腰困痛，行动困难，左脚凉，脉沉紧，一派里虚寒兼瘀表现，故辨为太阴兼瘀证。辨方证：《伤寒论》第 68 条："发汗病不解，反恶寒者，虚故也，芍药甘草附子汤主之。"芍药甘草附子汤方证的要点是身体诸部位挛急疼痛兼里虚寒者；患者腰困痛，行动困难，身体向左倾斜，受凉加重，且腰肌痉挛，符合芍药甘草附子汤方证。《金匮要略》："胁下偏疼，发热，其脉紧弦，此寒也，以温药下之，宜大黄附子汤。"大黄附子汤临床多用于身体偏于一侧痛者，痛多因久寒夹瘀所致。本患者腰困痛，左脚凉，单侧痛较重，符合大黄附子汤方证，故加狗脊、杜仲补肾活血止痛。其为芍药甘草附子汤合大黄附子汤加狗脊杜仲方证。以芍药甘草汤缓减腰肌痉挛，大黄附子汤治疗久寒夹瘀单侧偏痛，加狗脊，《本经》云"主腰背强，关机缓急，周痹，寒湿膝痛"；加杜仲《本经》曰"主腰脊痛，补中益精气，坚筋骨"，温经通络，祛瘀解痉，强腰止痛，方证对应，故疗效佳。（乌拉特前旗蒙中医医院刘永军医案，李俊明整理）

（2）腰痛案 2

张某，男，47 岁，2015 年 5 月 15 日初诊。

平素腰痛，有时加服止痛药可缓解。此次因劳累受凉后腰痛症状加重，身体不能转侧 20 余日。CT 示：腰椎间盘突出。发病以来精神差，痛苦面容，饮食一般，二便尚可。刻下：腰痛，腰部发冷发胀，身体不能转侧，右下腹胀满不适牵及左下腹，口干不欲饮，不出汗，舌淡暗，苔薄白，脉弦。

中医诊断：腰痛（脾肾虚寒，湿瘀阻滞）。

治则：温阳通经，祛湿止痛。

处方：白芍 18g，赤芍 18g，茯苓 12g，苍术 12g，干姜 9g，炙甘草 6g，黑附片 12g。5 剂，免煎剂。

5 月 20 日二诊：药后后背有响声，同时觉腰部症状明显减轻，脚手心有微汗，可以自由转动身体，方证未变，上方继服 7 剂。

按语：本地春耕时节，劳动强度大，天气多变，反复劳累后出汗受凉，易致腰肌受力不均，长久会导致腰椎间盘突出。根据症状，辨六经：腰痛，腰部发冷发胀，身体不能转侧，劳累受凉后加重，右下腹胀满不适牵及左下腹，舌淡暗，苔薄白，脉弦，为太阴夹瘀；口干不欲饮为饮盛。综观脉证，为太阴夹瘀。辨方证：《伤寒论》第 68 条云："发汗病不解，反恶寒者，虚故也，芍药甘草附子汤主之。"芍药甘草附子汤方证的要点是身体等处挛急疼痛兼里虚寒者。《金匮要略·五脏风寒积聚病》第 16 条云："肾着之病，其人身体重，腰中冷，如坐水中，形如水状，反不渴，小便不利，饮食如故，病属下焦，身劳汗出，衣里冷湿，久久得之，腰以下冷痛，腹重如带五千钱，甘姜苓术汤主之。"患者起病之因，以及腰痛、腰部发冷发胀、身体不能转侧、右下腹胀满不适牵及左下腹等符合芍药甘草附子汤和肾着汤方证。方用干姜伍苓术，治湿痹腰痛及下肢冷痛，芍药甘草附子汤治挛急疼痛，且陷阴证者。全方温阳通筋，祛湿解痉止痛，切中病机，方证对应，故力宏效佳。（乌拉特前旗蒙中医医院刘永军医案，李俊明整理）

下 篇

医家小传

第一章
张成三

一、生平简介

张成三（1905—1976年），山东省章丘人，出身于书香门第、耕读家庭。6岁入私塾，精通经史，善于书法。26岁时，其父及祖父忧劳成疾，虽广延诸医，久治无效，相继谢世。张先生哀痛之余，感念"仁人孝子，不可不知医"，遂发奋学医，遍览《内经》《难经》《伤寒杂病论》及后世诸家著述，出游访道，集思广益，后返故里悬壶。1954年组织联合诊所，1958年调任山东省中医研究所注解《伤寒论》，同时在山东省中医院担任内科门诊主任。1959年响应党的支边号召来到内蒙古医学院附属医院担任妇科门诊主任，1961年调内蒙古军区二五三医院，至1976年逝世。张成三虽在内蒙古行医不足二十载，然求诊者接踵，颇享时誉。

二、临诊特色

精通典籍，学术思想渊源灵素，私淑仲景，效法叶吴，崇拜锡纯。对脉理有独到之见，惯以经方起大症，尤擅长治疗肝胆疾患及妇科疾病，临证时往往有独到见解。

1. 擅用经方治热病

学者普遍认为，伤寒详于寒，略于温，仲景擅于扶阳。张成三擅用经方治热病。如每遇肺痿，张成三先以三剂泻白散之类清肺热治其标，后往往用炙甘草汤治本，养血润燥调理。吐泄霍乱者，王孟英谓，寒霍乱百无一见。张成三却认为，本证每属热，寒者总少，然不得谓之无。属热者，亦多用经方随症施治。吐者宜平胃散，泄者宜五苓散，腹痛者加乌药，吐泻交作者宜胃苓汤，热盛者加三石，吐泻止而大渴引饮者宜白虎加人参汤。审其为寒，则属理中四逆辈等。

2. 惯以经方治疗疑难大症

某女患腹痛呕吐，多治无效，病已垂危，诊其脉沉紧，询之病情，得知腹中呼噜作响，阵痛发作则昏厥，兼胸肚满闷呕吐。张成三认为，此证与《金匮要略》所云"腹中寒气，雷鸣切痛，胸肋逆满呕，附子粳米汤主之"颇相符。即予原方，连服两剂。药后病减大半，原方又加吴茱萸、桂枝，一服而愈。

3. 善治血臌

善用通窍活血汤加旋覆花治疗，此为先生得意之方。凡血臌者，张成三必令其服此方10剂再诊，通常患者服至七八剂即愈。张成三云："用通窍活血汤治是证必加旋覆花乃效，以金匮肝着用旋覆花汤得来。"（内蒙古医科大学中医学院任存霞整理）

第二章

竺友泉

一、生平简介

竺友泉（1919—1954 年），生前系内蒙古中蒙医院中医副主任医师，出身于中医世家，其祖父擅长中医外科，其父擅长中医妇科。父曾在包头、四子王旗乌兰花镇开设中药店，幼随父居于乌兰花。由祖父教授《医学三字经》并学习辨识药材。10 岁时被父亲送到归绥市一所私立学校学习中医 5 年，后又聘该校中医老师到乌兰花在实践中讲授。在校学习期间，竺友泉系统学习了中医基础理论和主要经典著作，对其中精要直到晚年都能背诵。尤其精读了《伤寒杂病论》《本草纲目》，深悟其真谛。他常说："博览群书固然重要，但中医书籍浩如烟海，人一生精力有限，不如从实际出发，认真地精读几本书。我爱读《本草纲目》，我看病的本领主要是从《本草纲目》中学来的。"竺友泉在内蒙古行医数十载，临床经验丰富，以善治脾胃病、肾病及疑难杂症而享有盛誉。

二、临诊特色

竺友泉临证施治以调理脾胃、行气活血或益气活血为主。竺友泉遵仲景，不主张开大处方，处方用药不多，但药量较大，用药精，而且对一些常用中草药的临床应用有独特见解。尤其对脾胃病及肾炎的治疗有独特之效。

1. 辨证施治着眼"郁"和"瘀"

竺友泉的独特之处在于辨证施治中紧紧围绕"郁"和"瘀"。他认为，致病的原因很多，病虽有寒热虚实之不同，但都是因机体或脏腑经络之气血运行受到病邪之侵袭而发病。因此，治疗疾病须使受阻的气机恢复正常运行。脾（胃）为气血生化之源，脾（胃）升清降浊的功能依赖于肝气之疏泄，只要肝气条达，气血运行就会通畅，就不易出现"郁"和"瘀"，故强调无论治什么病，都要护卫脾胃之气，调节脾胃升降，要疏肝理气，活血化瘀。因此，即使是感冒，他也常在处方中加用理气活血之品。

2. 不囿于门户，合理使用民间验方和偏方

竺友泉不囿于门户之见，注意收集民间验方和偏方。对经临床验证确有疗效的偏方，大胆、灵活用于临床。如治偏寒胃痛，辨证施治以主方时，必配以荜拨、白蔻二药，令患者嚼碎吞汁。如血瘀胃痛痛势较重，往往加入甘松、玫瑰花等药。甘松、玫瑰花气味芳香，有理气解郁、柔肝醒脾、和血止痛的功效。如治肾炎水肿症状突出者，竺友泉主张将基本方中茯苓、生白术等药用量增大，或于基本方中增添大腹皮、木瓜、茯苓皮等药。经临床观察，此法常能获得良效，且疗效较为巩固。慢性肾炎病之蛋白尿较为顽固，往往在临床症状消失之后尿中仍有蛋白存在。竺友泉认为，治疗时不宜滥用补肾助阳之品，如附子、肉桂等药不可久用或多用，宜于基本方中加入浙贝母等化痰散结之品，以消除尿蛋白。急性肾炎蛋白尿的消除则加土茯苓、海藻；慢性肾炎急性发作时，往往加夏枯草、青黛增强清热利尿作用。

3. 善用经方治脾胃病

竺友泉常用的经方有苓桂术甘汤、吴茱萸汤、小柴胡汤、四逆散、黄芪建中汤、半夏泻心汤等，以其加减治疗慢性胃炎、胃

溃疡等；用葛根芩连汤、乌梅丸、四逆汤、附子理中丸、白头翁汤六经辨证治疗慢性结肠炎。

4. 仿仲景四气五味、升降浮沉配伍药物治疗肾炎

为了达到增效和（或）减毒的作用，即本草所谓"当用相须相使者良"，竺友泉常常在中医理论指导下，使用"对药"治疗。这是配伍方法的精髓，亦是药物组成方剂的核心。《伤寒论》中蕴含了较多疗效确切的药对，协同配伍以增强疗效；通过药性相同或相似药物的合用，利用药物共性而产生叠加效应；相制配伍，共奏奇功。对复杂病证则需杂合之药配伍兼而治之，所谓"杂合之病，必须以杂合之药治之"。究其"杂合形式"主要包括药性（四气五味）、功效及作用趋势（升降浮沉）对立配伍。据此，竺友泉认为，治疗慢性肾炎应以扶正祛邪为主。他自拟一方，随症化裁，疗效颇为满意，基本方为：楮实子、白茅根、茯苓、益智仁、生白术、益母草、怀牛膝、桔梗。生白术燥湿，茯苓渗湿，二药合用有健脾利尿之效，临床用于水湿停滞、小便不利之症。益智仁性辛温而不燥，长于补肾阳而固下，楮实子味甘寒，有补肾阴、利尿之功，益智仁与楮实子配伍，一温一寒，一阴一阳，一固一开，相反相成，有补肾利尿、消肿固涩津液、消除尿蛋白的作用。白茅根甘淡，生津利尿止血；益母草有活血利尿之长，二药合用，虽利尿而不伤阴，并有消除尿中红细胞的功效。怀牛膝性善下走，能补肾强腰利水；桔梗善能开肺气以通水道，性善上行，二药合用，一上一下，载药上下行走，疏通三焦。三焦通泰，职司决渎，则身体安和。（内蒙古医科大学中医学院任存霞整理）

第三章
张　斌

一、生平简介

张斌（1917—1997 年），男，内蒙古托克托县人，中医主任医师，教授，硕士研究生导师。青年时从师于当地名中医张福寿。新中国成立后先在托克托县联合诊所行医并任所长，1958 年调内蒙古医学院任教。历任伤寒温病教研室主任，内蒙古政协委员、常委，全国张仲景学说研究会顾问，张仲景国医大学名誉教授等职。自 20 世纪 50 年代起就致力于《伤寒论》的研究和教学工作，对于《伤寒论》的气化学说研究多有开拓，为国内研究仲景学说的知名专家。从事临床工作 50 余年，对《黄帝内经》《伤寒论》等医学典籍的研究多有造诣且用之于临床，勤奋治学，经验丰富，善治疑难复杂之症，内、外、妇、儿各科皆精，有独到见解，临床经验丰富。1987 年出版的《伤寒理法析》是其学术思想之代表作。

二、临诊特色

张斌自幼学医，攻读《伤寒论》《黄帝内经》，参阅各家注释，潜心钻研张志聪《伤寒论集注》，用气化学说解释伤寒六经，并有所创新。张斌临证经验丰富，诊断中把握整体观念，以象气理论四诊并用，问诊切诊尤详，从不草率。张斌治疗内、外、妇、儿杂病以气化理论为指导，不仅用经方，而且多选用历代医家的有效方剂，故临证治疗颇有专长。

1. 气化学说，独树一帜

《伤寒论》之精义为六经，六经之精髓乃为六气（内风、内寒、内热、内燥、内湿、内火）。自然界之六气与人体之六气相互交流通应，构成内外环境的统一。其经气内源脏腑，外出经络，化生能量，遍布全身。每经有标、本、中气，有内向、外向、环转流行，即出入升降之开、合、枢的机转，以维持体内各部的动态平衡。人体内的能量生化，亦与天地六气阴阳相应，维持人体正常代谢与生命活动，这就是六经气化理论的核心，为"一气流行，化生万物"。《伤寒理法析》阐明了深奥的气化理论。太阳病恶寒一症，是因为太阳的气化，本寒标阳，本寒在内，标阳在外，标阳是本寒所化生，即所谓"水中生阳"，故其热能表现在外。亦即营行脉中，卫行脉外，津液充足，阳气则旺之理。因此，若太阳本经自病，病发于内，则其本气就首先要有所反应，功能紊乱，生化阳气之力不足则当见恶寒。

2. 调畅气机，通治百病

张斌认为，风为百病之长，气为百病之源。气机调畅，则气行血行，脏腑功能通达。气一有怫郁，百病纷生。凡治气机不畅之证，柴胡、黄芩、半夏、延胡索、川楝子每多合用，屡用效佳。通过多年的临床实践，张斌认为，气滞者多见弦、沉、小脉。尤其治疗临床常见的慢性胃病时，虽有不同证候表现，但胃气壅逆、气血失常、寒温失调为其共同病机，故调节升降，特别是通降胃气，理气行血或补气养血，调节寒温为三大通治之法。张斌认为，凡治疗慢性胃病从这三方面考虑，则可把握其大局。

3. 不泥古方，博采众长

张斌指出，疾病千变万化，固定的死方不能有效地医治活的病变。况且人的体质有异，证候错杂，古今变迁，环境有别。张斌精通《伤寒论》，但完全照搬原方甚少，而取其方义，变通加减化裁为多。张斌治疗内、外、妇、儿科杂病，以气化理论为指导，组方用药遵古而不泥古，不仅用经方，而且多选用历代医家的有效方剂，真正做到了各取所长，如治慢性肾炎、肾病综合征，常选用真武汤合实脾饮；恶性肿瘤常用柴胡剂合阳和汤、身痛逐瘀汤加减。（内蒙古医科大学中医学院任存霞整理）

第四章
陈清濂

一、生平简介

陈清濂（1884—1966 年），男，汉族，山西省天镇人，内蒙古自治区著名中医学家。自幼家贫，本县名医王彩见其天资聪慧，收为门徒。历 8 年出师行医。后应友邀去大库伦（今蒙古人民共和国首都乌兰巴托）行医 14 年。1921 年因战乱返包头行医 30 余年，对危急重症效验，故医名远扬。1956 年，内蒙古自治区设立中蒙医研究所，特聘来所工作。委以卫生厅中医顾问、内蒙古中医学会名誉理事长，出席过全国医药战线群英会。1959 年，内蒙古自治区中蒙医研究所为了及时抢救继承陈清濂的学术经验，从呼和浩特和包头临时聘调了陈清濂的 4 个门徒，组成了专业对口的专门班子，集中力量整理、继承陈清濂从医半个多世纪的宝贵经验。1962 年，《陈清濂临床经验选辑》初稿杀青，拟分为数集逐步印行。是年，《陈清濂临床经验选集》第一辑（油印本）面世。

二、临诊特色

临床擅长内科、妇科疾病的治疗，善用针灸。内科遵仲景、景岳、锡纯之学，善治偏枯、脾肾诸病；妇科以仲景《金匮》、傅氏《女科》是宗，善治癥瘕、带下。辨证主张脉症并重，四诊合参配以腹诊，精思取舍，排难决疑，切中病机。

1. 善用锡纯三方治偏枯

脊髓空洞症相当于中医学"偏枯"。发病原因不明，病理变化为脊髓中央管附近有神经胶质细胞增生及长形空洞形成。从陈老经治的9例患者的症状来看，肌肤麻木不仁居多，手部肌肉萎缩、筋骨疼痛较少，脉多沉细弱。陈老根据中医学的"荣虚则不仁""气虚则麻，血虚则木"和"偏枯痿易，四肢不举"的理论，采取益气养荣、补肾益髓法治之，气充盈则麻木之症可除，肾水足则脑髓自健，偏枯痿易之症则可恢复。其以张锡纯三方：干颓汤、补脑振痿汤、升陷汤加减为主配合针刺治疗。

2. 针药并用治痫证

痫证多由情志郁结而生痰涎，或在母腹中受惊所致。然皆不离痰火。如肝郁气闷而发病以抑肝散加减治之；痰涎郁甚者以加减磁朱丸治之；若寒证明显，以回癫汤加减；若频频发作者，以龙马自来丹合黄连面并服之，效果较著。服用上述方剂同时配以针灸疗法，针百会、印堂、长强、人中、通里、神门、内关、身柱、后溪、曲池、手三里，手法一般用平补平泻法。若发作严重者，重刺人中、内关、长强，效果较佳。

3. 细辛用药常过钱

陈清濂认为，"细辛不过钱，过钱使气闷而死"为道听途说，不读书马虎之过也。虽《本草纲目》谓"若单用过，不过钱"，然观仲景煎剂方中有细辛者，均在二两以上。所以陈老用细辛治喘咳、皮水、头面风痛属表证者，每于一剂小青龙汤中用细辛多至七钱，从未发生任何不良反应，且疗效显著。（内蒙古医科大学中医学院任存霞整理）

第五章
王志清

一、生平简介

王志清（1895—1975 年），男，辽宁省辽阳县人。出身于中医世家，自幼随其叔父学医，18 岁即悬壶乡里。东北沦陷后流落关里，后辗转来到内蒙古，在武川一带行医。因疗效显著，在群众中享有较高声誉。1955 年进内蒙古自治区第一届中医进修班学习。生前系乌兰察布市政协委员。

二、临诊特色

熟悉中医经典典籍，临床经验丰富，善用经方治疗留饮、水饮致病的疑难杂症，善于化裁古方而灵活应用，擅长内科、妇科疾病的治疗，对外感热病的辨治有独到之处。

1. 善用五苓散通调三焦水液

《黄帝内经》云："三焦者，水道出焉，属膀胱，而膀胱为三焦之下游也""气化则能出焉，而三焦之气化，而膀胱之水方能出焉。"据此王志清认为，五苓散可调节身体任何一处水饮。凡饮水腹胀、慢性腹泻、呕吐、水饮水肿甚则身热头痛，甚或口干、目痒、咽痛、鼻干者皆可用五苓散，他每于临床用之皆得心应手。

2. 阳郁分表里

临床一些无热身寒之症，手足发凉者，既有阳虚失于温煦者，也有阳郁不能外达者，临证时要明察纤微，把握病机，准确治疗。如以外邪外束阳气闭郁者，王志清常用升降散合火郁汤加减来升阳透表，使表阳宣通；如水饮内阻，致使中阳郁闭而不得畅达者，则遵叶桂通阳须利小便之训，常用五苓散加减，以此则阳郁得解，气机宣通，营卫调和，身寒自除。

3. 合方治寒热错杂之感冒

无论伤寒学派还是温病学派，治学临证都是从外感入手。很多中医工作者都是以银翘散一方应外感。王志清临证倡导明辨外感、内伤。治疗外感病，既遵前人立法用方之旨，又活学活用。临证常见一些感冒证属风寒入里化热，伤寒、温病俱有，有寒有热，有表有里，单用发汗、泻下都不合适时，王志清常用九味羌活汤合小柴胡汤、银翘散加减，三方每方取君臣一两味药，合方治寒热错杂、表里不分的感冒，常获佳效。（内蒙古医科大学中医学院任存霞整理）

第六章
岳忠和

一、生平简介

岳忠和（1921—1986年），男，汉族，河北省隆尧县人。中医副主任医师。12岁始攻读医书，15岁行医看病。1947年在北京中医学术研究社学习1年，1955年进内蒙古中医进修班学习。历任巴盟中医院中医科主任、巴盟中医院技术顾问、中华中医学会内蒙古分会理事、《内蒙古中医药》杂志编委会委员、巴盟中医学会名誉理事长，先后在《内蒙古中医药》《巴盟医药》和《巴彦淖尔报》发表论文数十篇。

二、临诊特色

从医五十余年，擅长内科、妇科疾病诊治，有丰富的临床经验和较深的理论造诣，对《黄帝内经》《伤寒论》有较深的研究。临床对和解法有独到见解，善用小柴胡汤、半夏泻心汤治疗各种疾病，治疗脱疽疗效突出。医术精湛，医德高尚，深得巴盟医学界和广大群众赞誉。

1. 少阳病之治，唯以取法小柴胡汤之和解

岳忠和认为，《伤寒论》第96条的"伤寒五六日中风，往来寒热，胸胁苦满，嘿嘿不欲饮食，心烦喜呕"是"应具有证""或胸中烦而不呕，或渴，或腹中痛，或胁下痞硬，或心下悸、小便不利，或不渴、身有微热，或咳者"是"或有症"。《伤

寒论》又曰："小柴胡汤证，但见一症便是，不必悉具。"临床见到"应具有证"时，即可认为邪入少阳，即小柴胡汤适应证。而"或有症"则可有可无，仅供参考而已。究其理义，"应具有证"是邪入少阳的特异性反应，而"或有症"就不一定是少阳证的特征性反应了。仲景、东垣都认为少阳不可汗、吐、下、利小便，唯以取法小柴胡汤和解。和法临床应用岳忠和认为有三点：一是调畅气机，和解少阳；二是调和肠胃；三是调和肝脾，透达郁阳，所以柴胡剂的临床应用非常广泛，可调气活血，祛邪扶正。

2. 活血通络、清热解毒治脱疽

血栓闭塞性脉管炎的症状与中医学的脱疽相符。脱疽的主要病因是受寒。嗜食膏粱厚味、房劳所伤等，使热积于内不得散发，导致气血不和，经络瘀滞。治疗的关键在于活血通络，清热解毒。岳忠和常用解毒济生汤合半夏泻心汤加减治疗，效果明显。

3. 灵活运用药味的基础理论治疗疑难杂症

岳忠和临床治疗一些疑难杂症，善于从《黄帝内经》的基本理论中汲取灵感。比如酸为五味之一，中药理论认为酸味有多种作用，如《素问·脏气法时论》说"急食酸以收之，用酸补之，用酸泻之"，临床上使用以酸为主的方剂，能治多种疾病，如治疗肺虚之咳喘、心虚之心悸、绿风眼、奔豚、食伤泻，虽是五个不同的证候，但均使用以酸味为主的药物治疗能够取效。从五脏而论，心与肺酸收之，肝酸泻之，而脾与肾则无酸收或酸泻的说法。但奔豚和瞳神散大之症都属肾虚类，故乌梅丸治奔豚，取其于肝为泻，于肾为收，即泻以通其瘀，收以敛其阳。可以看出，酸以收之，一方面体现了药味的基础理论与阴阳五行学说，另一方面酸味用于五脏的作用不同，反映了五行相反相成之理。（内蒙古医科大学中医学院任存霞整理）

第七章
肖康伯

一、生平简介

肖康伯（1926— ），男，汉族，天津市人，内蒙古自治区人民医院中医主任医师。15岁入天津私立国医学社从师古今人先生，侍诊6年，古许为入门弟子。1945年即悬壶天津，1948年被选为天津市中医公会理事。1949年参加革命后被分配到绥远省投入开辟新解放区工作，1950～1960年主要从事中医培训工作，曾先后主办内蒙古中医进修班、内蒙古中医师资培训班、内蒙古中医研究班，任班主任兼教员。1961年后一直从事临床工作。曾任内蒙古卫生厅中医处副处长、内蒙古中蒙医研究所副所长、内蒙古自治区人民医院中医科主任、内蒙古中医学会理事长、中华全国中医学会第一和第二届理事等。著有"伤寒阳明病辨证论治析疑""《四部医典》读后记""托名之书，应该纠正""当归拈痛汤治痛风确有显效""按六经辨证治疗肾炎的体会""建国前中医教育述闻""医林述闻"等。

二、临诊特色

肖康伯博览群书，精通医理，临床经验丰富，长于内妇杂症，尤其治疗一些疑难重症，多有独到见解，每收奇功。肖康伯不但技术精湛，治学严谨，而且医德医风高尚，对待患者一视同仁，为后学者树立了榜样。

1. 消渴辨治遵东垣之说

《黄帝内经》中记载有"食㑊"，特征为善食而瘦，怠惰嗜卧。糖尿病都有这些症状。李东垣对"食㑊"证的解释认为是脾虚胃有伏火，与后世中消证相对应。治疗原则是补脾胃，泻阴火，常用参、术、芪、草补脾胃，黄连、黄柏、知母、石膏泻阴火。渴而溺多者，忌用淡渗，仿肾气丸酌加生地黄、泽泻。对"三消"症不明显、形体不消瘦、血糖高、面目油光、倦怠乏力、易感染、脉软缓、舌淡津润者，辨为脾胃元气虚兼阳虚湿盛之象，治疗常宗东垣法，用补中益气汤加五味子、益智仁调治。

2. 柴胡剂类方治癫痫

徐灵胎在柴胡桂枝汤方下注云："此方能下肝胆之惊痰，以治癫痫必效。"据此，肖康伯常用本方或柴胡加龙骨牡蛎汤治疗癫痫发作。方中所用铅丹，入汤剂煎之多沸，起泡沫甚多，患者服后常有胃中不适感，故用赭石或琥珀、竹黄之类代替。

3. 大方脉与"大内科"

以方药治病自古称为方技或方术，如张仲景在其《伤寒论》自序中说："余宿尚方术。"方术后又被称作方脉。如内科称为大方脉，儿科称为小方脉。这方脉中除包括内、妇、儿科外，还包括有以方药治疗的外科病在内。故肖康伯认为《金匮要略》中虽专论内科杂病，但其中也包括一些方药治疗的妇科病和外科病。现在说中医一般多是大内科，不如说现在中医以单纯掌握方术者多。（内蒙古医科大学中医学院任存霞整理）

第八章
李凤翔

一、生平简介

李凤翔（1916—2015 年），字仞仟，笔名武农。山东省成武县人。12 岁入当地中和堂药铺学徒，后拜中医外科名家刘汉昭门下，苦学十二载，系统学习、继承了中医外科辨证论治的精髓。悬壶数载后，又拜当地著名中医世家传人赵点斋为师。赵师亲授四大经典释难答疑。1959 年，李凤翔先生积极响应国家号召，支援边疆建设，由山东到内蒙古医学院任教。先后担任内蒙古医学院附属医院中医科副主任、中药房副主任，内蒙古医学院中医系《金匮要略》及内科教研室主任，培养了本科生、研究生等一大批优秀人才，为内蒙古的医疗卫生事业发展做出了贡献。李凤翔行医 70 余载，医精德高，享誉于山东、内蒙古两地。他每以"为医者，当有仁慈之心；行医时，勿为名利所累；用药时，应存剑胆琴心"训诫学生，要善待病者，犹胜亲人。20 世纪 80 年代他将自己的 59 例验案整理分析，著成《疑难病治验》一书出版。

二、临诊特色

业医 70 余载，医教精诚，学验俱丰，对诊治内、妇科疾病积累了丰富的经验，尤其善用经方，屡起沉疴。对于疑难病证的辨治，在博采前贤的基础上，往往能独辟蹊径，收到满意疗效。

1. 小建中汤治虚劳

一些西医疑难杂症、绝症，如松果体瘤、白血病、粟粒性肺结核、脊髓空洞症等，只要符合虚劳范畴的阴虚、阳虚或阴阳两虚证都可以运用小建中汤治疗。仲景的小建中汤是治疗虚劳内损、建立中气的妙剂，用于虚劳诸不足等疾患疗效确切。这些疾病是由阳虚而到阴虚，必须用甘温之品振奋脾胃阳气，使虚性偏亢之阳得到阴的涵养，从而恢复原有的正常功能。当阳气恢复正常状态之后，又能运化水谷精微以供奉虚劳之需，于是阴阳由不平衡而趋向平衡，偏寒偏热的症状也就随之消失，这就是建立中气可以调阴阳的道理。李凤翔认为，若无外邪干扰，本方可再加黄芪以充外塞空，俾能面面照顾，虚劳无不可复。小建中汤之用于虚劳，较之四君子汤、四物汤、八珍汤、十全大补汤等最为妥切。

2. 自拟弃杖汤治痿证

关于痿证的治疗，历代医家多宗《内经》"治痿独取阳明"。所谓"独取阳明"，系采用强壮后天、益胃养阴、补气养血、滋补肝肾等法，方多以补中益气汤、虎潜丸等加减化裁。李凤翔以经典理论为指导，自拟弃杖汤治疗痿证，取得了较好的疗效。

处方：淫羊藿 30g，薏苡仁 30g，黄芪 30g（可根据病情逐渐加至 60 ～ 120g），紫菀 15g，炙龟板 15g（先煎），天冬 15g，苍术 10g，黄柏 6g，每日 1 剂。方中以淫羊藿为主药，此药又名弃杖草，以其久服能起痿疗瘫，令病者摒弃拐杖而名之。因其性温味辛而甘，能强心益智，增气力，通气行血，善补肾阳而强筋骨，可用于治疗四肢麻木不仁，腰膝无力之痿躄。配甘微寒之薏苡仁，利湿热，健脾胃，能治肺疾。且甄权云："得苍术、黄柏以治痿躄。"天冬滋润肺肾，令人肌体滑泽；紫菀之体润质软，能润肌肤，填骨髓；龟板之咸甘而寒，入心、肝、肾经，能益肾强骨；重用黄芪，大补元气，振奋精神，增强体力。元气充足，血脉畅通，精津濡润，则四肢得养，经络可通，肌肉生长，筋骨得养而能作强。全方集中治痿要药，配伍理法严谨，屡起沉疴，疗效肯定。

3. 常用经方治顽疾

李凤翔屡用经方加减治疗一些顽固性疾病。比如，常用旋覆代赭汤加陈皮、枳壳治疗顽固型呕吐；苓桂术甘汤佐五味子、罂粟治疗过敏性哮喘；炙甘草汤治疗心血管疾病；桂枝汤加鹿角霜、葛根、红花、白术治疗腰痛；四逆散加味自创新方"殿龙汤"治疗肝硬化腹水；百合地黄汤合小柴胡汤加麦冬治疗百合病；当归芍药散治疗羊水过多症。（内蒙古医科大学中医学院任存霞整理）

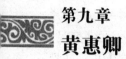

第九章
黄惠卿

一、生平简介

黄惠卿（1915—1996 年），男，河北定县人。呼和浩特市中蒙医研究所主任医师。青年时期拜其舅父为师，20 世纪 30 年代末悬壶于呼和浩特市。20 世纪 50 年代初组织联合诊所并任所长，后调呼和浩特市中蒙医研究所工作。治学严谨，早年即攻读中医经典著作《黄帝内经》《伤寒杂病论》，并博览医学名著，医理精深；擅治内科、妇科疾病，提出了人体病变不外气血之虚实；虚不宜补，疏肝理脾；实不宜泻，法当温化的独到见解。为内蒙古自治区第一、二、三届人大代表，呼和浩特市中蒙医学会理事长。发表论文 20 余篇；主要著作有《内科杂病》《妇科证治验录》《黄氏医悟验集》。

二、临诊特色

从事中医临床 60 余年，经验丰富。对内科疑难病证的治疗颇有效验，常以中草药配合蒙药共达佳效，擅长肝病、胃病、肾病，精于妇科，尤善用经方治疗妇科各类疾病，登门求医者应接不暇，在内蒙古地区享有很高声誉。

1. 妇科疾病重视方剂配伍之法度

黄惠卿诊治妇科疾病强调与其他各科一样，论治时首先必须"立法"。其次考虑药物性能及相互制约、组方配伍、加减化裁，故医不执方必执法；黄惠卿认为，选方配伍贵在加减。方剂配伍时，多一味或少一味药，或减去某药再加某药，它的疗效就不同了，如麻黄汤和麻杏石甘汤方。另外，药量多少非常关键。四逆汤和通脉四逆汤两个方剂药味是一样的，只是干姜的用量不同，这样其作用和主治的病证就不同，用药量的多少，要以与病相适应为准。

2. 妇科喜用王清任活血之方

由于妇女生理以血为本，妇科疾病施治离不了活血化瘀法。黄惠卿临诊尤喜用清代名医王清任的几个活血方，如血府逐瘀汤、膈下逐瘀汤、少腹逐瘀汤等。例如子宫肌瘤、子宫腺肌症、经病发热证属身外凉，心里热的"灯笼病"、中医美容等，常以血府逐瘀汤加减施治。经行量少、月经后期、痛经（气滞型），尤其胆石症痛经，常以膈下逐瘀汤加减。痛经、经闭、崩漏属寒瘀型者，常以少腹逐瘀汤加减。王清任认为，少腹逐瘀汤祛疾种子，为"种子安胎第一方"。据此，治疗不孕不育患者时，黄惠卿每以经期服用少腹逐瘀汤 5 剂暖宫调经，常获良效。

3. 取长补短，向地域特色蒙医药撷萃

（1）宫颈糜烂、宫颈腺囊肿

《神农本草经》所称的"阴蚀""阴疮"，相当于子宫颈糜烂，临床常规按带下病辨证施治。本病临床症状虽轻，日久不治重则可导致盆腔炎、不孕不育甚则宫颈癌。经长期临床观察，内蒙古鄂尔多斯市达旗为宫颈癌高发区，故中蒙药的早期干预对其防治意义重大。宫颈腺囊肿又叫宫颈纳氏囊肿，与宫颈糜烂、宫颈息肉一样，是慢性宫颈炎的一种表现。蒙医学把人体任何部位出现的肿块称为"伯特格病"，汉语译为"肿物""痞块""疙瘩"等；宫颈部位生长的腺体般鼓包，称为"腺痞"。对宫颈糜

烂、宫颈腺囊肿蒙医多采用宫颈局部外敷嘎木朱尔散剂治疗。蒙药嘎木朱尔散剂，又名哈它格其 -7 味散，由冰片、雄黄、朱砂、银朱、石决明、寒水石、麝香七味药组成，具有生肌、收敛等功效，是临床上广泛使用的蒙医经典方剂。黄惠卿利用蒙药良好的生肌、收敛作用，局部外敷，配以中药辨证内服，根据阴蚀日短属湿热内蕴下注、日久属肝脾损伤选用萆薢渗湿汤（《疡科心得集》）加减内服治疗而效。

（2）善用蒙药诃子

蒙医应用诃子已有几千年的历史，始见于《四部医典》。中医将其列为收涩药之类，因其有"闭门留寇"之闲，非大虚之证一般不常用。然而诃子在蒙医中是蒙药使用频率最高的一味药，几乎 70% 的方剂都用它。蒙医认为，诃子性平、味涩，具有调节"三素"、清除病邪、解毒等功效。蒙医理论认为，人体由"赫依""协日""巴达干"三素组成。"三素"一旦失衡，机体就处于病态，而诃子通过调节"三素"，起到调和药性、祛疾等作用。黄惠卿受其启发，治疗月经失调、痛经、带下、癥瘕、不孕时往往加用诃子。由于患者大多数病因病机属湿热瘀血阻滞，故治疗上多采用中药保留灌肠法。灌肠中药为清热解毒燥湿和活血化瘀药，如金银花、败酱草、蒲公英、紫花地丁、苦参、海藻、茯苓、三棱、莪术、桃仁、丹皮。因药性多寒凉，故配以诃子既起到了调和作用，又可祛邪抗炎。（内蒙古医科大学中医学院任存霞整理）

第十章
项国玺

一、生平简介

项国玺（1912—2004 年），字永昌，河北省玉田县人。幼年从师于林西县岳柏岩老先生，熟读中医经典和各家论著。基础理论知识雄厚，积极走中西医结合道路。赤峰学术团体之组建始自1950 年 6 月，属联合体，初名"巴林左翼旗中蒙西医联合会"（简称"医联会"），中医张聘三任会长。1956 年，中医张聘三、项国玺、许绍春，蒙医达木林扎布，西医吴坤范（女）五人出席了"昭乌达盟首届中西医代表暨盟卫协第一次代表大会"。50 多年来，项国玺在临床、教学培养中医和中西医结合人才方面均做出了积极贡献。1980 年晋升为中医副主任医师，1982 年被评为赤峰市名老中医。退休后年逾古稀，仍应邀在赤峰名老中医门诊部定期出诊，贡献余热。整理本人 50 余载的临床医案，出版著作《项国玺医案选》。

二、临诊特色

项国玺临证主张中西医结合，参诸家之学说。人为百灵之长，不但有血有肉，更主要的是还有情有感，有思维和灵感。是故，人居于地球场圈之内，不但时刻受天时地理之影响，而且受社会、人群等精神污染之所害。这就是中医"三因学说"中的内因为主之理论。据此，在临床中项国玺尤重情志等精神因素的作用，擅用调气理郁之剂（如香附、槟榔等），在中医内、妇、儿科方面经验丰富，并颇具影响。

1. 主张中西汇通

项国玺认为，医学应取彼之长，补我之短，无所谓中也、西也。临床要求中医能研究西医学术，"听到病者报告曾经吃过西药某药云云，不至于对牛弹琴"。常告诫门人，行医以活人为主，切勿有门户之见。

2. 治疗崩漏更胜一筹

崩漏是指妇女不规则的阴道出血。崩是来势急，出血量多；漏是来势缓，出血量少而淋沥不断。古代多数中医学家对崩漏证采取"急则治标，缓则治本"的原则。项国玺经过多年临床实践证实，对崩漏的辨证论治，不论其出血急缓、血量多少、时间长短、体质强弱、年龄老少，均要根据出血之色、质辨证，分有瘀型、无瘀型论治。其中有瘀型桂枝法是必不可少的。本型患者不论出血急缓、质量多少，凡出血色黑、质黏而有条块，或下腹胀坠疼痛，或拒揉按者，以逐瘀止崩法治之。活血化瘀药当归、川芎、赤芍、炒灵脂、生蒲黄、延胡索、泽兰叶配以桂枝、炒小茴香，以通因通用法的反治法求治其本，目的是活血行瘀，使瘀血去，新血生而归经，崩漏则愈。瘀血之证不明显者，则选张锡纯的固冲汤，屡用屡验。

3. 辨证论治多具特色

《伤寒杂病论》后世咸奉为医家之准绳，六经辨证法一统天下。然塞外风土之殊，病因、症状与中原异之。项国玺临床主张参诸家之学说，遵从"竖读伤寒，横看温病"的学术主张，认为应将六经辨证、卫气营血辨证、三焦辨证有机结合起来。他自拟的治风火牙疼、牙龈肿痛方（生石膏 30g，代赭石 30g，怀牛膝 30g，滑石 10g，甘草 3g，水煎服）即集伤寒、温病辨证思想于一统。（内蒙古医科大学中医学院任存霞整理）

第十一章
王与贤

一、生平简介

王与贤（1920—2003 年），男，山西省山阴县人，中医主任医师，包头市土右旗中蒙医研究所所长，中华全国中医学会内蒙古分会副理事长。世代业医，家学渊源，幼承庭训，诵读经史，专治医学，精通《黄帝内经》《难经》《伤寒论》等经典著作，深思善悟，好学过人，一生热心中医事业，授徒办班，不遗余力，先后培养不少中医人才。发表 50 余篇学术论文，先后 6 次受到内蒙古自治区和包头市有关部门表彰，1983 年获国家民委、劳动人事部、中国科协的奖励。

二、临诊特色

从医 50 余年，深究医理，精于辨证论治，对疑难病证、久治不愈者，每起沉疴。深入研究按时发病理论规律，如"春夏养阳，秋冬养阴""冬至一阳生，夏至一阴生"并用之于临床。临证中擅用疏肝法。王与贤认为，七情致病尤多，必然会影响气机之正常功能，诱发诸多病证。他运用疏肝法的范围十分广泛，涉及内、外、妇、儿，人体的上、中、下诸疾，可谓妙法自如，得心应手，每获良效。对水肿病的治疗更有独到的见解，注重采用滋肺化源法则，屡收卓效。

1. 注重"春夏养阳，秋冬养阴""冬至一阳生，夏至一阴生"的发病规律

汉代张仲景所著的《伤寒论·辨脉篇》中第 22 条云："……五月之时，阳气在表，胃中虚冷……十一月之时，阳气在里，胃中烦热……"细究文中论述之发病时间、发病机理，王与贤认为确实存在夏天内寒、冬天内热这一发病规律。仲景阐明其发病原因，王与贤认为是夏天阳气在表、冬天阳气在里的缘故。对于这类疾病，在治疗上王与贤以病测药，夏天用辛热药以"养阳"，冬天用滋阴药以"养阴"，遇到春夏内寒和秋冬内热的疾病，初以为乃因人因地而异，四时皆有，后来接触到不少患者定时在热季发生寒证，到了寒季反而减轻；有的定时在寒季发生热病，到了热季反而痊愈，且非常规律，几乎年年如此。故此在夏季用附子、干姜回阳，在冬季用麦冬、生地黄、元参滋阴，治愈了多年而且顽固的夏至发病与冬至发病者。中医辨证，应因人因地因时而异，辨证的关键，除所见症状外，应注重"冬至一阳生，夏至一阴生"的发病规律，以此作为审因、辨证、选方之依据。阳虚之病，虽烈日炎暑，重用桂、附、干姜不仅不热，反将以往之虚热退去；阴虚之病，虽隆冬严寒，大剂冬、地、元参，反而胃气好转，精神爽健。关于"冬至一阳生，夏至一阴生"对人体与病理变化的影响，王与贤从很多患者中观察，并非稀有，只是失于注意。此类病证多是长久痼疾，且随节气而发生变化。

2. 善用疏肝解郁法

喜、怒、忧、思、悲、恐、惊七种情志，受外在环境的刺激，若波动过于剧烈便会影响机体，导致疾病的发生。情志活动又以五脏精气作为物质基础。《素问·阴阳应象大论》说："人有五脏化五气，以生喜怒悲忧恐。"所以情志致病与五脏的功能有不可分割的关系。《素问·举痛》云："余知百病生于气也""忧、恐、悲、喜、怒，令不得以其次，故令人有大病矣。"可见，情志失调，累及五脏，内脏气血的病变也会影响到情志异常，而造成种种不同的病理机制。古代名医曾说过："诸病中郁证最多。"这些充分说明，七情为致病的主要因素。当今之时，证之临床，郁证确属多见。以肝郁为主的病例，无论心悸、水肿、痹病、腹痛、乳疾等，采用疏肝解郁法，随症加减竟奏奇效。

3. 滋肺化源治水肿

水肿病大多责之于脾、肺、肾三脏阳虚，乃运化失权所致。临床中部分患者会出现胸满心烦、口燥咽干、发热等症，其病机乃肺津亏耗，上源水竭。病因多为以往峻用通利之剂，戕伐太过，而耗灼阴津之故。肺为华盖之脏，统摄一身之气，为水之上源。如果肺津亏耗，不仅可使宣降之功失常，更可致肺虚气化失权。津液气化失常，则水道失司，不能下输膀胱，故而漫溢肌肤，发为水肿。肺为上源，肾为下渎，王与贤以滋肺化源之法，以相反之性达相成之因，使津液得充，肺气宣降，诸脏布散，气化有权，不治水而水自消矣，体现了《黄帝内经》"平治于权衡，去宛陈莝"之治则。小溲者，足太阳膀胱所主，生于肺金。肺阴津亏，不能下生肾水，是绝小便之源也。无阳则阴无以生，无阴则阳无以化，此类水肿乃无阴则阳无以化而致，故用甘寒滋润之品，滋肺化源，使津液充足，上窍得通，下窍得泄，其肿自除。采用百合地黄汤加减治疗常可获效。

4. 从中焦论治哮喘

哮喘的治疗非常棘手，多顽固难调，王与贤从中焦论治多例，效果显著。哮喘患者中，气息短促最难治。王与贤临证，根据证候选用中满分消丸、中满分消汤辨证加减，调理脾胃，解除中满，未治气喘而气喘自愈。数例顽固性肺气肿、肺心病患者的气息短促现象都得解除，生活能够自理。近年来国外学者提出，"此症"很大一部分来自胸、腹压增高，王与贤的这一治法，在实践上与此提法颇有汇通之处。（内蒙古医科大学中医学院任存霞整理）

第十二章
李生华

一、生平简介

李生华（1924—），字羡实，出身于陕西府谷县一个中医世家，自幼受家庭熏陶。私塾7年，由父传授医学。遍读《本草》《脉诀》《伤寒论》《金匮要略》《黄帝内经》《温病学》等医学经典著作，并随诊于父。1947年始独立行医。1952年在诊所工作。1955年参加内蒙古中医师资进修班，系统学习中医理论。1957年调鄂尔多斯市中医进修班任教，并在鄂尔多斯市医院从事中医临床工作，教学期间曾编写《伤寒论》《金匮要略》《温病学》等讲义及经方、本草、针灸等歌诀。1959年任鄂尔多斯市政协委员，历任鄂尔多斯市中医学会副理事长、内蒙古中医学会理事。1980年晋升为中医主任医师。在40余年的中医临床实践中，擅长中医内科、妇科疾病诊治，在群众中享有很高声誉，多次被评为盟先进工作者。

二、临诊特色

李生华中医理论功底扎实，善用举一反三一方加减治疗多种疾病，比如用苏子降气汤、小柴胡汤等治疗各类内科、妇科疾病。主张治疗慢性疾病切忌变法太多，易方过频，操之过急。认为病之进退，自有规律可循，当以药物与其他方法共治。

1. 通宣降逆、解郁开闭获奇效

苏子降气汤出自《太平惠民和剂局方》，有通宣降逆、解郁开闭作用。此方以苏子、前胡宣降润肺，厚朴、陈皮宽胃顺气，助其降逆，当归养血润燥，半夏、生姜和胃降逆，肉桂温肾纳气，甘草和中缓急。诸药配伍，相辅相成，共奏降气平喘、止咳开闭之效。本方既辛甘升发，又甘苦肃降，燥中有润，补中祛邪，举一反三，辨证用于上盛下虚、气不肃降诸症，加减用之每获奇效。如咳喘（慢性支气管炎）患者，症见劳则气短、胸闷、咳黄白痰、舌苔腻、脉虚稍滑，以本方加白前、白芥子、葶苈子、地龙、川贝母；发时汤剂，平时散剂。梅核气患者《金匮》每以半夏厚朴汤治疗，李生华认为，苏子降气汤是由此方演绎而来的，症以咽中有梗物咳不出，时觉咽燥灼热感，以得饮润为快。治以苏子、清夏、当归、前胡、陈皮、厚朴、赤芍、花粉、大贝母、僵蚕、元参清咽降气。胸痹者胸阳不振则痰浊凝注，气机痹阻，胸中闷痛，气短，嗳气则舒，药用苏梗、清半夏、当归、陈皮、川厚朴、生甘草、枳实、赤芍、瓜蒌、薏苡仁、赭石。噎膈患者以饮食吞咽困难，常觉喉部及胸膈之间有物阻塞，每嗳气则舒，不喜油腻食物，食则欲吐，时感胀闷，即张景岳所谓"气不行者噎膈于上"。此为气膈，药用苏子、半夏、当归、陈皮、川厚朴、枳实、沉香、大贝母、瓜蒌治疗。本方在辨证论治基础上广泛应用于肝胃气逆、肺之上盛下虚诸症。

2. 方有通治与主治之别，临床应变制胜

李生华认为，方有通治与主治之别，以一方治一病者，名曰主治方，以一方治多种病证者，则为通治方。主治方对某些疾病有特殊疗效。阳和汤之治流痰、普济消毒饮之疗痄腮均有殊效。通治方的治疗范围比较广泛，须善于加减化裁。六味地黄丸是治疗肝肾不足的通治方，如遇肺肾两虚的咳嗽，再加麦冬、五味子则变为治肺阴虚的方剂，通治也就变成了主治。临证化裁得当，方能应变制胜。（内蒙古医科大学中医学院任存霞整理）

第十三章
马毅青

一、生平简介

马毅青（1924—），男，汉族，天津市武清区人，内蒙古乌兰察布市医院中医副主任医师。出身中医世家，幼承庭训，及长求学北京，1945年毕业于华北国医学院。从医凡45年，先后在北京、西安、内蒙古等地从事中医教学和医疗工作。通晓中医各科理论，尤善伤寒学，具有丰富的内、妇、儿、针灸等科临床、科研及教学经验。著有《西安市中医秘方验方汇编》《肝硬变腹水的中医疗法》，撰有"《伤寒论》六经证纲及六经方例""痰火""中医治疗肝硬变154例观察报告""中医治疗慢性肾炎34例临床报告"等论文。

二、临诊特色

马毅青在学术上有广博的知识，临证经验丰富，在医学争鸣中敢于提出自己的看法，治疗疑难杂症有独到见解。

1. 因地制宜，慎用温燥之品

内蒙古地处西北，冬季虽寒冷，但四季降雨量少，偏干燥，因此病者素体阴虚者不少。另外误用破气药，至阴虚者亦多见，故马毅青善用辛凉平润之品治疗各类疾病。例如：一些20世纪五六十年代经常出差异地患疟疾者，每以破气药常山、草果治疗久治无效，而马毅青专以和平助胃养阴为主调理而愈。马毅青认为，治久病，无论其脉如何，破气药、大苦寒药概不能用，以治初病之法治久病，屡破其气，正不胜邪，故寒热愈甚，而予养阴助脾和平药，则使正气复而伏邪尽去。再如常见小儿患春温，他医屡误用辛温之品发汗，致病儿变证陡起，角弓反张，高热神昏，马毅青往往果断给予纳阳益阴煎以救阴纳阳，回生者无数。

2.理、法、方、药灵活应用

马毅青临证另一个特点是灵活运用理、法、方、药。他认为，病有当急治者，有不当急治者。外感之邪，猛悍剽疾，应急驱而出之外，则易而且速。虚人、老少之疾则应缓，使其元气渐转，则正复而邪退。马毅青非常注重遣药制方的原则性和灵活性。他强调综合疗法，"病各有宜，缺一不可"。对于比较复杂或顽固的疾病，须多方结合，甚至单方、验方也可使用。除了药物治病外，其他如针灸、熨浴、推拿按摩、灌肠等法均常配合运用。（内蒙古医科大学中医学院任存霞整理）

第十四章
朱宗元

一、生平简介

朱宗元（1937—），1956年考入上海中医学院（现上海中医药大学），1962年大学毕业后，作为首批援疆的知识分子，分配到内蒙古医学院中蒙医系。适逢学校建院初期，条件艰苦，师资力量严重匮乏，朱宗元老师是当时的教学骨干力量，曾经承担过中医基础理论、中医诊断、温病学、内科、外科、内经、伤寒论等多门课程的教学任务，1989年始任内蒙古医学院中蒙医系主任。1993年起享受国务院政府特殊津贴，曾任内蒙古中医药学会副秘书长，全国中医药高等教育学会会员，内蒙古政协委员、常委等，编写著作5部，在国内期刊及学术会议交流论文10余篇。曾获内蒙古自治区优秀教师称号、内蒙古科技厅优秀科技论文奖及内蒙古医学院科研奖等。2008年被遴选为全国第四批老中医药专家学术经验继承工作指导老师。在近50年的临证实践中积累了丰富的经验，特别是在诊治肾脏病、脾胃系统疾病、骨关节疾病、心血管疾病等方面具有独到见解，疗效显著。

二、临诊特色

朱宗元熟读经典，中医基础理论知识深厚扎实，临床中灵活应用病证结合的方法，中西互参，治疗源于经方，法于东垣，尤重活血，善治水肿、淋证、癃闭、胸痹、心悸、胃痛、泄泻、痞证、痹病、头晕头痛、痿痹、厥证、妇科疾病、外感疾病、癌症、瘿病、皮肤病等。

1. 活用经典，知常达变

朱宗元临床用药处方多源于经典，如治疗脾胃病常用的黄芪建中汤、半夏泻心汤出自张仲景的《金匮要略》《伤寒论》；升阳益胃汤、补中益气汤出自《脾胃论》；治疗颈椎病的葛根汤出自《伤寒论》；治疗发热经常使用《重订通俗伤寒论》的蒿芩清胆汤；用《金匮要略》薏苡仁附子败酱散治疗妇科带下、月经病等，对这些方剂的用药特点、组方规律他均十分明了。但他更强调要走出经典，不拘泥，要能够知常达变，灵活变通。他善用补中益气汤加减治疗反复泌尿系感染（劳淋），且疗效显著；肾损害患者加用通脉四逆汤，改善肾脏血液循环提高疗效，体现了中医"异病同治"的辨证论治思路。

2. 广纳百川，中西互参

朱宗元常说，随着现代科学技术的发展，人们的生活方式发生了巨大变化，促进了许多行业的更新换代，与其他行业相比，中医药的发展相对缓慢。朱宗元认为，中医药的发展之所以缓慢，主要在于它的理论创新不够，对前人的观点应该有肯定，有否定，有批判，吸取精华，发扬光大，抛弃糟粕。因此，朱宗元在临床立法时常常将西医学知识与中医理论相结合，对一些现代药理研究疗效肯定的药物也加入处方中，如丹参在心血管方面的作用确切，就常用于冠心病患者的治疗。

3. 量小精专，灵活运用

朱宗元善于用小方治病。他认为，治疗疾病重要的是对症用药，找对病根，药物的配伍不是大剂量的药物堆砌，药量小既可减轻患者的经济负担，又可为国家节约药材。朱宗元认为，药物剂量大，不能突出重要药物在方中的地位，他常常只用3g或5g。（内蒙古医科大学中医学院白雅雯整理）

第十五章
米子良

一、生平简介

米子良（1939—），中共党员，内蒙古呼和浩特市人。米子良教授于 1958 年考入内蒙古医学院中蒙医系，是该校成立后招收的第一批学生，学习成绩优异，毕业后被分配到内蒙古乌兰察布市医院中医科，从事中医临床工作。1982 年内蒙古卫生厅为发展自治区中医事业，培养优秀中医人才，特将米子良教授调至内蒙古医学院中蒙医系执鞭任教。从 1982 年至今米子良教授一直从事中医的教学、临床和科研工作，曾先后担任内蒙古医学院中蒙医系中医临床基础教研室主任，内蒙古教育厅、卫生厅高评委专家，中国中医药学会仲景学说专业委员会委员等职务。先后发表学术论文 50 余篇，主编或参编《内蒙古食疗药》《中华临床药膳食疗学》《黄帝内经类编》等著作。米子良教授是内蒙古自治区首届名老中医，享受国务院政府特殊津贴专家，现任国家中医院药管理局"十二五"伤寒学重点学科学术带头人、内蒙古自治区老蒙医中医专家学术经验指导教师，内蒙古中医药学会仲景学说分会首席指导专家。2017 年获百名"全国名中医"称号，获内蒙古中医药终身荣誉奖。

二、临诊特色

米子良熟谙经典，临床善用经方，在治疗脾胃病方面有独到的见解和经验。

1. 寒温并用治疗脾胃病

米子良从医 50 余载，对于脾胃病的治疗多用经方，积累了大量的临床经验。米子良总结，脾与胃同居中焦，一属脏一属腑，脾胃病变临床多表现为上热下寒、寒热错杂的证候。因此，米子良多以经方半夏泻心汤为基础方治疗急慢性胃炎、消化性溃疡、胃食管反流病等，认为该方能够温脾寒，泻胃热，调畅中焦的气机升降。米子良率领弟子根据半夏泻心汤的组成并结合几十年的临床经验，研制成胃和冲剂Ⅰ、Ⅱ号，临床疗效卓著，而且方便患者服用。

2. 辨证结合辨病，药性结合药理

米子良不仅推崇中医经典，也积极学习西医学知识。他认为当代中医医生治疗疾病，需要在西医明确诊断的基础上进行辨证论治，即"辨证与辨病相结合"，这样就可根据中医与西医的优势，取长补短，从而提高疗效，缩短疗程。米子良在诊治脾胃病的过程中，还注意结合胃镜所见，认为胃镜检查是中医望诊的延伸。如慢性胃炎见水肿、充血、色红、黏膜糜烂为热郁湿重；胃黏膜苍白，或是红白相间，血管显露，为气虚血瘀；肠腺化生或见上皮细胞者为瘀毒郁结；若伴胆汁反流为胆胃不和之象。这些微观现象可弥补中医之不足。在选方用药方面，米子良提倡"药性结合药理"。如患者幽门螺杆菌阳性，就会选用蒲公英、黄芩、金银花等有抑制幽门螺杆菌作用的药物；如患者胃食管反流，就会加入煅瓦楞以抑酸。（内蒙古医科大学中医学院白雅雯整理）

第十六章
金广辉

一、生平简介

金广辉（1946—），满族，晚号静悟医者，全国基层名老中医药专家传承工作室建设项目专家，内蒙古自治区著名中医，中西医结合主任医师，内蒙古自治区首批老蒙医中医专家学术经验继承工作指导老师，中华中医药学会方药量效研究分会委员，内蒙古自治区中医药学会理事、名誉副会长、仲景学说分会委员、特约首席专家，阿旗中医院荣誉院长，全国第四次中药资源普查阿鲁科尔沁旗地产中药材传统知识调查－传统知识持有人。获仲景学会全国经方论坛国医伤寒泰斗、国际经方大师荣誉称号，获内蒙古中医药特殊荣誉奖。曾任赤峰市政协委员、旗级人大代表常委、赤峰市中医学会副理事长、赤峰市医疗事故鉴定专家组成员，现任内蒙古中医药学会常务理事、内蒙古中医药学会仲景学说分会特聘首席专家。

初随国家级著名老药师王兴洲学习中药材，拜旗内名老中医海维洲、马兆麟为师学习中医，后师从中尉军医崔洪志学习并从事中西医临床，1975年中国医科大学58期学习结业后又师从辽宁著名中西医结合专家王立义学习中医四部经典，尽得各位老师真传。1982年赤峰市中蒙医学徒出徒考试获全市第一名，内蒙古乌盟医专中医师大专班毕业。

1964 年开始自学《神农本草经》，"文革"期间到医药公司学徒，从中药炮制、管、采、种开始，在师父王兴州的指导下习学《地产中药材手册》《中药学》《中医学概论》等，很快掌握了地产药材知识，被誉为罕山药材的活字典。

金广辉学习刻苦，强记硬背，熟读经典《黄帝内经》《难经》《伤寒论》《金匮要略》《医学三字经》《医宗金鉴》《药性赋》《汤头歌诀》等，掌握了中西医基本知识。他视患者如亲人，视患者为老师，把每次诊病当作一次考试，善于学习，勤于笔耕，将临床得失一点一滴记录在册，写下了数百万字的笔记、医案。他善于总结，勇于创新，敢于治疗大症难症，既胆大又心细，攻克了一道道医学难关。他治学严谨，博极中西医源，精勤不倦，笔耕不辍，靠勤、行、精、博、悟五字真经，几十年如一日，读经典，跟名师，做临床，锲而不舍，终成名医。

他时常说，选择了医生这个职业是神圣的、光荣的。清代名医徐大椿一生精勤研究医经，他的诗句"终日惶惶，总没有一时闲荡，严冬雪夜，拥被驼棉，直读到鸡声三喝，到夏日蚊多，还要隔帐停灯映末光，至今日，目暗神衰，还不肯把笔儿轻放"正是对金广辉一生的真实写照。

金广辉说：医之道，有如层层阶梯，弯弯山路坎坷难平；医之书，浩如烟海，汗牛充栋，故医道欲精不易。他学医的体会是："苦背，善问，勤读多写，练好基本功，勤于实践不断提高。"苦背，即书读百遍，其义自见。一是向老医生学习，拜名医为师；二是向书本学习，不懂就查字典，直到弄懂弄通，再把重要文章背熟。善问，拜能者为师，拜患者为师，不懂就问，千万不能自作聪明。勤读，多年来他每晚坚持读书到深夜，有时为了弄清楚一个问题、准确地解释一段古文，一查就是一夜，也不感到疲倦。他积累了大量的医案，白天诊事繁忙，写文章均在晚上。他每年都给自己制定"拼搏"计划，强制自己执行，年年都有收获、新的项目。有 50 多篇论文在国家级刊物或中华中医药学会、世界中医药学会联合会会刊发表，参编两部著作，获市级卫生科技进步一等奖 1 项、科研成果两项。强力骨痹丸、通络止痛胶囊治疗骨质增生，《疮疡治验》这两项科研成果均被卫生厅、自治区中医药学会定为适宜技术在全区推广，在繁忙诊务和带徒教学之余，目前正在赶写传承实录、学用《伤寒》《金匮》心传等。

二、临诊特色

金广辉学用《伤寒杂病论》50 年，主研仲景学说等经典与现代中医临床应用、方药量效关系，擅长使用经方治病。

1. 学术思想上尊崇伤寒，临证首辨阴阳，注重扶阳，善用温阳诸法

温阳诸法如：①温散法：即温阳法与辛散法合用，尤适用于阳虚兼有表证者，如肾阳为本、温散并用治疗心肌病间质性肺病得愈。②温中法：此指温扶中焦脾胃阳气的治法。如太阴脾虚寒案应用理中而愈。③温潜法：即温阳药与镇潜药配合的治法，温阳药以治阳虚之本，镇潜药以治阳虚之标，阴盛格阳、阴火上浮得愈。④温下法：即温阳法与攻下法合用，常用于阳虚邪实重症，如肾功能不全尿毒症，效果极好。⑤温利法：即温阳法与利水法合用，用于阳虚兼有水湿之症。

力倡病证结合，辨病证论治，临床既辨中医的病也辨西医的病，完善辨证论治体系，把条文当医案分析，把每个病案放到《伤寒论》条文里通篇解读，将《伤寒论》病脉证治过程放到现

今医疗环境中解读，临证中做到中医研究与研究中医相结合。擅用经方治急重症、学用《伤寒论》《金匮要略》必须与现代疾病谱相结合，与时俱进，体现中医时代特色，既要知晓方证要领，又要懂得西医学诊治学理，敢于用经方治疗急危重症，以再现经方的活力。

中药治疗疮疡病是中医一绝，该疗法在内蒙古地区已近于失传。金广辉以振兴中医为己任，勤求古训，穷涉博采，抢救研修中医特色疗法，以常规疗法久治不愈的病种为重点，研制方药，结合中医外治经典方剂用于临床，具有简单、便捷、效验、价廉之优势，填补了内蒙古地区中医治疗疮疡病的空白，著有《疮疡治验》在全区推广。

金广辉采用内外合治、表里同治之法，自创外用方子5个，如伤口久不收口用珍血散；伤口有腐肉死骨、久不愈合，用药捻将祛腐生肌散插入伤口深处，使腐肉死骨尽出；伤口久不收口无死骨、脓液清冷用珍血祛腐生肌散，覆于创口；伤口清澈、久不收口、裂痕较大用金氏生肌膏。遇有疑难症，单纯外用药见效慢时，则采用中医辨证施治，注意区分阴证、阳证，阳证用仙方活命饮，阴证用阳和汤，每每效如桴鼓。

2. 临证力主"我主人随"中医核心观，弘扬"勤求博采，思经演知"的张仲景精神

金广辉临证力主"我主人随"中医核心观，提出"常吟经论，问道长沙，临证必有奇功"，弘扬"勤求博采，思经演知"的张仲景精神。早年注重气病学说，深研金代张子和《儒门事亲》一书，崇尚张氏"君子贵流不贵滞"思想，认为万病皆生于气，杂病宗《医宗金鉴》《医学心悟》，习用解郁诸法，著有《郁证初探》等。近年致力于经典传承，注重人身阳气作用，对阴盛格阳、阴盛逼阳证研究颇深。宗郑钦安学说，善用扶阳法，喜姜、附、仙灵脾、大黄等药，对各家学说择善而从，对诸多疑难杂病认识独到，方药精准，力挽重症，屡起沉疴，人称经方派。

3．潜心经典，倡用经方，倾授用方思路

金广辉的经方应用思路为：一是抓主症，看体质，辨主病；二是审病机，察方证，经方相合；三是顾兼症，防变症，经方时方加减；四是找疑症，点专药（指标药），讲煎服法，量效尤酌。

4．主张中西医结合，优势互补

金广辉融古通今，博极中西医源。他把甲状腺激素和促甲状腺激素，胰岛素和胰高血糖素的生理病理关系巧妙地与中医的阴阳五行理论结合在一起，衷中参西，运用自如，收到了满意效果。治疗类风湿关节炎，病证结合，注重突出中医特色。

5．倡导气血辨证

气病多遵《医宗金鉴》，血病从王清任《医林改错》，治愈多种怪病。如二十四味流气饮治疗顽固性腹胀，葛根汤、黄芪桂枝五物汤化裁治愈偏沮（右侧头面部无汗症），体现了他善用经方的特点。（赤峰市阿鲁科尔沁旗中医医院刘淑兰、米达辉整理）

第十七章
王乐平

一、生平简介

王乐平（1957—），女，教授，主任医师，内蒙古医科大学临床基础学科硕士研究生导师，内蒙古自治区名中医。现任内蒙古中医药学会理事、内蒙古自治区中医药学会仲景分会委员。主持及参与国家中医药管理局课题两项，主持并完成自治区卫生厅教育厅自然科学基金项目3项、内蒙古医科大学教改课题1项。获自治区教育厅教学成果奖1项、全国高等教育临床教育研究会优秀论文奖一项及校级教改课题成果奖1项。从事中医高等教育教学、临床、科研工作35年，注重经方和温病时方的临床应用，学术科研方向以研探古今医案为主，擅用经方辨治杂病与外感病，临床经验丰富，颇受患者好评。

二、临诊特色

1. 善用经方治疗消化系统疾病

王乐平将半夏泻心汤加减灵活运用于消化系统各类疾病。①炎症：食道炎，反流性食管炎，胆汁反流性食管炎，胃炎，急、慢性胃炎，急、慢性胃炎，慢性萎缩性胃炎，慢性浅表性胃炎，胃窦炎，糜烂性胃炎，十二指肠球炎，急、慢性肠炎，菌群失调性肠炎，霉菌性肠炎，慢性胆囊炎等。②黏膜病变：复发性口腔溃疡、胃及十二指肠溃疡等。③功能性疾病：感冒后消化不良、功能性消化不良等。④其他：如闭经、不寐等。除病变本身症状外，尚有胃肠道症状，有的甚至有典型的呕、痞、利等半夏泻心汤证表现。如果不寐与脾虚失运有关，患者易上火，即使没有痞、呕、利等症仍可用半夏泻心汤治之。

2. 抓住主症和病机，灵活运用经方

王乐平临床应用小柴胡汤十分广泛，不但用治外感热病，而且也用治内伤杂病。他谨遵仲景《伤寒论》第 101 条所云："伤寒中风，有柴胡证，但见一证便是，不必悉具。"王乐平常告诫：辨证论治是中医必须遵循的准则，理法方药统一是取得疗效的关键。少阳病邪多变，常有兼夹，临证时需抓住主症和病机，这样经方方可运用得当，才能效如桴鼓。（弟子内蒙古医科大学中医学院丁鑫整理）

第十八章
麻春杰

一、生平简介

麻春杰（1965—），女，1988年毕业于内蒙古医学院中医专业，1996年获伤寒学硕士学位，2008年获博士学位。现任内蒙古医科大学中医学院教授、主任医师，中医临床系主任、博士研究生导师。任中医内科学专业硕士研究生导师，北京中医药大学中西医结合基础专业博士研究生导师，"十二五"国家中医药管理局"伤寒学"重点学科带头人，首届内蒙古自治区老蒙医中医专家（米子良教授）学术经验继承人，自治区"新世纪321人才工程"人选，2013年入选内蒙古"草原英才"。内蒙古自治区优秀教师，内蒙古医科大学伤寒学优秀教学团队负责人。主要研究方向为中医防治脾胃/心脑病证的研究。发表学术论文80余篇，主持国家自然科学基金项目3项、省部级科研项目10余项，获内蒙古自治区科技二等奖3项、三等奖1项。主编、参编著作、教材4部。主讲多门本科课程和研究生课程，指导硕士研究生19人，指导博士研究生5人。2012年获内蒙古医科大学第二届"十佳女教职工"称号和优秀教师。2013年被评为内蒙古医科大学教学名师。2014年被评为自治区优秀教师和自治区优秀指导教师，2015年获内蒙古自治区先进工作者（劳动模范）称号和内蒙古自治区教学名师。2017年获内蒙古医科大学"最美教师"。现任内蒙古中医药学会仲景分会主任委员和中华中医药学会仲景学会分会常务委员。

二、临诊特色

自 1988 年一直从事中医临床工作，同时开展中医药防治消化系统疾病、心脑血管疾病、内科杂病的临床研究。主持的 2013 年自治区应用技术研究与开发资金项目——"胃和冲剂Ⅱ号逆转慢性萎缩性胃炎胃黏膜病理改变的多中心随机对照临床观察与评价"获经费资助，擅长采用经方治疗慢性胃炎，胃、十二指肠溃疡，功能性消化不良，高脂血症，冠心病及脑血管疾病等。每周出专家门诊，同时到二连市蒙中医院和准格尔旗中蒙医院出诊。对患者服务热情，平易近人，对待每位患者都能做到认认真真检查、详详细细解说、兢兢业业施治，诠释了全心全意为患者服务的职业精神，并积累了大量临证经验。

1. 善用泻心汤方治疗脾胃病

半夏泻心汤、生姜泻心汤证和甘草泻心汤在脾胃病的治疗中被广泛应用，主要是用于胃痛、痞满、呕吐、泄泻、痢疾等，疗效显著。在应用泻心汤过程中重在抓住主症和病机，对痞满明显者用半夏泻心汤；肠鸣、下利明显，水气偏盛者用生姜泻心汤；反复下利或呕吐、病程长者，属气虚较重，用甘草泻心汤。临证时辨清虚实寒热的偏重，根据的证候表现进行适当加减。热甚者，重用芩、连而减少干姜，加蒲公英；寒甚者，重用干姜，而减少芩、连，或加良附丸；脾虚甚者，重用参、草，并加黄芪、白术、茯苓；呕逆甚者，重用半夏、生姜，酌加代赭石、旋覆花；湿浊蒙蔽者，酌加藿香、佩兰；气滞甚者，加枳实、枳壳、陈皮、木香、大腹皮；反酸者，加煅瓦楞子、乌贼骨；脘腹疼痛者，加延胡索、川芎、白芍等；食滞者，加焦三仙、鸡内金。

2. 善用炙甘草汤合桂枝龙骨牡蛎汤治疗心悸

炙甘草汤具有滋阴养血、补益心气之功效，临床应用时，不仅用于病毒性心肌炎、冠心病、风心病及其他疾病导致的"心动悸，脉结代"心律不齐者，而且凡见患者出现心慌心跳（动悸），伴见胸闷气短，心前区不适，神疲乏力，头晕目眩，失眠多梦，烦躁，面色少华，舌质淡红或嫩红或暗红，舌苔薄白，脉结、脉代、脉细、脉数、脉弱等均用此方治疗。临证常用剂量：炙甘草15～30g，人参10g，大枣15～30g，生地黄15～60g，阿胶10g，麦冬12g，麻仁10g，桂枝6～10g，生姜3片，黄酒少量。临证中，注意根据患者的病情进行适当加减化裁。病毒性心肌炎后遗症之心律不齐用原方效亦佳；病毒性心肌病所致者，宜增强清热解毒之力，加大青叶、板蓝根；对于风湿性心脏病之心律不齐见心脉瘀阻者，多加活血通脉之品，如丹参、延胡索、三七、川芎、乳没（气味浓，久用碍脾）、降香、青木香等；对冠心病所致者，见气虚血瘀或痰瘀交阻者，宜增强益气化瘀、豁痰利湿之品；伴心衰浮肿者，宜增淡渗利水之品，如车前子、五苓散等；若夹血瘀者，症见胸痛不移，舌质紫暗有瘀点、瘀斑者，加三七、丹参、郁金、红花、桃仁；若夹湿热者，症见纳呆、苔黄腻者，加茵陈、苦参、藿香、佩兰；心动过速加清热、安神之品，如加黄连清心火，加生地黄、百合养阴清热，加生龙牡镇静安神，加远志、炒枣仁宁心安神；心动过缓加温阳和活血化瘀之品，如附子、淫羊藿、丹参、川芎等；气短明显者加黄芪；心阳欲脱，症见汗出肢冷、脉微弱者，合参附汤；舌红少津、阴虚热重者，加五味子、沙参、黄连，减少桂枝、生姜用量；舌苔白滑而腻夹痰湿者，加瓜蒌、薤白，或合温胆汤。

　　桂枝龙骨牡蛎汤具有温通心阳、镇静安神、收敛固涩之功，常用于治疗心阳虚所致的心悸、不寐、自汗等。特别对心律失常（包括窦速、频发房早、房颤、阵发性室上速、频发室早、房室传导阻滞、病窦综合征等）和心血管神经症具有较好的疗效。除此之外，还用于治疗甲亢、焦虑症、小儿遗尿、更年期综合征等。临证常用剂量：桂枝 10 ～ 15g，甘草 10 ～ 20g，牡蛎 20 ～ 30g，龙骨 20 ～ 30g。临证中根据患者病情适当加减化裁。对缓慢型心律失常，加重桂枝用量，若四肢不温、畏寒明显者，将桂枝改用肉桂或加熟附片；快速型心律失常，加苦参、麦冬、五味子；心血管神经症，加黄芪、珍珠母、郁金；不寐者，加炒枣仁、夜交藤、合欢花；自汗者，加白芍、五味子、麻黄根、浮小麦；更年期综合征，加仙茅 10g，仙灵脾 12g，或加女贞子 12g，旱莲草 10g；血瘀明显，加三七粉、川芎、丹参；惊悸明显，加远志、夜交藤、磁石，加重生龙牡用量；痰湿盛、纳差者，加姜半夏、茯苓、白术、焦三仙。

第十九章
杨剑峰

一、生平简介

杨剑峰（1957—），男，曾任新城区卫生局局长、党委书记、新城区医院党支部书记等职，现任呼和浩特市新城区东风路社区卫生服务中心主任。杨剑峰幼承母训，从初中开始背诵中医诊法口诀、中药四百味及汤头歌诀。1975年高中毕业后在农村任赤脚医生，1977年考入呼和浩特市卫生学校，1985年参加北京光明中医函授大学的学习，1992年通过了全国中医自学考试，1993～1998年受聘于北京光明中医函授大学，任北京光明中医函授大学内蒙古辅导站站长。在此期间，深受吕炳奎恩师的耳提面授，醍醐灌顶。吕老对其寄予厚望，希望他继承和发扬中医，亲提"弘医馆"以资为勉。1994～1996年先后师承清代御医黄元御第五代传人麻瑞亭、清代太和医室第四代传人西安疑难病专家姚树锦。杨剑峰深得三位恩师精旨，受益颇丰，同期，他潜心研究黄元御医书11种，对中医经典的探索孜孜不倦。在研究中医的同时，兼修儒释道诸学，并将儒释道精髓有机融合到日常的弘医治病中。他亲题的楹联"弘岐黄术 道炳华夏 医天下病 德植杏林"，诠释出了他对弘医使命的赤诚之心与人生奉献的真实写照，可谓"仁心仁术，大济人世苍生"。

二、临诊特色

杨剑峰的学术思想渊源于《黄帝内经》《伤寒杂病论》，临床上以阴阳的化生、升降、出入六字为用药特点；临证受黄元御、郑钦安的影响较大，用药上遵《伤寒杂病论》的思想，尤善于大剂量用甘草、桂枝、生姜、大枣、附子、麻黄、细辛、柴胡等药，以经方治疑难大症屡起沉疴。

《伤寒杂病论》经过 1800 多年的临床验证，被历代医家列为经典之一，是为医者必修之书，为临床的准则。张仲景被称为医圣，备受历代医家所尊崇。他创立的辨证论治之法成为后世的临床指南。《伤寒杂病论》以其璀璨之光穿越了历史长河，在其方证、药证得到继承和发展的同时，用药的剂量则疑义颇多。杨剑峰在临床中先后通过自身实验以及对重症患者的探索，证实了"临床用药如受《药典》用量所限，经方的疗效将如以手探汤，略识其表不得其要"。

1. 擅用经方治疗中风（脑出血）

杨剑峰常根据患者的年龄、体质、脉证，或用当归四逆汤合麻黄附子细辛汤加减，或用当归四逆汤加通脉四逆汤，或用通脉四逆汤加人参治疗中风，多收到较好疗效。

2. 大胆突破《药典》用药剂量限制

中药的用量及比例在治疗中起着十分重要的作用，即使辨证准确，但因药量不足，杯水车薪也难起到经方应有的作用。杨剑峰认为，张仲景既为医圣，他创立的辨证论治方法及方证，经 1800 多年的验证，成为后世医家的典范，临证时应该按照经方的药量使用，不必持怀疑态度，否则就不能正确反映经方的原貌，其疗效自然可见一斑了。如桂枝汤的药物组成，桂枝、芍药、生姜各三两，每两按 14g 计算，三两应为 42g；大枣 12 枚，南阳大枣 1 枚 3～5g，12 枚也就是 36～60g，这也符合桂枝汤药物比例。

附子在《伤寒论》中使用过 23 方次，在《金匮要略》中使用 26 方次，最大用量为 3 枚，最小用量为 1 枚。杨剑峰临床一般用量为 30g，急危重症可用到 60～75g。根据病证需要，不受季节影响，寒再大也需要持久的温度，而不宜暴火。所以仲景最大量为 3 枚。临床上 85% 以上的患者为下寒上热，寒为本，热为标，有很多阴虚盗汗、慢性咽炎，其本质乃肾阳虚衰、生化阴液不足而致。

细辛在《伤寒论》中使用过 6 方次，《金匮要略》中使用了 16 方次，最大用量为 3 两，最小用量为 3 分。杨剑峰临床多用当归四逆汤、小青龙汤、附子大黄细辛汤、麻黄附子细辛汤，用量为 28～42g，而未出现药物不良反应，而且疗效卓著。宋代陈承明确指出，细辛若单味用，不可过一钱，多则气闷塞不通而死，虽死无伤。《神农本草经》谓细辛为上品，杨剑峰认为，中药是以偏治偏，有多大的火即用多大的水。水大火小成水灾，火大水小，杯水车薪，无济于事。如果把小白兔实验作为检验的唯一标准，那辉煌近两千年的《伤寒杂病论》就会暗淡无光。

炙甘草在《伤寒论》中使用了 70 方次，《金匮要略》中使用了 88 方次，最大量为 5 两，最小量为 6 铢，一般常用量为 2 两。杨剑峰临床，把炙甘草作为佐料，一般用量为 3～5g。人们已习惯将炙甘草作为点缀，已不是仲景的良相了。杨剑峰认为，仲景之所以把炙甘草放重要位置，是因为天地阴阳化生中一般离不开土。土为生育万物之母，所谓"道生一，一生二，二生三，三生万物，冲气以为和"。炙甘草或许就是起到了土的作用吧，称为"三"。

　　杨剑峰常教导弟子要"遍览古籍、精读经典、熟记方药、传承中创新,是攀登中医学高峰的必经之路,没有捷径可走"。几十年来杨剑峰日夜枕书达旦,认真研读,不断挖掘和整理中医经典中的精髓。虽已是远近闻名的医者,仍手不释卷,精研中医经典与各家著作,吸纳新知,勤求多思,精深体悟。他常说"吾生也有涯,而知也无涯"。他高尚的医德,崇高的情操,精良的医术,坚定的信仰,不仅解除了无数病患的疾苦,也为我们树立了济世良医的楷模。他用行动诠释着他的信念——大医精诚,执着于他的弘医使命。(弟子杨冠琼、李兆惠、张晓剑、胡静整理)

附 篇

我的经方之路

刘永军

　　我是 1990 年中专毕业后直接分配到乡镇卫生院当小大夫，靠着 3 年学习的那点医学知识，摸爬滚打奋斗了十几年，最后成了一个全科医生。当初以为学好一本中医内科就可以没有治不了的病，但在临床上却不尽如此，最后让我困惑，中医治病真的就如此慢吗？后来调到县级医院，2007 年有幸派到北京西苑医院进修。学习之余，大部分时间泡在海淀图书大厦。在那读到了中日友好医院冯世纶老师的书，对经方有了初步认识，也为胡希恕独特的经方理论折服。进修回来，记得治好的第一个患者是支气管炎，用的就是半夏厚朴汤。尝到了甜头，体会到了其中的乐趣，以后便一发不可收，学习经方、使用经方便成为我工作和工作之余的重要事情。在基层，购书极不方便，没办法，只好在当当网和中国中医药出版社的网上书店购书，只要浏览到有冯世纶或胡希恕的书便买来，现在差不多有冯老的全套书了。

　　自己一个人的摸索学习毕竟受限，使用经方也仅是刚刚入门，为此我随时关注网上经方发展方面的相关信息，如有机会跟冯世纶老师等学习，我的业务水平一定会有很大提高。2009 年国庆节长假的第二天，我打开"经方传真网"，便看到了"冯世纶教授'网络经方临床带教师承班'招生"的通知。我欣喜若狂，迫不及待填表报名，盼望尽快开班，并重读了冯老的《经方传真》，为开班做准备。在师承班学习，我立志从零开始，虚心求教。网络授课是从老师逐条讲解《伤寒论》条文开始的。老师身边侍诊的师兄先将要讲的条文提前发到"复兴中医网"，各地的同学自行上网预习、提问题；周六下午2：00，老师出完上午门诊后稍事休息便开始讲条文，回答问题，进行网络互动；课后参与组织学习的师兄把老师讲课的录音分成若干时段，由听课的同学整理成文字，校对后发到"复兴中医网"，供更多的人学习。我跟众多的同学一样参与其中，先是进行文字整理，后是参与组织学习，每年定期参加老师的师承面授。如此坚持了3年多，在跟老师学习中，我明白了《伤寒论》源自《汤液经法》，而非《黄帝内经》，六经辨证不是脏腑经络辨证，而是八纲辨证；六经来源于八纲，即经方医学采用的是六经八纲辨证体系；辨证论治的实质，即在患病机体一般规律反应的基础上，适应整体的、讲求疾病通治方法；首创方证辨证，方证是六经八纲辨证的继续、"方证是辨证的尖端"等学术思想。胡希恕被日本中医界赞誉为"中国有独特理论体系的、著名的《伤寒论》研究者、经方家"。胡希恕这套完整独特的六经方证辨证施治体系大道至简，疗效彰明，可操作性强，给后人留下了学伤寒、用伤寒的高效捷径：先辨六经（八纲），再辨方证。八纲：表里、寒热、虚实、阴阳；表里是病位，其他六者为病性。六经病：太阳少阴为表，阳明太阴为里，少阳厥阴为半表半里；太阳为表之阳，少阴为表之阴；阳明为里之阳，太阴为里之阴；少阳为半表半里之阳，厥阴为半表半里之阴，这是六经的实质。

　　近几年运用胡希恕学术思想学《伤寒》，释《伤寒》，在临床上抛开脏腑经络理论辨六经、辨方证、用经方，获益良多，收效甚佳。用胡希恕学术观点学《伤寒》，释《伤寒》，有一种豁然开朗、越学越明晰的感觉；临证中以此方法辨用经方，常有一剂知、二剂已的效果，参加临床的 20 多年中，唯有这几年疗效精进，常用胡希恕学术思想临证，涉及临床各科。

我学用经方，能有现在的成绩，可以说与我的身份有一定的关系，在接触经方之时已经是医院的副院长，不用考虑业务能做多少，因为经方疗效好但不挣钱，在现有的体制下用经方，是需要首先考虑收入的问题，好在我没有这方面的担忧。

反复研读和临床实践是提高经方临证水平的必由之路，我有每天坚持早晚各读 1 小时书的习惯，利用这些时间，我系统研读了冯世纶老师编写的所有书籍，其中《胡希恕讲伤寒杂病论》《解读张仲景医学——经方六经类方证》《中国百年百名中医临床家——胡希恕》和《胡希恕经方用药心得十讲》，几乎是每年必读一遍，每读一遍都会有新感受。多临床，每天坚持门诊，只要是来找我看病的，我就会设法让其用中药，就会用先辨六经、析八纲，再辨方证的经方辨证方法用经方；只要有复诊、有疗效我就会逐渐增强自信心，只要有治愈的我就会有成就感。再就是要多总结、多写，临证加总结也是一个学习提高的过程。在学习经方的时候要是能把《伤寒论》和《金匮要略》的原文熟记背会就更好了，这样学习就会驾轻就熟轻松许多。我只是记住了一些重点条文或有方剂的条文，甚是遗憾！

我的经方之路不可复制，但有些方面也许会有些启迪。

参考文献

[1] 贺涛，李永红，段丽.朱宗元教授治疗颈椎病经验撷菁.中医药学刊，2005，23（9）：1576.

[2] 韩世明，张德权.桂枝加桂汤方证解惑.中医药学报，1989（2）：21-22.

[3] 李凤翔.李凤翔疑难病治验录.北京：人民军医出版社，2013.

[4] 守正.张成三.内蒙古中医药，1989（1）：43.

[5] 王纯.李凤翔教授疑难病验案举隅.中国民间疗法，2010，18（12）：9.

[6] 韩世明，麻春杰.张斌教授医论医案集.北京：中国中医药出版社，2015.

[7] 聂耀，高美先.张斌《伤寒论》学术思想和临床经验探讨.内蒙古中医药，2000（1）：5-6.

[8] 任存霞，麻春杰.米子良用经方治疗妇科疾病经验举隅.中国中医基础医学杂志，2016，22（2）：264.

[9] 寇琼.柴胡桂枝汤治验.陕西中医，1990，11（2）：78.

[10] 寇琼.大柴胡汤效用举隅.新中医，1992（11）：33.

[11] 任存霞，赵海光.柴胡加龙骨牡蛎汤临证思辨录.中国中医药信息杂志，2013，20（11）：83-84.

[12] 聂耀，高美先.张斌《伤寒论》学术思想和临床经验探讨.内蒙古中医药，2000（1）：5.

[13] 任存霞，麻春杰.米子良运用四逆散经验拾粹.中国中医药信息杂志，2015，22（11）：104-105.

[14] 米子良.经方治疗急症二则.内蒙古中医药，1988（2）：31.